カラー
最新
図解

だるい・疲れやすい・眠い

AST・ALT・γ-GTPが高い

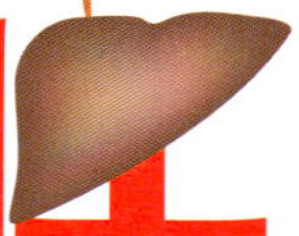

肝臓を食べ物、食べ方、生活法で強くする本

肝炎・脂肪肝・NASH
この1冊でSTOP!

監修
野村消化器内科院長
野村喜重郎

主婦の友社

はじめに

人間ドックで肝臓の異常（肝機能異常）を指摘される人の数は、血圧や血糖値の異常などをおさえ肝機能異常は僅差の第2位。男性に限れば、「一番引っかかる人の多い異常」で、しかもその数は年々ふえつづけています（38ページ参照）。肝臓病が「21世紀の国民病」といわれるゆえんです。

肝臓病というと「大酒飲みの人がなる病気」というイメージがあるかもしれません。もちろんアルコールは肝障害の大きな原因ですが、近年では非アルコール性脂肪性肝炎（NASH）といって、アルコール以外の生活習慣が原因で進行する肝炎もかなりあることがわかり、お酒を飲まない人にも無縁の病気ではなくなってきています。

「沈黙の臓器」とよく表現されるように、肝臓はとてもがまん強く、ちょっとやそっとの障害では自覚症状があらわれません。あらわれたとしても、食欲がない、だるいなどという、だれでも時々は感じるようなありふれた症状が多いようです。だからこそ、悪くなるまで放置してしまう人が多いのですが、「年のせいかな」「忙しいから」で片づけることなく、肝臓の状態にも気を配っていただきたいのです。

肝臓の健康維持に欠かせないポイントは食事です。ウイルス性肝炎はじめ肝障害の治療法は近年大きく進歩してきてはいますが、やはり重要なのは、肝臓の回復力を高め、肝細胞の修復を促す食事です。

本書では肝機能を強化して肝障害を予防改善する食事についてやさしく解説すると同時に、肝機能を高めるのに役立つ食品の効能や食べ方、肝臓をいたわる生活法やお酒の飲み方についても説明しました。

肝臓が疲れ気味の人や、健診などで数値に異常があるといわれて肝機能に不安のある人にとって、本書が少しでも安心のための役に立てれば、これにすぎる喜びはありません。

編集部

本書は２０１０年刊行の『肝臓を強化する食べ物・食べ方・生活法』の内容に進歩著しいウイルス性肝炎の治療や２０１５年に改訂された『食品成分表』の値にあらためるなどした全面改訂版です。

カラー最新図解

肝臓を食べ物・食べ方・生活法で強くする本——目次

Part 2

Part 3

Part 5

表紙・カバーデザイン／野村高志 +KACHIDOKI
本文デザイン・図版／ＨＢスタジオ・マイセンス
本文写真／主婦の友社写真課　赤坂光雄
本文イラスト／荒井孝昌
料理／赤堀永子　田川朝恵　増井洋子
三浦孝子
編集担当／田川哲史（主婦の友社）

Part 1

肝障害と
肝臓の健康について
知っておきましょう

自分の肝臓の健康状態を、全身にあらわれる小さなサインでチェックしてみましょう

肝臓は「沈黙の臓器」と呼ばれています。理由は、肝臓には神経が通っておらず、多少のダメージなら体のほかの部位と違って痛みなどの自覚症状を起こさないからです。このため、自分では元気だと思って不摂生な生活をしていると、肝臓はどんどん傷ついていることもありえます。そして、いくらがまん強い肝臓でも、悪化が進むと異常のサインを出すことがあるのです。

実は、この異常のサインが出ている時点で、すでに肝臓はかなり悪くなっています。このことから考えると、肝臓病になってあわてる前に、日ごろから予防に努めることがなにより肝心です。

ここに紹介するチェックリストには、「体がだるい」などでわかるように、あまり特徴のあるチェック項目はありません。しかし、このようなささいな症状こそ、肝臓病であることを示すサインなのです。

ここにあげた項目にあてはまるものをチェックしてみて、合計点数が6点以上になるような場合は肝臓がトラブルを起こしている可能性があります。ぜひ病院へ行って診察を受けることをおすすめします。

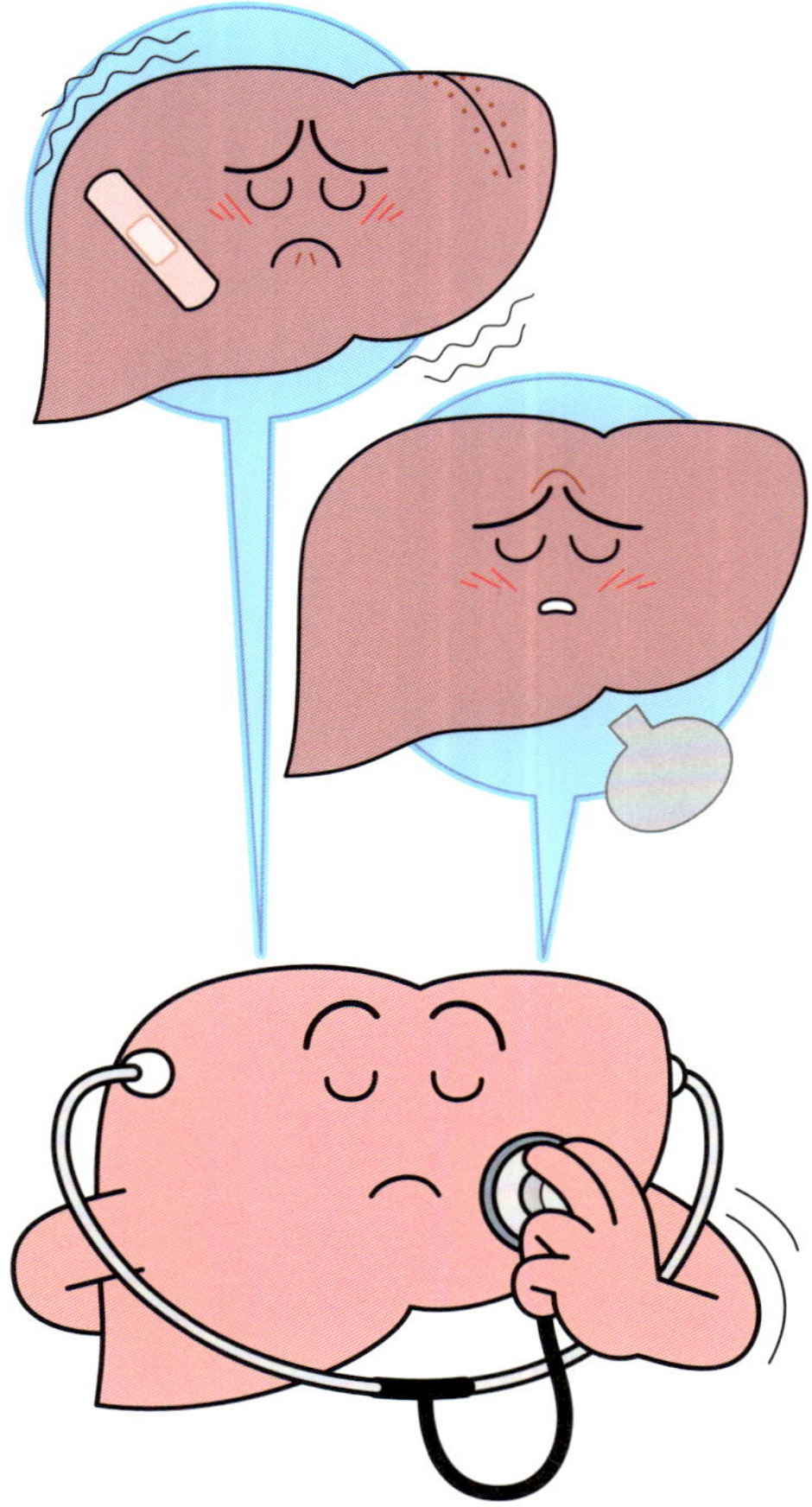

全身にあらわれる肝臓病の異常サイン　自己チェックリスト

やり方　自分にあてはまる項目の点数を足していき、その合計点で下の判定表と照らし合わせてください

体が重くてだるい	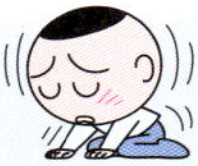	1点
微熱がある		1点
食欲がない	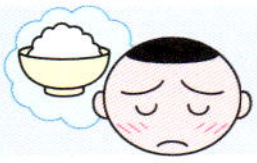	1点
油っこいものが食べられない	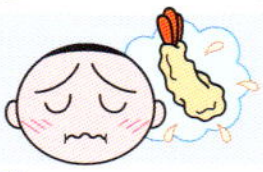	1点
お腹が張る	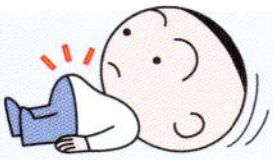	1点
息切れする	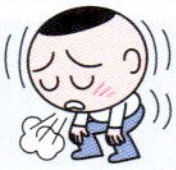	1点
わけもなく体がかゆい	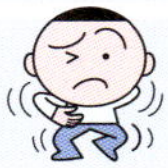	1点
強かったお酒が、最近急に弱くなった	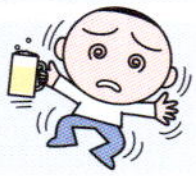	1点
皮膚が荒れ、シミがふえた	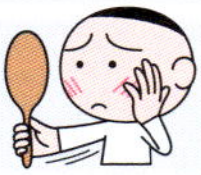	1点
カゼをひいてもなかなか治らない	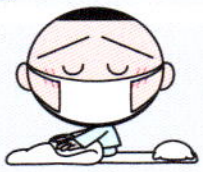	1点
足がむくむ	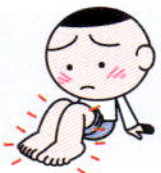	1点
便の色が白っぽい	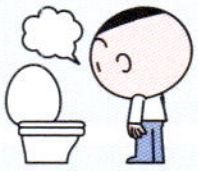	2点
尿が黄褐色	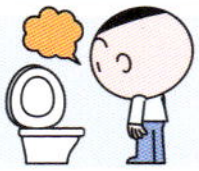	2点
爪が白くなったり、バチ状になる	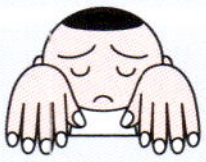	3点
ちょっとぶつけただけでもすぐに出血する	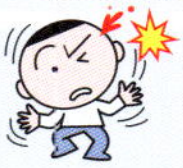	3点
手のひらが赤くなる	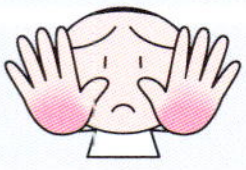	3点
白目が黄色になる	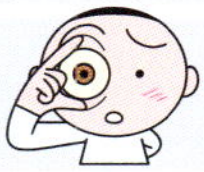	5点
背中や肩に赤いクモ状の斑点ができる	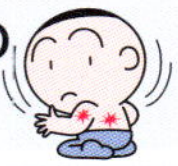	5点
右腹部からみぞおちにかけて軽くふれると腫れているのがわかる		5点
男性なのに乳くびにしこりを感じてそれがうずいたり、乳房が大きくなる		5点
指が小鳥が羽ばたくようにふるえる		5点
ボーッとしたり、眠たかったりする	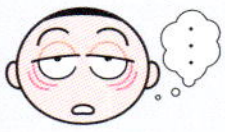	5点

6点以上	肝臓のどこかが悪いはず。すぐに病院で診察を受けましょう。
5点	肝臓病の疑いがかなり濃厚なので、健康診断で肝機能の数値をチェックしてみてください。
4点	肝臓病の疑いがあります。生活習慣を見直してください。
1～3点	はっきり悪いとまではいえませんが、注意が必要です。
0点	いまのところ問題ありません。これからも肝臓をたいせつにしてあげてください。

肝臓は健康な体をつくるために さまざまな働きをしている総合化学工場です

ここで、肝臓の働きについておさらいしておきましょう。

肝臓は、実に500種類もの多種多様な機能を同時にこなしており、このため、肝臓はよく体の中の「総合化学工場」にたとえられます。そのいずれの働きも、生命を維持するのにかけがえのないものです。そうした非常に多岐にわたる複雑な役割を大きく分類すると「**代謝**」と「**解毒**」、「**胆汁産生**」の3つになります。

代謝

代謝とは、食べ物から体内にとり込んだ栄養素を、体が利用しやすい物質につくりかえたり、貯蔵、供給したりする働きのことです。

❶炭水化物の代謝

ご飯やパン、めん類などに多く含まれる**炭水化物**は、体内に入ると腸で**ブドウ糖**に分解されたあと、腸管から吸収されて肝臓に運ばれます。ブドウ糖の大部分は肝臓を経由して血流にのり体のすみずみに運ばれエネルギー源として利用されますが、一部は**グリコーゲン**（貯蔵ブドウ糖のこと）につくりかえられ、肝臓内に蓄えられます。そして血液中のブドウ糖の量が減ったときなど必要に応じて、このグリコーゲンが再びブドウ糖に分解されて、必要な量だけ血液中に放出され体の活動のエネルギー源として利用されたり、肝臓の機能のエネルギー源になったりします。

体の機能が円滑に働くのは、このように肝臓がエネルギーを供給してくれているからです。

❷アミノ酸代謝

肉や魚、卵、大豆などからとった**タンパク質**は、消化酵素によって20種類以上の**アミノ酸**に分解され、肝臓に運ばれます。肝臓の役目は、このアミノ酸を、人間の体に合ったアルブミンやグロブリン、フィブリノーゲンなどのタンパク質につくりかえ、血液を通して体じゅうに送ることです。

アルブミンは血管から水分が出るのを防ぐ役割をしているため、肝臓が悪くなってアルブミンが低下すると、血管から水分がしみ出て腹水がたまったり、手足がむくんだりします。

グロブリンは免疫機能に関する働きを、また、フィブリノーゲンは血液を凝固させる働きをします。

❸脂質代謝

油脂類や肉類などに多く含まれる**脂肪**は、腸で脂肪酸とグリセリンに分解され、腸管から吸収されて、主にリンパ管を通って肝臓に運ばれます。肝臓では、人体が活用しやすいようにこれら脂肪酸などをコレステロールやリン脂質、中性脂肪という形に合成して、血液中に放出します。これらの物質は細胞膜の形成に使われたり、ホルモンの材料になります。

なお、炭水化物が分解されてできたブドウ糖も、エネルギーとして消費されない余分なものは、肝臓内で中性脂肪に変えられて脂肪組織に運ばれ、貯蔵されます（血液中のブドウ糖が直接脂肪細胞にとり込まれ、中性脂肪に合成されて貯蔵されることもあります）。

解毒

肝臓は、腸内のバクテリアがアミノ酸を分解するときにできるアンモニアなどを解毒するほか、外から体内に入ってくる有害物も分解します。有害物とは、食物に含まれる農薬や食品添加物、それに薬剤などで、アルコールも体にとっては一種の有害物です。

たとえばアルコールが分解されるときに生じるアセトアルデヒドは毒性のある物質ですが、肝臓が分解して解毒処理してくれるため、お酒を飲んで酔っても、時間がたてば元どおりになるのです。

解毒された物質は、尿や便から排

◆肝臓の位置と大きさ

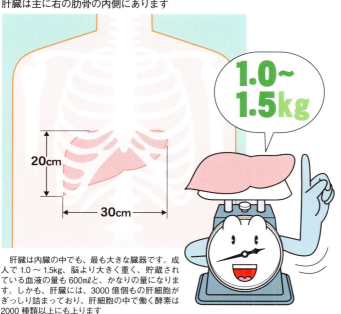

肝臓は主に右の肋骨の内側にあります

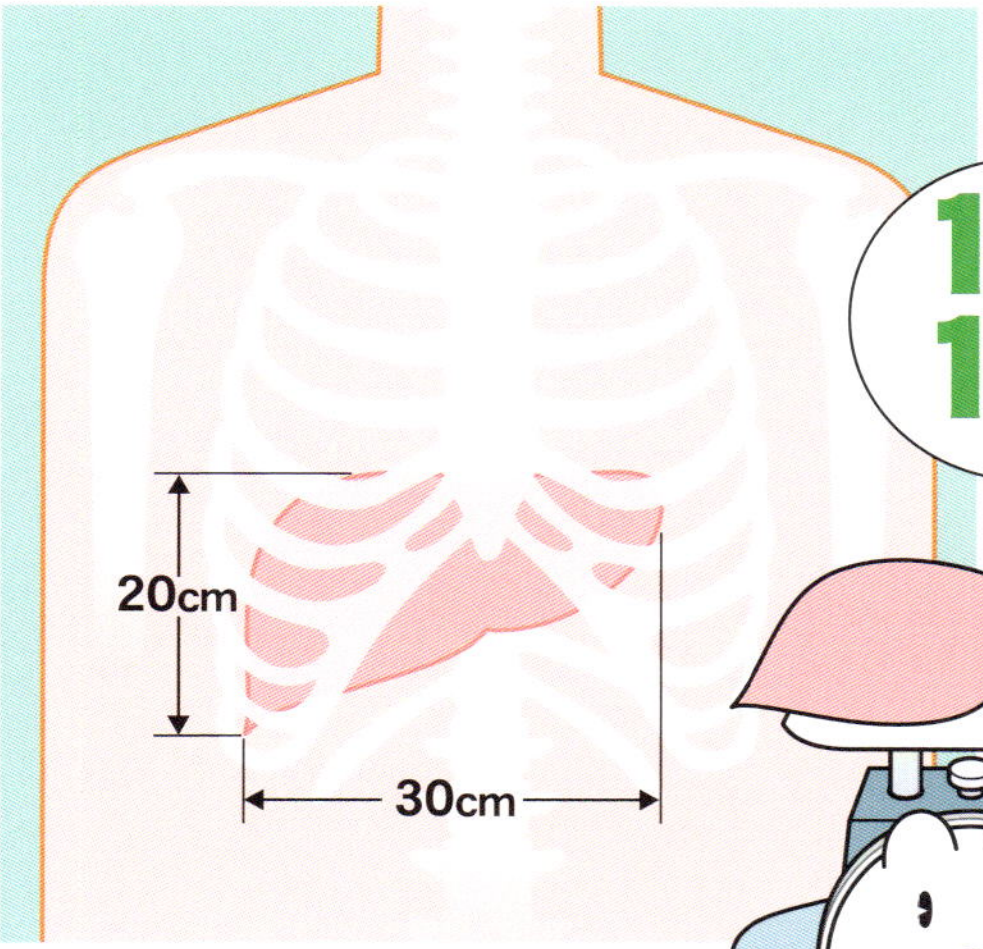

肝臓は内臓の中でも、最も大きな臓器です。成人で 1.0 ～ 1.5kg、脳より大きく重く、貯蔵されている血液の量も 600mℓと、かなりの量になります。しかも、肝臓には、3000 億個もの肝細胞がぎっしり詰まっており、肝細胞の中で働く酵素は 2000 種類以上にも上ります

◆肝臓で行われる３大栄養素の代謝

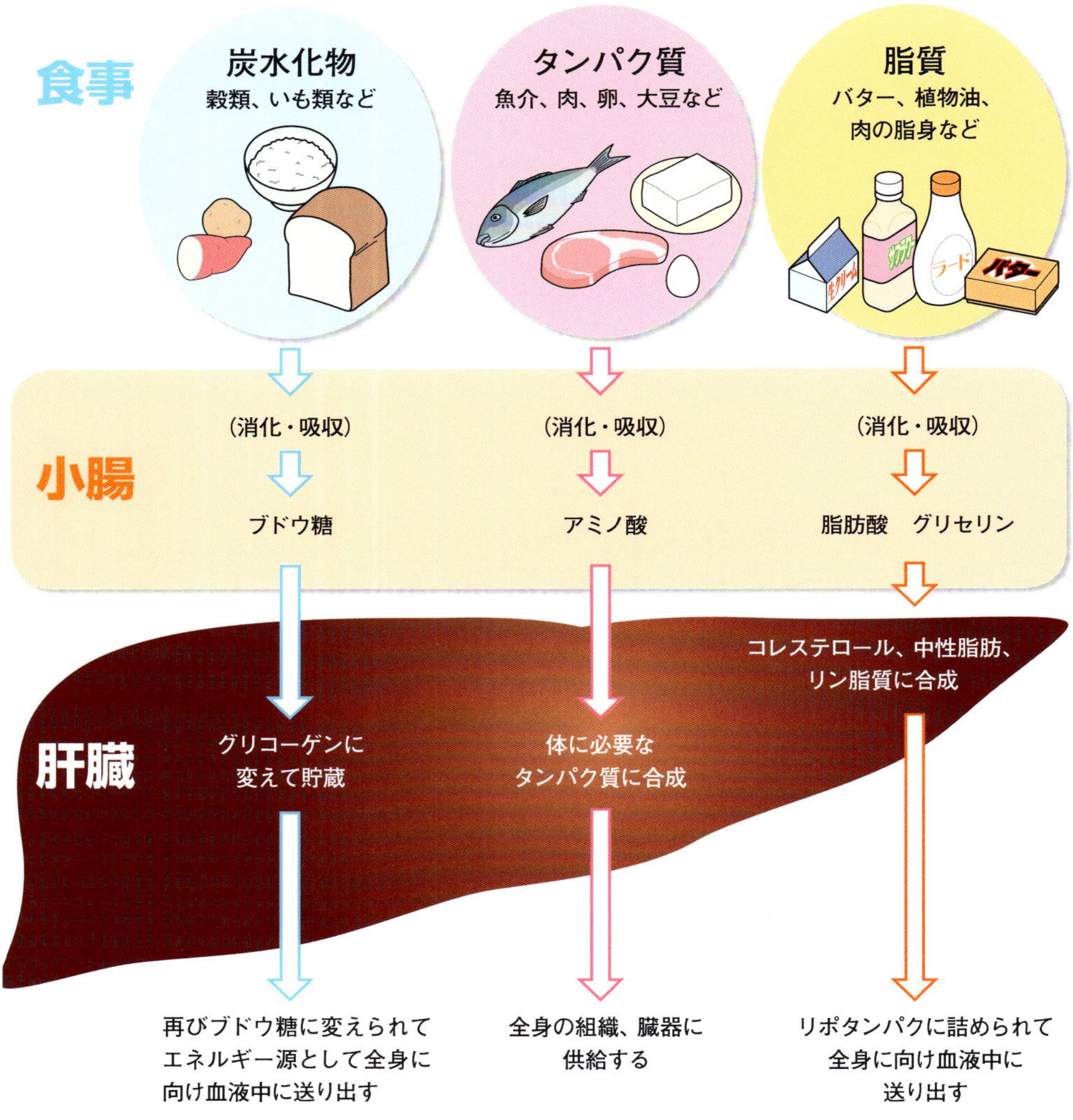

出されます。

胆汁産生

肝臓では、胆汁酸が1日に約600〜1000mℓ前後つくられます。この胆汁酸を主成分につくられた消化液のひとつである**胆汁**は、胆管を通って胆のうに運ばれ、そこに貯蔵されます。私たちが食事をして、食物が十二指腸に達すると、神経の働きによって胆のうが収縮して胆汁が十二指腸に送られます。胆汁はそこで、脂肪や脂溶性ビタミンの消化や吸収などを助ける役目を果たします。

肝臓の病気はその経過と原因によってさまざまなものがあります

肝臓病と一言で言っても、いろいろな病気があります。肝炎や肝硬変、脂肪肝という言葉を聞いたことのある人も多いでしょう。最近ではNASHという病名もよく話題にのぼります。

正常な肝臓が炎症を起こした状態を**肝炎**と言います。この原因として最も多いのがウイルスです。ウイルスにはA型、B型、C型、D型、E型があります。（くわしくは23ページ）

ウイルス性以外の肝炎としては、自己免疫性肝炎という病気もあります。理由は不明ですが、中年の女性に多いといわれています。

肝炎が進行すると**肝硬変**、**肝がん**という、より深刻な病気に進行してしまいます。肝炎であることがわかったらなるべく早く治療する必要があるのは、これが理由です。

いっぽう、肝臓に脂肪が貯まってくることがあります。これが、**脂肪肝**です。脂肪肝も放置すれば**脂肪性肝炎**、肝硬変へと進行してしまいます。（くわしくは29ページ）

脂肪肝の原因は大きく分けてアルコールによるものと、そうでないものがあります。アルコール（お酒）は脂肪肝と肝炎の大きな原因ですから、アルコールを控える日を休肝日などといったりします。

アルコールが原因の脂肪肝をアルコール性脂肪肝と呼びますが、アルコールでない(NON ALCOHOLIC)の肝炎が以外に多いことがわかり、**非アルコール性脂肪肝炎**（NASH）と呼びます。（くわしくは34ページ）

また、これに関連して近年注目されるようになったNAFLDという病気があります。

「NA」はNASHと同じく非アルコール性という意味、アルコールが原因ではない脂肪性肝疾患という意味で、健康診断を受けた人の20〜30％に見られるというデータがあります。

肥満などが原因とされ、多くはあまり心配のない単純性脂肪肝ですが、10〜20％は治療の必要のあるNASHであるとされます。

次のページからは、それぞれの病気について、さらにくわしくふれていきましょう。

急性肝炎や慢性肝炎、肝硬変というのは、病気の経過の程度による分け方です

肝臓病は原因によって、❶ウイルス性肝炎、❷アルコール性肝障害、そして、❸その他の肝臓病（脂肪肝や薬剤性肝障害など）の3つに大別できます。こうした分け方のほかに、病気の経過の程度によって分けることもあります。急性肝炎や慢性肝炎、肝硬変というのがそれで、ここで、これらのあらましを見ておきましょう。

急性肝炎

急速に肝臓に炎症が起こり、障害を起こす場合を急性肝炎といいます。こうした肝障害の原因に、肝炎ウイルスやアルコール、薬剤などがありますが、一般に肝炎ウイルスが原因の場合をいいます。

慢性肝炎とくらべると、症状は一般に、急性肝炎のほうが重く、熱が出る、体がだるい、食欲がない、吐き気がする、実際に吐くなどの症状があり、黄疸が出ます。この黄疸をピークに症状は軽くなっていき、だるさや吐き気などの症状は徐々に消えていきます。すっかり治るまでの期間を**急性肝炎の回復期**といい、おおむね退院後がこれにあたります。回復期に入ると、元気も戻り、食欲も出てきます。

ちなみに、A型肝炎ウイルスは主に急性肝炎を起こしますが、たいていは1〜2カ月後には完全に回復します。

劇症肝炎

急性肝炎全体の5％以下に、劇症肝炎が起こることがあります。

劇症肝炎とは、きわめて重症の肝炎で、発症後8週間以内で急激に肝臓全体に強い肝細胞の障害が起こり、**肝性昏睡**をきたすと同時に、消化管、肺、脳などに出血を起こしたり、肺炎などの感染症にかかったり、脳浮腫などを起こしたりして、生命が危険な状態になります。

劇症肝炎では、肝臓の働きはほとんどまったくといっていいほどなくなり、肝機能はゼロという状態に近くなります。

発病して数日のうちに昏睡となりますが、現在、かかった人の40％が内科的治療で、70％が肝臓移植で助かります。

◆肝炎から肝硬変に至るプロセス

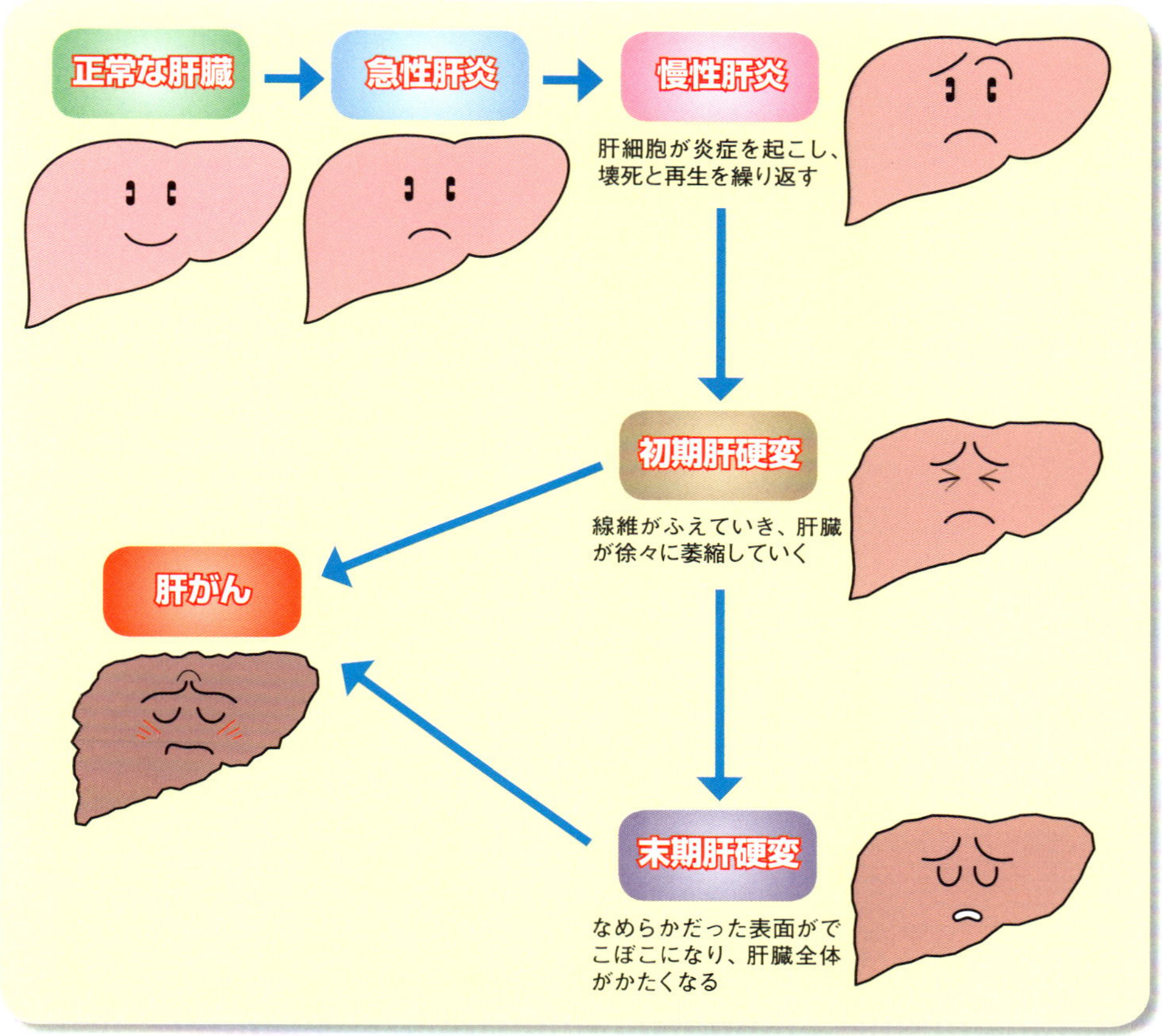

原因の90％は肝炎ウイルスによります。ウイルスに対して体を守る免疫反応が強く働きすぎた結果起こるのではないかと考えられていますが、現時点では詳しい原因についてはわかっていません。

慢性肝炎

慢性肝炎とは、急性肝炎が治りきらずに、6カ月以上肝機能が低下したままであったり、肝臓が腫れて炎症がつづく状態です。日本では、B型やC型などのウイルス性の急性肝炎からの移行によるものが約95％以上と圧倒的に多く、**慢性肝炎といえばウイルス性肝炎をさす**と考えます。

ただ、B型肝炎ウイルスの場合、大人になってからの感染は、急性肝炎にはなっても、まず慢性肝炎にはなりません。B型で慢性肝炎になるのは、母子感染したキャリアの子どもの成長後の場合です（囲み記事参照）。

慢性肝炎の症状は食欲がない、だるいといったほかのどんな病気にも見られる症状で、大きな特徴はありません。慢性肝炎は、10年くらいたってもそのまま変わらない状態がつづく場合もあれば、しだいに悪化して肝硬変に進んでいく場合もあります。

肝硬変

肝硬変とは、肝臓の細胞が繰り返し壊れて線維に置きかわるため肝臓全体がかたくなり、元に戻らない病気です。肝細胞の数が減ってきて、肝臓本来の働きができなくなります。それだけでなく、胃や腸からの肝臓への血液の流れや、肝臓の中での血液の流れが妨げられて、さまざまな症状が出てきます。

肝硬変では、その進行ぐあいを、肝機能検査値や自覚症状を目安にして、**代償期**と**非代償期**に分けます。

代償期は初期の段階で、肝硬変であっても検査成績ではその程度が軽くて自覚症状もなく、肝臓の働きに目立った低下が見られない状態です。病気がまだそれほど進行していないため、容体も比較的安定していて、食欲は十分にあります。

非代償期になると、肝臓の働きが低下したり失われたりして、むくみや腹水（お腹に水がたまって腫れる）を生じたり、黄疸や**肝性脳症**（脳の障害で、一見ボケたような症状があらわれ、進行すると意識がなくなったり昏睡に陥る）を起こす、出血しやすくなるなどといったはっきりした自覚症状が出てきます。

キャリアとは、ウイルスを持っていても肝炎を発症していない人

キャリアとは、肝炎ウイルスに感染していても、肝炎は起こしてはいない人のことで、いわば健康保菌者です。出産前後の赤ちゃんや乳幼児には、まだ免疫の働きがしっかりできていません。このため、キャリアの母親から感染してもウイルスを異物だと認識せずに体内にとり込んでしまうことで、その子どもがキャリアになり、数十年にわたってウイルスを持ちつづけることになります。キャリアの子どもは、成長後、免疫の働きが出たときに慢性肝炎を発症することがあります。また、感染源になることもあります。

なお、ウイルスキャリア全体で慢性肝炎になるのは10%です。そのうち90%は治るか、固定化し、残りの10%が肝硬変になります。

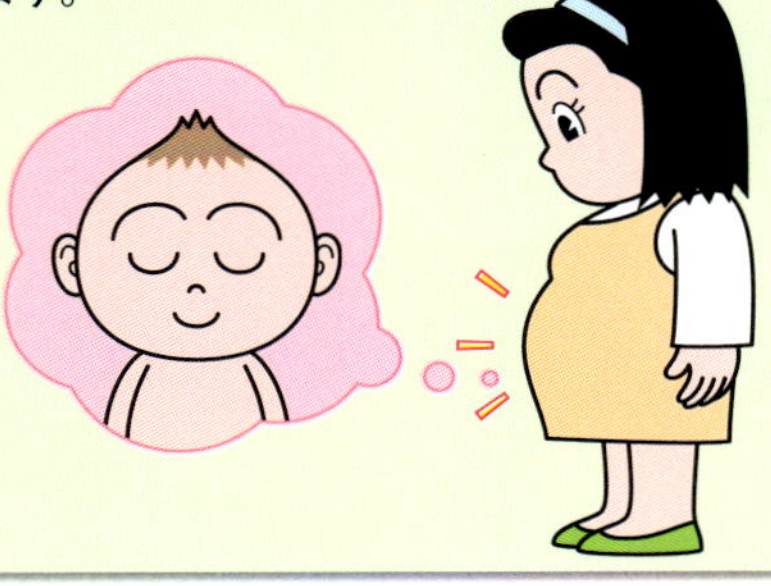

最も代表的な検査値であるASTやALTで肝臓の健康状態がチェックできます

肝臓の健康状態、つまり肝機能は、そのほとんどが血液検査でわかります。血液の中には、さまざまな成分が溶け込んでおり、その量を調べるのです。

血液中の成分には、肝臓がつくり出した栄養素や、肝細胞から流れ出た酵素など、肝臓に関係した物質が何百種類もあります。このため、ひと口に血液検査といっても、肝臓病に関するものだけでも20以上の種類があります。なかでも重要で、一般的なのが、血液中の酵素の量を調べる検査です。肝細胞の中には2000種類以上の酵素が存在し、病気などで肝細胞が壊れると血液中にもれ出すため、その量を測定するのです。

健診などでよく知られているASTやALTは、こうした血液中の酵素の量を調べる代表的な検査です。

両方とも正常値には個人差があるうえ、AST値は男性のほうが女性より高めで、運動した翌日に上昇幅が大きくなり、一方ALT値は運動後には一時的に上昇しますが、その後下がります。

また、両方とも、お酒を飲みすぎたり、肥満していたり、カゼをひいていたり、疲れていたりすると、異常値を示すことがあります。

異常値が出た場合、肝臓に異常があることを示しているだけで、なにか恐ろしい肝臓病、たとえば肝ガン発生などを示すわけではありません。病気の始まりなのか、あるいは、たいした病気ではなく、ほうっておいてもよいのかは、さらに詳しい検査が必要だということを示しているのです。

検査結果に異常があり、肝臓の機能が落ちていると指摘を受けたら、きちんとした検査を受けて、その原因を見きわめ、それに応じた治療を受けるようにしましょう。

なお、検査方法によって出てくる数値に違いがあります。**ある病院とほかの病院とでは、正常値が違う場合があるのです。**こんなときは、その病院の正常値との違いを見るようにします。あくまでもひとつの参考値ではありますが、基準値（正常値）として、ASTは10〜40IU／ℓ、ALT

は5～45ＩＵ／ℓをあげておきましょう。

測定したときに誤差が20％くらいは出てくることも覚えておくとよいでしょう。

◆ AST・ALT の数値のチェック法

肝細胞に障害が起こると、AST値、ALT値は上昇します。肝細胞が壊れて、その中身の酵素の一種であるAST、ALTが血液中にもれ出るのです。肝細胞の障害がひどいほど数値が高くなります。逆に回復するにつれて、正常値に近づいていくため、肝臓病の経過を見るのにも役立ちます。

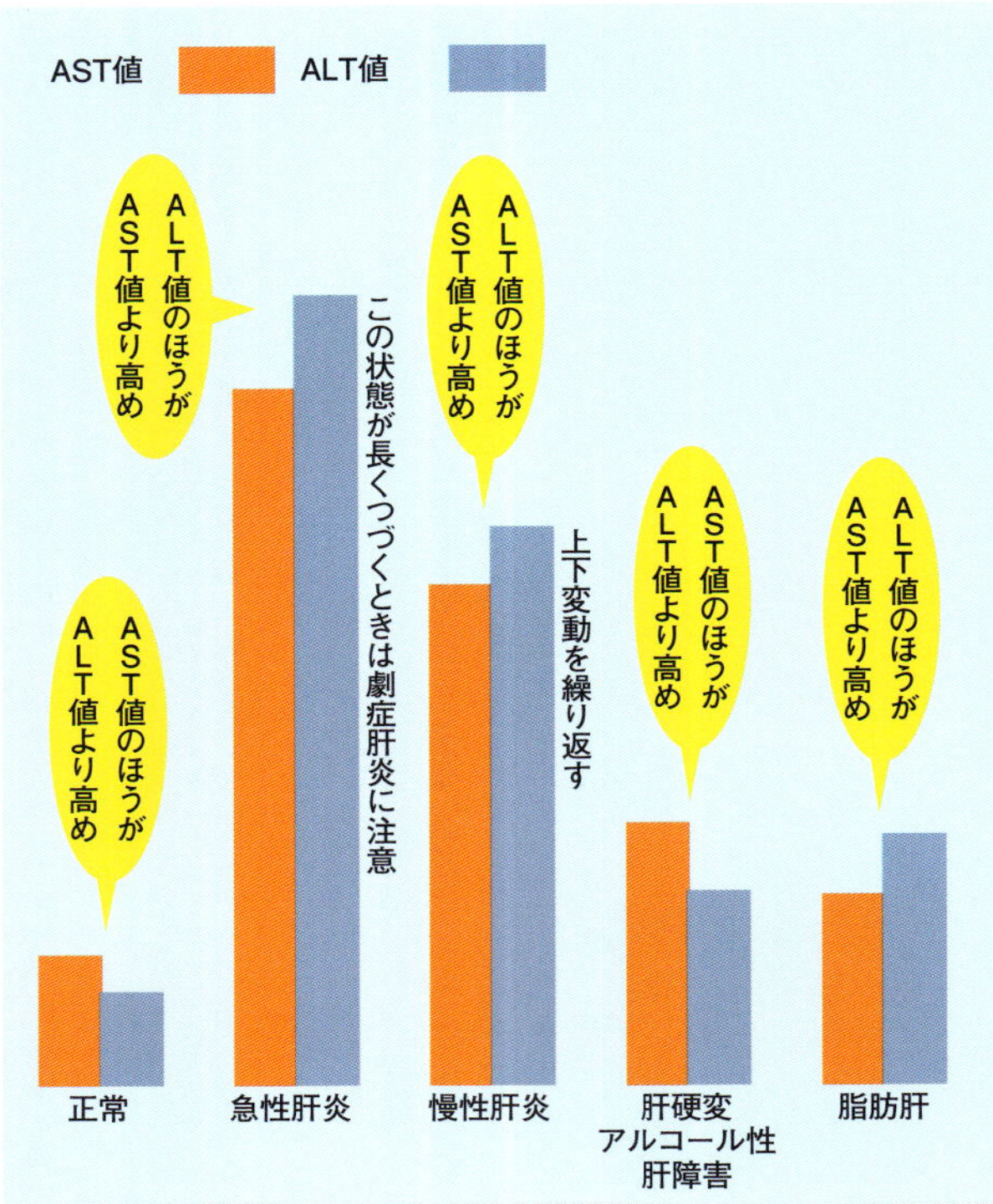

この状態が長くつづくときは劇症肝炎に注意

上下変動を繰り返す

- ●急性肝炎では、AST値、ALT値ともに高くなりますが、発病後2カ月以内にどちらも正常値に戻ります。
- ●慢性肝炎では、安定している場合はAST値、ALT値ともにさほど高くなりませんが、大多数がAST値よりALT値のほうが高くなります。肝炎が進行して線維化が進み肝硬変に近づいてくると、AST値とALT値の差が縮まってきます。なお、どちらの数値も、慢性肝炎の進行ぐあいによってこまかく変化します。
- ●肝硬変では、AST値、ALT値ともに正常値より少し上昇するくらいで、AST値のほうがやや高くなります。
- ●アルコール性肝障害では、ALT値よりAST値のほうが高くなります。
- ●脂肪肝では、AST値よりALT値のほうが高くなります。

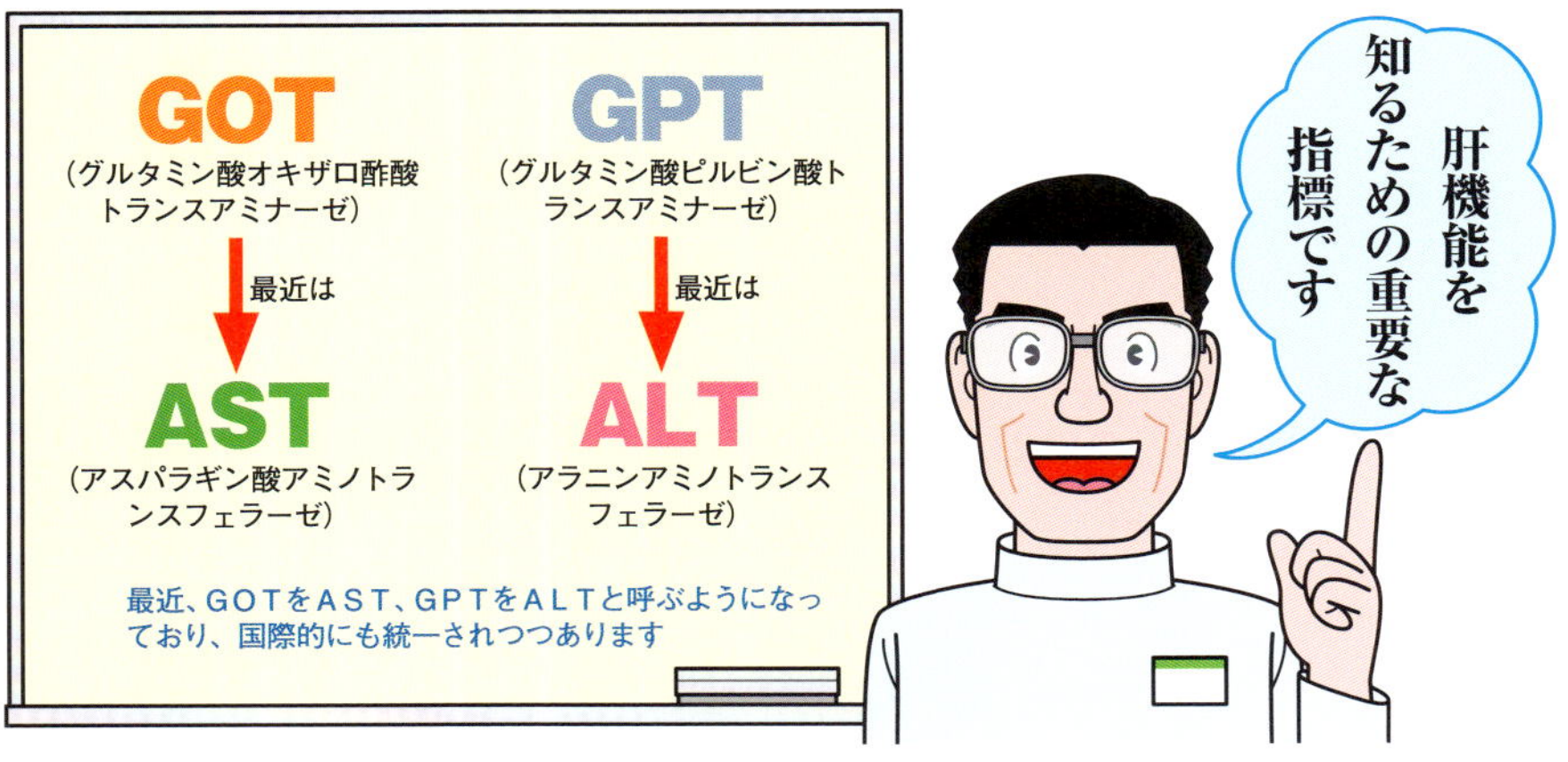

GOT
（グルタミン酸オキザロ酢酸トランスアミナーゼ）
最近は
AST
（アスパラギン酸アミノトランスフェラーゼ）
GPT
（グルタミン酸ピルビン酸トランスアミナーゼ）
最近は
ALT
（アラニンアミノトランスフェラーゼ）
最近、GOTをAST、GPTをALTと呼ぶようになっており、国際的にも統一されつつあります
肝機能を知るための重要な指標です

γ-GTP（γ-GT）は、アルコール性肝障害を見つける指標となる肝機能検査です

職場の定期健診などで「γ-GTPが高いので、1週間禁酒をしたあと、再検査を受けるように」と、医師から指摘されることがあります。このγ-GTPの検査によってどのようなことがわかるのでしょうか。

γ-GTP（γ-GT）とは、ガンマ・グルタミル・トランスペプチターゼという名の略称で、肝細胞や胆汁の中に存在する、タンパク質を分解する酵素です。肝臓や胆道に障害があると、血液中のγ-GTPの量を示す数値（γ-GTP値）が上昇します。

γ-GTP値は、特に飲酒の影響を受けやすく、アルコール性肝障害のある人のほぼ全員が異常値を示すために、この病気の診断にはなくてはならない重要な検査です。

ところがやっかいなことに、**いつもお酒を飲んでいる人では高い値を示す**という特徴があるため、肝障害がなくても酒飲みの約半数にγ-GTPの上昇が見られるのです。

また、ほかの検査値とくらべてγ-GTP値だけが特に高い場合は、多くは一時的な飲酒の影響です。**お酒をやめて肝臓を休ませれば、数値はどんどん下がって正常値になります**。そこで、禁酒をして再検査ということになるわけです。禁酒後に数値が低下していれば、まずひと安心。一時的なγ-GTP値の高まりではなく、もしも高い値がつづいているとしたら、アルコール性肝障害の疑いが強くなります。

一方、同じようにお酒を飲んでいても、γ-GTPの高くなる人とそうでない人がいますが、その理由は定かではありません。

ただ、飲酒によってγ-GTPが高くなる人は、いまの時点では肝障害が見られなくても、将来、アルコール性肝障害を起こす可能性が高いであろうと考えられています。ですから、お酒の好きな人は、1年に一度はこの検査を受けるようにすることです。

それでは、γ-GTPが高くならない人はいくら大酒を飲んでも大丈夫かというと、そういうわけにもいきません。絶対にアルコール性肝障害にならないという保証はありませんし、仮

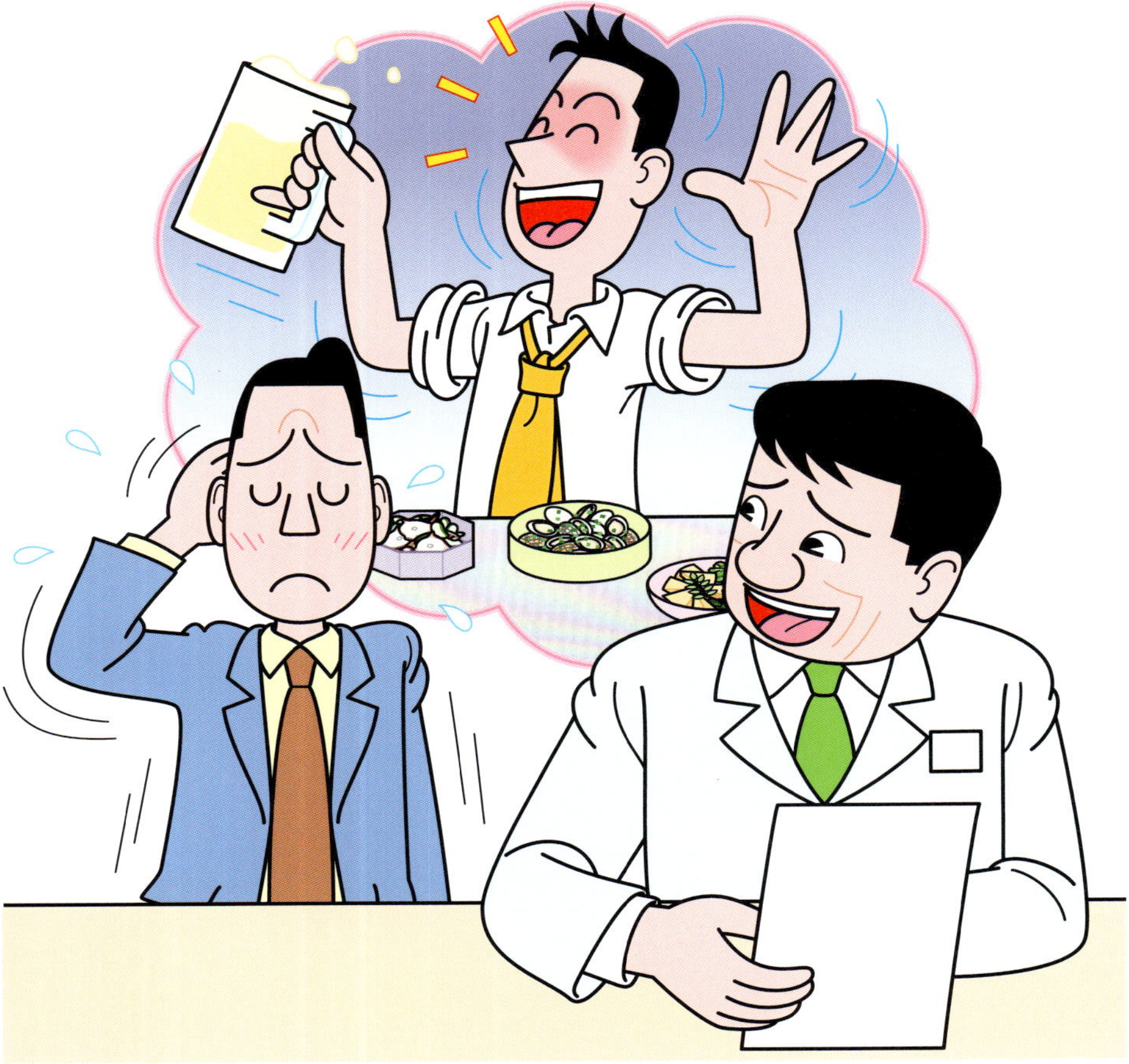

肝臓の障害で禁酒を守らなければならない人がこっそり隠れてお酒を飲んでいても、
この数値でばれてしまいます

に肝臓病は免れたとしても、アルコール依存症になって精神科のお世話にならないともかぎらないのです。お酒はあくまでほどほどに、ということです。

なお、γ‐GTPはアルコール性肝障害以外にも、脂肪肝や慢性肝炎、胆汁うっ滞性肝炎、肝硬変、肝がんなどのときにも数値が高くなるので、それらの病気の診断にも用いられています。

また、睡眠薬や精神安定剤、解熱・鎮痛剤などの薬を飲んだときにも上昇することがあります。

γ‐GTP値についても医療施設によって基準値（正常値）はさまざまで、50IU／ℓ以下、60IU／ℓ以下、80IU／ℓ以下などが参考値としてあげられます。

日本人の肝臓病の大部分がウイルス性肝炎です

日本ではB型、C型の肝炎が非常に多いのが特徴です

近年、ずいぶん知られるようになりましたが、日本人の肝臓病の主な原因は**肝炎ウイルス**（肝炎を起こすウイルス）と**アルコール**（飲酒）にあります。とりわけ肝炎ウイルスによる肝臓病が80％を占め、残り20％のうちの多くがアルコールによる肝臓病です。つまり、**肝臓病の大部分が、肝炎ウイルスによる**ものなのです。

かつて、肝炎ウイルスを見きわめることができなかった時代には、肝臓病の多くがアルコールが原因だと思われていました。しかし、肝炎ウイルスが発見され、検査ができるようになると、それまでアルコールが原因だと思われていたような肝臓病が、実はウイルスによるものであることが判明したという例も少なくないのです。

肝炎ウイルスは現在、臨床的にはA型からE型までの5種類があります。なかでも日本によく見られるのが**A型、B型、C型で、特にB型肝炎、C型肝炎の人がきわめて多い**のが実情です。

ところで、現在、肝がんが非常にふえており、日本全国で毎年4万人弱が亡くなります。そのうち、実は70～80％以上がC型肝炎、10～15％がB型肝炎によるものです。慢性肝炎から肝硬変（ウイルス性80％、アルコール性10％など）に進み、肝がんを発症するのです。

B型とC型という2つの肝炎には大きな違いがあります。

B型肝炎の感染経路は血液、母子間、性交などで、**感染力が非常に強い**のが特徴です。ただし、母子間の感染（母子感染）でないかぎり慢性化することもなく、肝硬変や肝がんにもなりづらい肝炎です。

母子感染とは、お母さんが**キャリア**（18ページ参照）で、出産時に、その赤ちゃんがお母さんの産道を通るときに母体の血液にさらされることで感染したり、生後4才以下の子どもが母乳や母親の唾液によって感染したりする場合です。

一方、C型肝炎は、やはり血液で感染するものの、**感染力が弱い**ため、性交で感染するということはまずありません。**輸血や血液製剤による感染が大半を占めています**。1960年代に輸血した人の50%がC型肝炎に感染しているというデータがあるほどです。

C型肝炎に感染するとその60%がC型慢性肝炎に、慢性肝炎から約半数の人が肝硬変になるといわれています。C型肝炎から直接肝がんに移行する率は全体の5%にすぎないものの、肝硬変を起こしたあとさらにその半数が肝がんになります。C型肝炎の恐ろしさは、この点にあります。

肝炎治療の研究も進化しており、肝炎対策もとられています

ただ、現在では、新たなウイルス感染を予防する方法が確立されています。すなわち、C型肝炎の感染原因であった輸血用血液も、厳重な検査が行われるようになり、1992年以降、輸血による感染はほとんど見られなくなっています。B型肝炎の原因となっていた母子感染も、乳児への予防接種の普及で、そのほとんどが防げるようになっています。このため、ウイルスによる新たな肝臓病の患者さんは減る傾向にあります。

なお、2002年から、住民健診などに肝炎ウイルス検査が採用され、肝炎ウイルスに感染していないかのチェックが受けやすくなっています。年に1回は、検査を受けるようにしたいものです。

キャリア化するのか?	予防ワクチン	肝がんに移行するのか?
キャリア化はしない	ある	移行しない
キャリア化する（キャリア人口は日本人の1～2%）	ある	移行する
キャリア化する（日本人の50才以上のキャリア人口は約30%）	ない	移行する
キャリア化する	ない	移行する
キャリア化する	ない	移行しない

◆慢性肝炎の約70%はC型肝炎によるものです

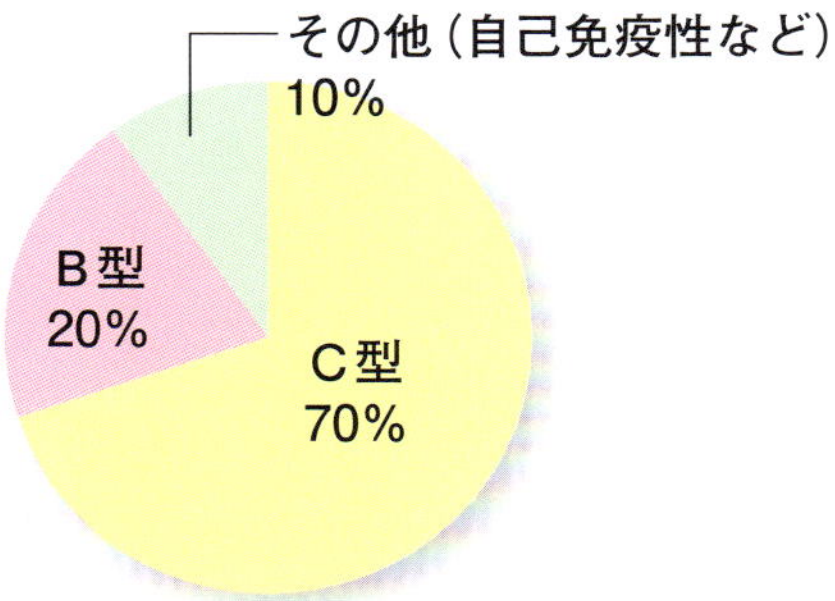

日本肝臓学会「肝臓病の理解のために」2015年

B型肝炎の経過

慢性肝炎から、肝硬変や肝がんへの進行を防ぐためにインターフェロンや核酸アナログ製剤を使用して、ウイルスの活動を抑えます。

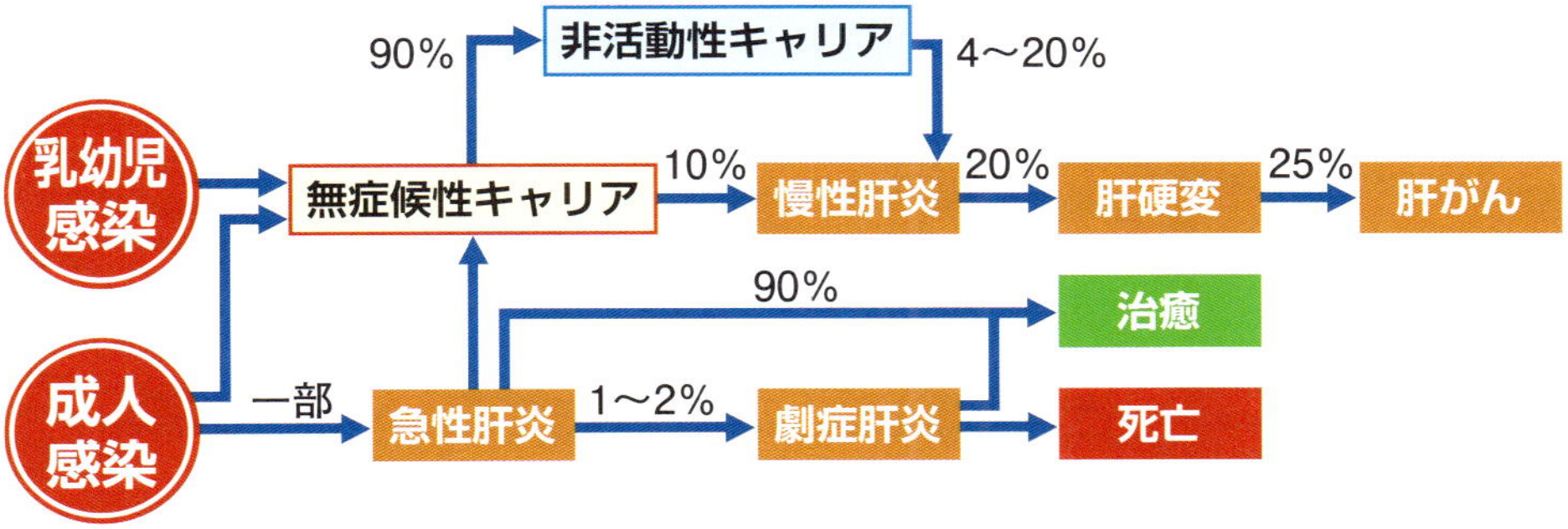

C型肝炎の経過

慢性肝炎から肝硬変や肝がんへの進行を防ぐため、インターフェロンや抗ウイルス薬を用いてウイルスの除去をはかります。かなりの高率で除去が可能になりました。

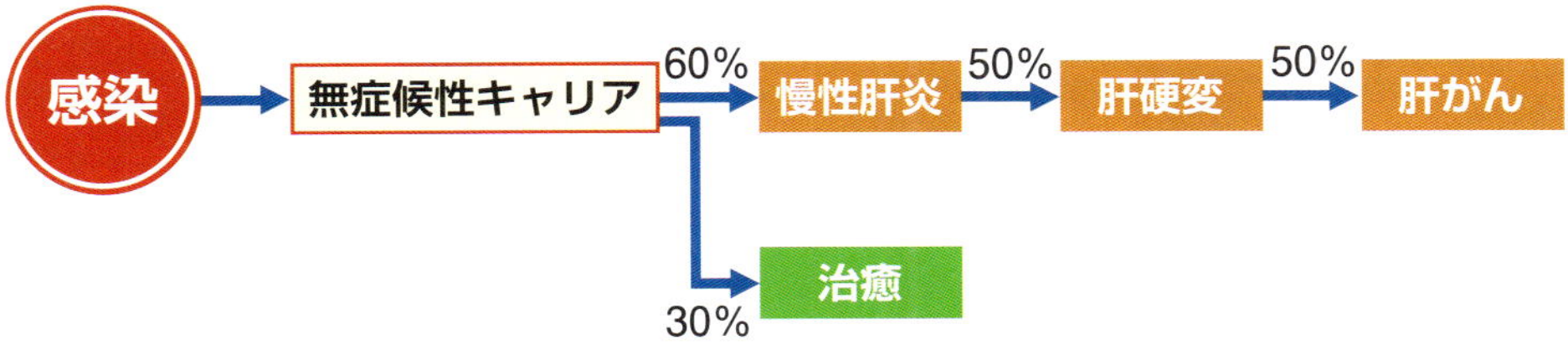

◆ウイルス性肝炎の種類と特徴

	感染経路	発病しやすい年齢	劇症化の可能性は?	慢性化するのか?
A型肝炎	経口感染(ウイルスに汚染された生水、生の魚、生の貝類などを口にする)	全年齢層(特に子どもや海外旅行者)	まれにある。腎不全の合併もある	慢性化しない
B型肝炎	血液や体液を介して(輸血・母子感染・性行為)	青年	ある	成人の初感染では一部が慢性化※※。3才以下で感染すると慢性化することもある
C型肝炎	血液を介して(輸血などによる感染が多い。性行為による感染はまれ)	青年〜中高年	きわめてまれ	慢性化しやすい(60〜80%の人が慢性化)
D型肝炎(日本には少ない)	血液を介して※	青年(特にB型キャリア)	まれにある	慢性化することがある
E型肝炎(日本にはほとんどない)	経口感染(ウイルスに汚染された生水を飲む、魚介類、豚や鹿、いのししなどを生食する)	全年齢層	まれにある(妊婦に多い)	慢性化しない

※B型肝炎ウイルスとの同時感染か、B型肝炎ウイルスキャリアへの重複感染のみ
※※遺伝子型A型のB型肝炎ウイルスに感染した場合

ウイルス性肝炎に感染しないための予防法を確認しておきましょう

ウイルス性肝炎は、めったなことでは感染しません

ウイルス性肝炎は、そうめったなことでは感染しません。ふだんの生活で感染を予防するために気をつけることは、ほとんどないといっていいくらいです。

患者さんと握手したとか、同じプールやお風呂に入ったとか、患者さんのセキをまともに受けたといったようなことでは感染しません。空気感染はしないので、同じ部屋で仕事をしたり、旅行に同行したりすることではうつらないのはもちろんです。

唾液についても、血液が混じっていないかぎり心配はありません。ジュースを回し飲みしたとか、患者さんのコップを使って水を飲んだとかいったことで感染することはありません。

ただ、B型肝炎ウイルスやC型肝炎ウイルスは粘膜を通して感染するため、口の中に傷があると、そこからウイルスが侵入することがあり、キスでも感染する危険性がないとはいえません。しかし、ふつうのキスでうつることはまずありません。

A型肝炎ウイルスの感染予防法

A型肝炎は、流行地の東南アジアやアフリカに旅行して感染することが多いものです。A型肝炎ウイルスに免疫を持たない若い人がそうした地域に行くときは、**生水や生の魚介類を口にすることは避け、加熱調理した食物やミネラルウォーターをとるよう**にすることが予防につながります。

野菜サラダや水割りの水から感染したケースもあるので、飲食するときは信頼のおけるレストランやホテルを選びましょう。**屋台や露天などの利用は避けたほうが賢明**です。

事前に**ワクチンか免疫グロブリン**を注射しておけば、予防は完全です。

ただし、ワクチンは、接種してから数週間後に免疫ができているかどうかを確認してもらわなければなりません。一度接種すれば、3年ほどは有効です。

免疫グロブリンのほうは、すぐに効果があらわれますが、予防効果は2~3カ月と一時的で、現地に長期滞在する人は数カ月おきに投与してもらう必要があります。

B型肝炎ウイルスの感染予防法

B型肝炎ウイルスのキャリア、あるいはB型肝炎を起こしている人が出産するときは、赤ちゃんに感染しないように生まれたらただちにワクチン注射を打ってもらいます。

パートナーがキャリアであっても、できるだけ早い時期にワクチンを打ってもらっておけば、性行為をしても感染することはありません。

唯一、気をつけることは、**患者さんの血液にふれないこと**です。ケガで出血した患者さんの手当てをするときは、血液が直接皮膚につかないように、必ず指サックやビニール手袋をは

◆ウイルス性肝炎は、こんなことでは感染しません

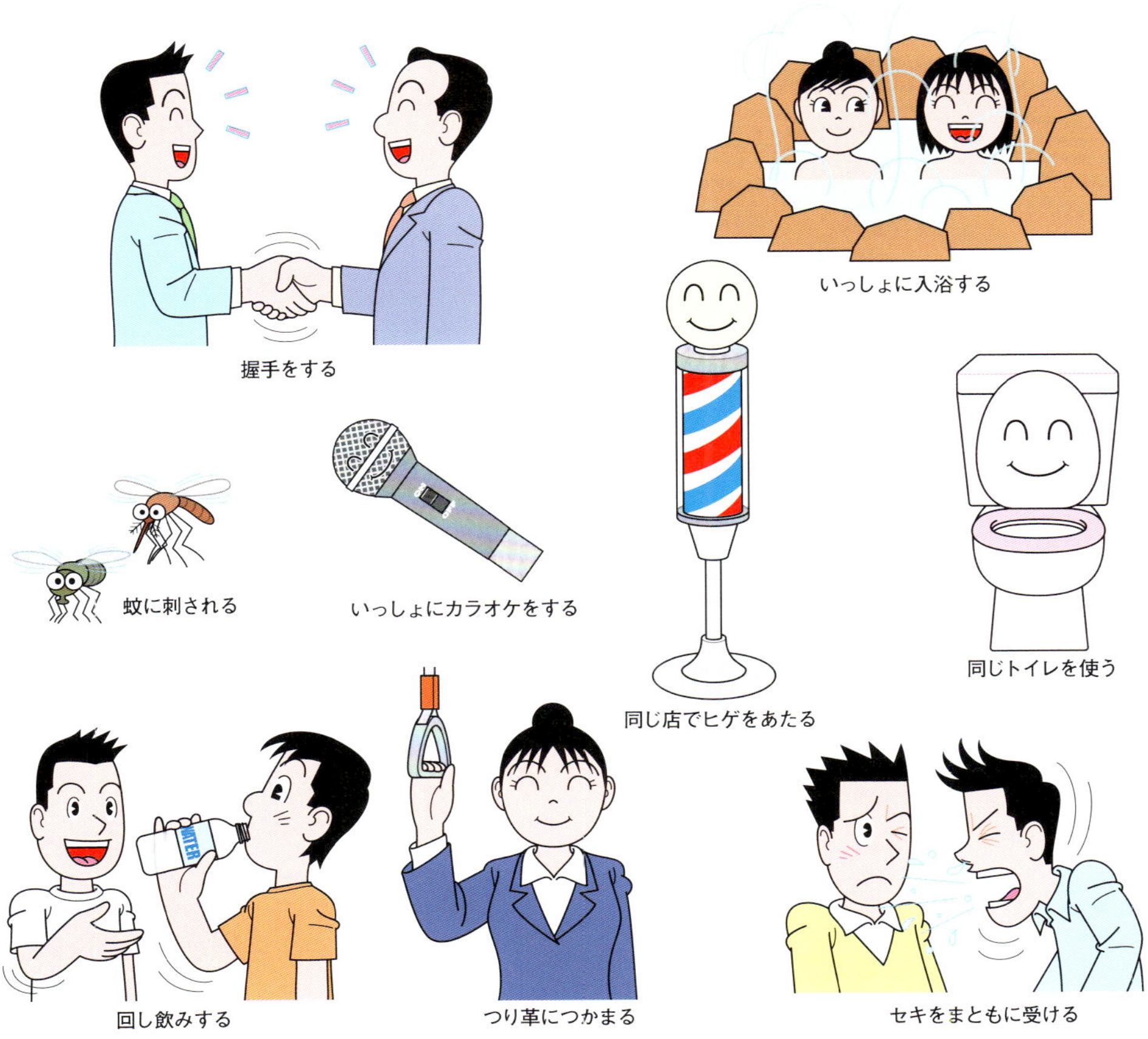
握手をする
いっしょに入浴する
蚊に刺される
いっしょにカラオケをする
同じトイレを使う
同じ店でヒゲをあたる
回し飲みする
つり革につかまる
セキをまともに受ける

めて行います。
また、**患者さんとの歯ブラシやカミソリなどの共用は避けます**。

C型肝炎ウイルスの感染予防法

C型肝炎には特にワクチンなどはありませんが、B型ウイルスにくらべて、患者さんのウイルスの量も非常に少なく、少量の血液にふれたぐらいでは感染しません。ふつうに生活しているかぎり、めったなことでは感染しないと考えてよいでしょう。性行為による感染や母子感染などの可能性は、まったくゼロとはいえませんが、ほとんど感染しないようです。あまり心配しすぎないことです。

ただし、**歯ブラシやカミソリなどの共用は避けたほうが得策**です。

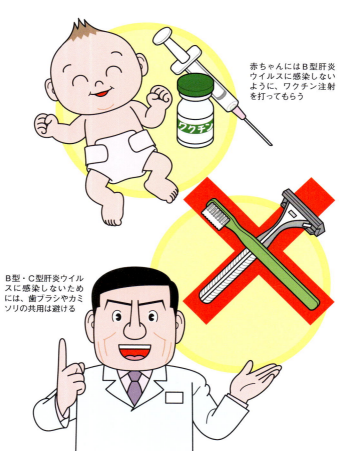

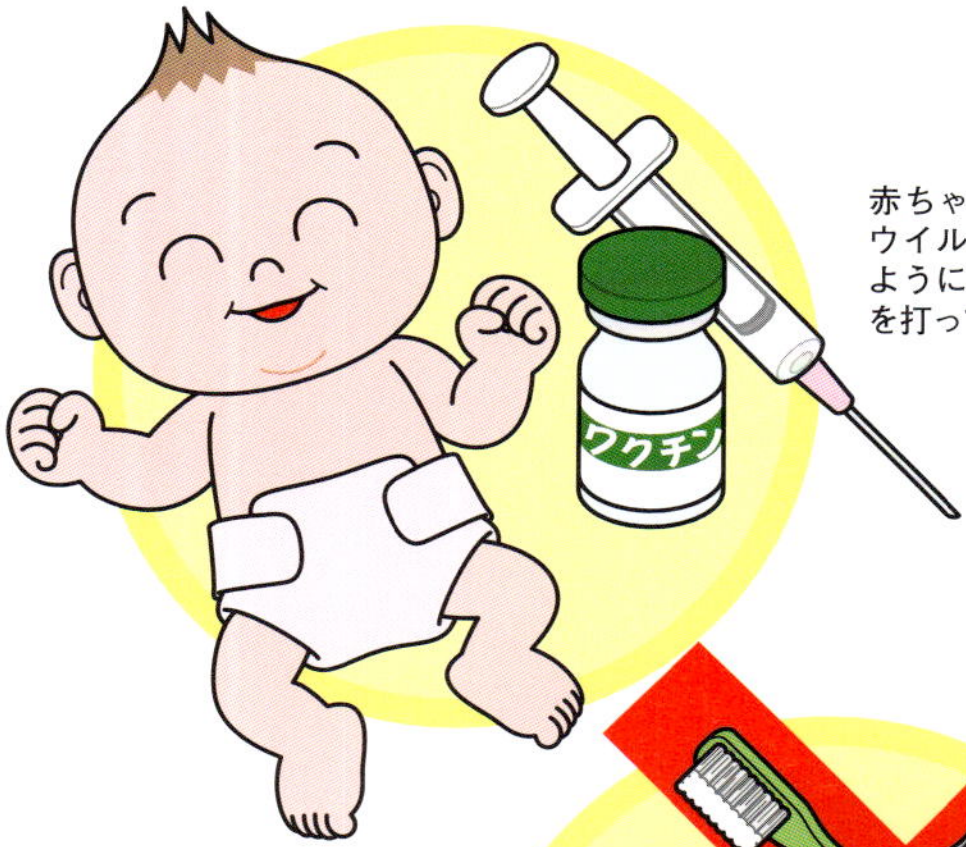

赤ちゃんにはB型肝炎ウイルスに感染しないように、ワクチン注射を打ってもらう

B型・C型肝炎ウイルスに感染しないためには、歯ブラシやカミソリの共用は避ける

大きく進歩したウイルス肝炎治療。飲み薬で治るケースもふえました

副作用の強いインターフェロンにかわり抗ウイルス薬が主流に

1990年代、インターフェロン（ウイルス感染によって細胞がつくり出す物質）による治療が採用され、治療が難しかったウイルス性の慢性肝炎の多くに効果があることがわかりました。

しかし、インターフェロンはウイルスを排除できる可能性もあるいっぽう、注射薬で長期にわたる通院が必要になるほか、かなり激しい副作用がみられます。

B型肝炎の治療では、2000年にウイルスの増殖を抑える核酸アナログ製剤という薬が治療に用いられるようになり、効果をあげています。内服薬で副作用や負担も軽くすむというメリットがあります。

いっぽうC型肝炎は、抗ウイルス薬の登場で治療が大きく変わりました。現在C型肝炎の治療では、インターフェロンを使わない飲み薬だけの「インターフェロンフリー」治療が、2014年9月から始まりました。

C型肝炎のウイルスには2つの型（遺伝子型）がありますが、インターフェロンが効きにくい遺伝子タイプ1型ウイルスには、抗ウイルス薬を2・3種類組み合わせて服用することでほぼウイルスを排除することができるようになってきましたし、インターフェロンが効きやすい遺伝子タイプ2型はインターフェロンに抗ウイルス薬を組み合わせるほか、抗ウイルス薬を組み合わせた治療も行われるようになりました。

ウイルス性肝炎の治療は大きく変わりましたが、ウイルスを体内から排除することはできても、肝臓病そのものが完治したわけではありません。経過観察と定期的な検査を受けることが重要です。またウイルスを排除できない患者さんには、インターフェロンを少量長期間用いる方法や、ウルソデオキシコール酸（内服）やグリチルリチン（注射）により、肝機能を保ち、肝炎の進行を防止する肝庇護療法を行います。

3人に1人が可能性のある脂肪肝は肝臓に中性脂肪がたまりすぎた状態。肝臓の正常な働きを鈍らせます

女性にも急増している脂肪肝は、肝硬変にまで至ることもあります

最近、**脂肪肝**の患者さんが急増しています。近年の10年間で2倍にふえているのです。

健康な肝細胞には、ふつう5％以下の中性脂肪が蓄えられています。この中性脂肪がふえすぎて30％以上たまった状態が脂肪肝です。

肝臓は、炭水化物やタンパク質、脂肪などの栄養素の代謝を行っています。脂肪や炭水化物からは中性脂肪が合成され、その中性脂肪は肝臓から血液中に放出されると同時に、余った分はエネルギー源として肝臓に多少蓄えられます。しかし、食事からの脂肪や炭水化物のとりすぎで合成される中性脂肪がふえすぎると、肝臓は処理しきれず、余った中性脂肪は肝臓の細胞にどんどんたまって脂肪肝を起こすのです。

写真をご覧ください。初期の脂肪肝では、霜降り状に中性脂肪があるのがわかります。これが進行するにつれて、徐々に白い部分がふえていきます。この白い部分が余った中性脂肪です。

脂肪肝を起こすと、中性脂肪がた

◆脂肪で肥大化した肝臓
＝脂肪肝の実態

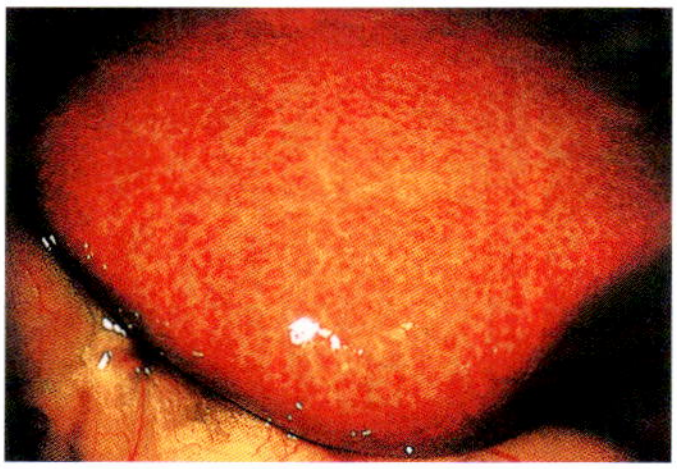

軽度の脂肪肝
正常な肝臓組織の中に霜降り状に脂肪が入り込み、ところどころが白くなっている

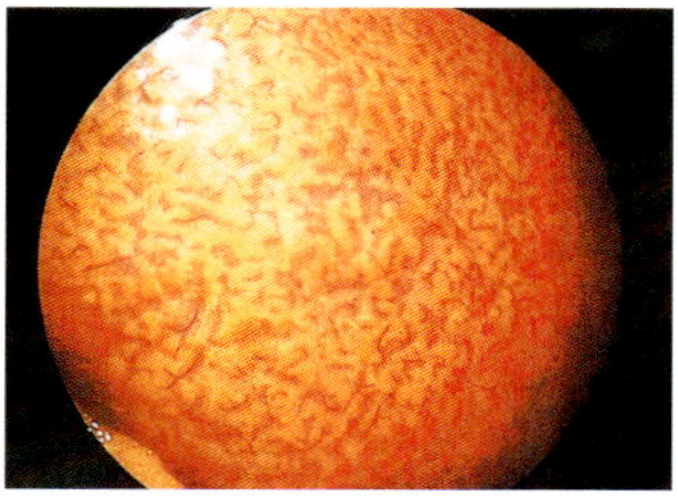

中度の脂肪肝
白い部分（脂肪）がふえている

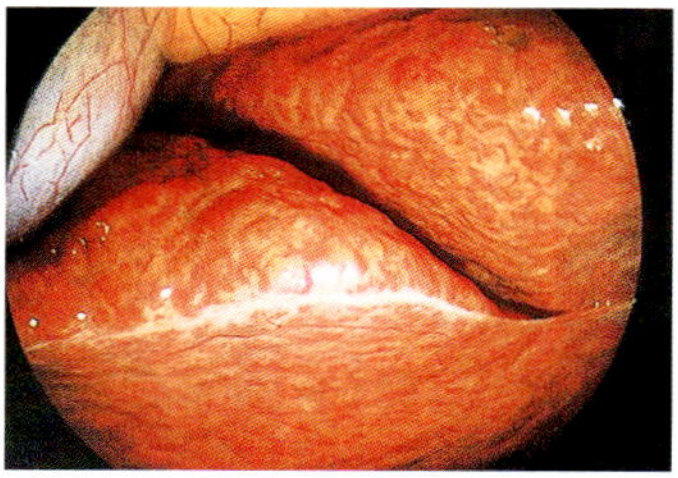

重度の脂肪肝
脂肪で肝臓の弾力性が失われてかたくなると、肝硬変のおそれが

◆脂肪肝の改善には、原因を解消する生活療法がポイントです

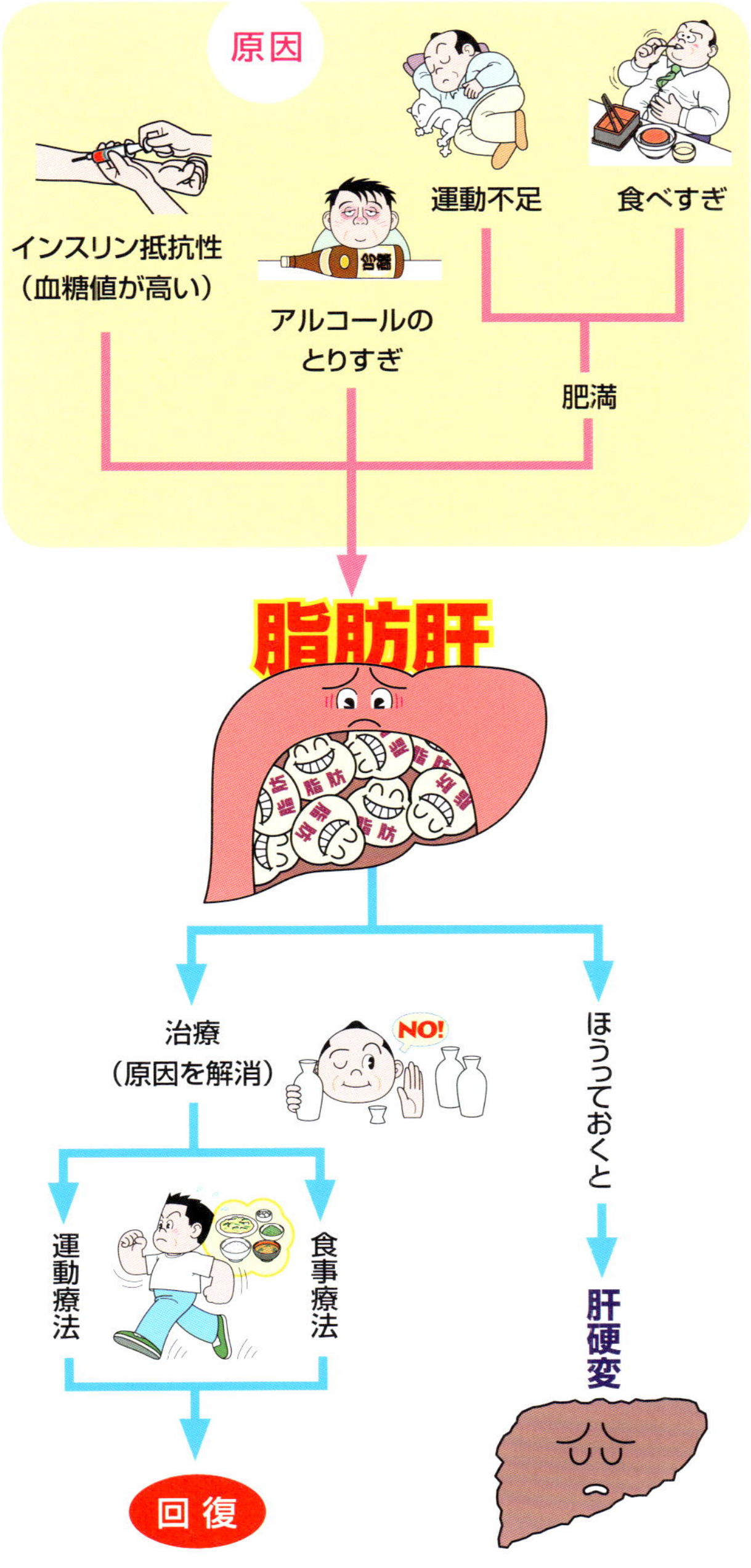

まりすぎてふくらんだ肝細胞が、肝臓内の血管などを圧迫して血流障害が起こり、血液や栄養素をうまく運搬できなくなって**肝機能が落ちます**。

さらに悪化すると、しだいに肝細胞が死んでいきます。それによって肝臓の水分がなくなり、肝臓がかたくなった状態、すなわち**肝硬変**にまで至ってしまうこともあるのです。

健診での検査値でも、脂肪肝の兆候を知ることができます

脂肪肝は、とかく肥満した人の病気というイメージがありますが、実は、見た目がやせている、または肥満とまではいかない小太りな人でも、脂肪肝になっている可能性が高いのです。**小太りな人の70％以上が脂肪肝**だというデータもあります。隠れ脂肪肝タイプといっていいでしょう。

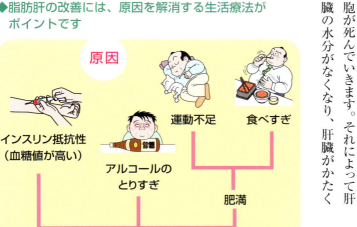

また、最近は、特に女性の脂肪肝がふえています。以前は男性のほうが圧倒的に多く、その原因はアルコールをとる機会が多いからだと考えられていました。ところが、最近では50代以降の女性では、男性と大差ないという結果が出ているのです。

更年期以降、皮下脂肪などに脂肪をためる働きのある女性ホルモンの働きが弱まるため、肝臓に脂肪がたまりやすくなるのではないかと考えられています。

脂肪肝は自覚症状はほとんどありませんが、現在ではエコーで7割以上判定ができるようになりました。また、兆候として、健康診断の検査値で、**中性脂肪値や、肝臓の健康度を示すAST値、ALT値、γ-GTP値が高くなります。**

脂肪肝の原因は、すでにふれたように食事からの脂肪や、ご飯、パン、めん類、菓子類など炭水化物のとりすぎ、それにアルコールのとりすぎにあります。また、次のような場合も、脂肪肝になりやすいといえます。

❶よく食べ、よく飲み、運動をしない

摂取エネルギーが多いにもかかわらず運動をしないのでエネルギーがなかなか消費されず、余分なエネルギーは中性脂肪に変わって肝臓や全身の脂肪組織に蓄積されます。

❷アルコールがやめられない

お酒好きは、アルコールのエネルギーをとりすぎることもさることながら、つまみや酒の肴の食べすぎが摂取エネルギーをふやします。もちろん、食べる量は少なくてもアルコールばかり飲んでいる人も要注意です。なぜなら、肝臓で合成された中性脂肪はタンパク質と結びついて血液中に出ていきますが、タンパク質の摂取が極端に減ると、この血液への放出作業がうまくいかず、肝臓に中性脂肪がどんどんたまっていってしまうのです。

❸血糖値が高い

食べすぎや飲みすぎのせいで、膵臓から分泌され血糖値を下げる働きをするインスリンの分泌反応や分泌量、作用が不調になり、血糖値が高くなることがあります。こうしたインスリンの効果が出にくくなった状態をインスリン抵抗性といいます。**インスリン抵抗性**を起こすと、肝臓にも中性脂肪がたっぷりたまっている可能性があります。

脂肪肝は自覚症状がないため、気づかないことが多い病気です。しかし、肝硬変などの恐ろしい病気の原因になる可能性もあるのです。そんな事態に陥らないように、脂肪肝を防ぐ、または進行を抑えるには、ふだんの食生活や生活習慣を見直す必要があります。事実、**エネルギー摂取量を減らして肥満を解消すると、肝機能検査の数値がすっと正常に戻る人も多い**ものです。

アルコールが原因で起こる肝臓の障害（アルコール性肝障害）が少しずつふえています

もともと日本では、アルコールによる肝臓病、つまり**アルコール性肝障害**は多くはありませんでした。ところが近年、アルコールの消費量が増加するにつれ、それに比例してアルコール性肝障害も少しずつふえてきています。

アルコール性肝障害とは、毎日、大量のお酒を飲みつづけることで、肝臓のアルコール処理が追いつかなくなり、肝臓に障害が生じる病気です。これには、**アルコール性脂肪肝、アルコール性肝線維症、アルコール性肝炎、アルコール性肝硬変**などがあります。肝硬変の20～30％はアルコールが原因といわれています。

まずアルコール性脂肪肝ですが、22ページでも説明したように、大量のお酒を飲みつづけた結果、起こる脂肪肝です。

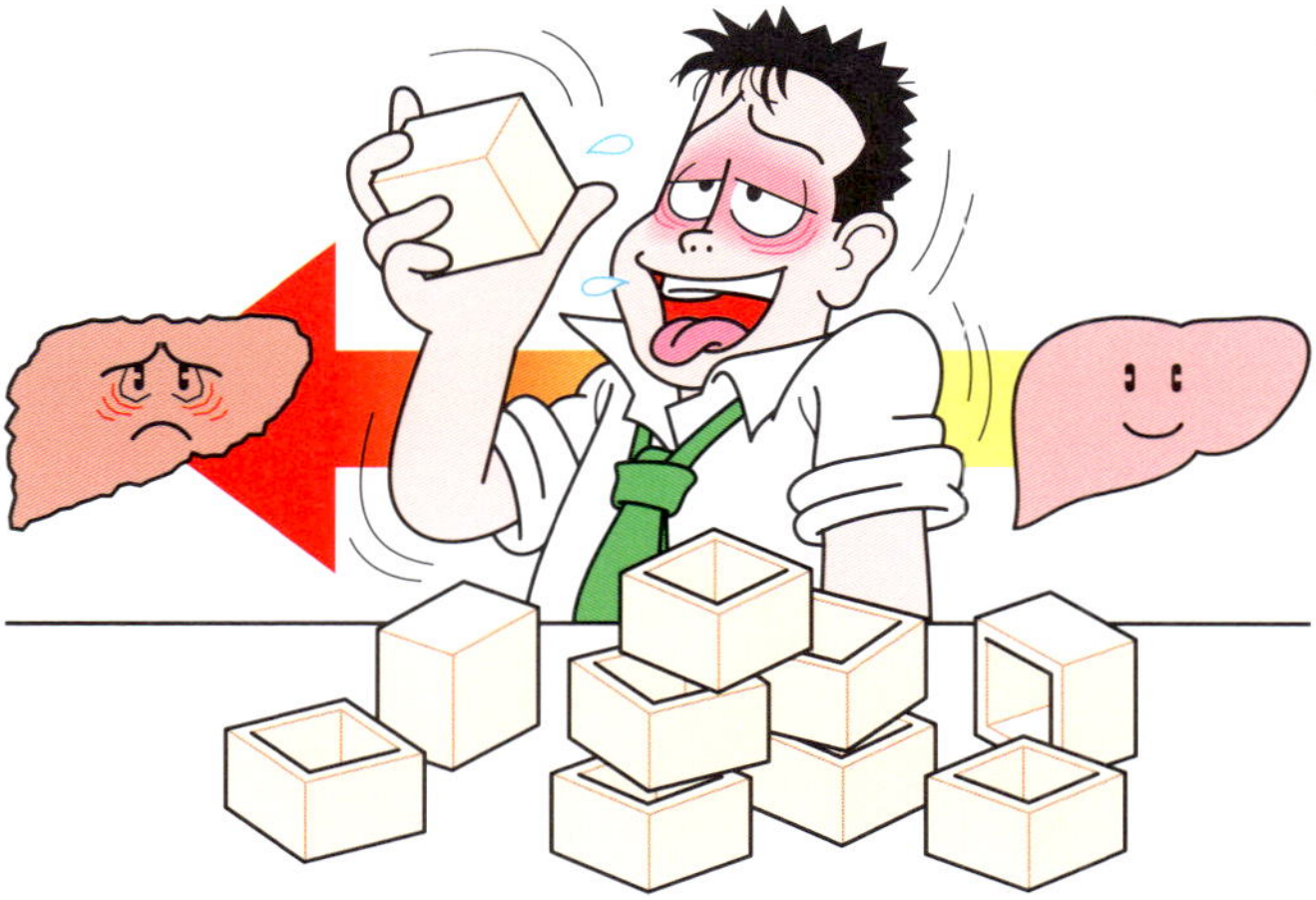

軽いアルコール性脂肪肝なら、禁酒をすれば、2～3週間で改善します。

アルコール性脂肪肝がさらに進むと、肝細胞の周囲に線維がふえ、アルコール性肝線維症を起こします。ただ、この場合も禁酒をすれば、ある程度は治ります。

アルコール性肝炎は、日ごろからお酒を飲む習慣のある人が、あるとき日本酒1升とかウイスキー1本などの大量のお酒を10日以上飲みつづけると、急激に肝細胞が破壊されて発病します。食欲不振や、吐き気、腹痛などが主な症状で、ひどいときは意識障害を起こすこともあります。

なお、**肝炎ウイルスに感染している人が、飲酒の影響でアルコール性肝炎**

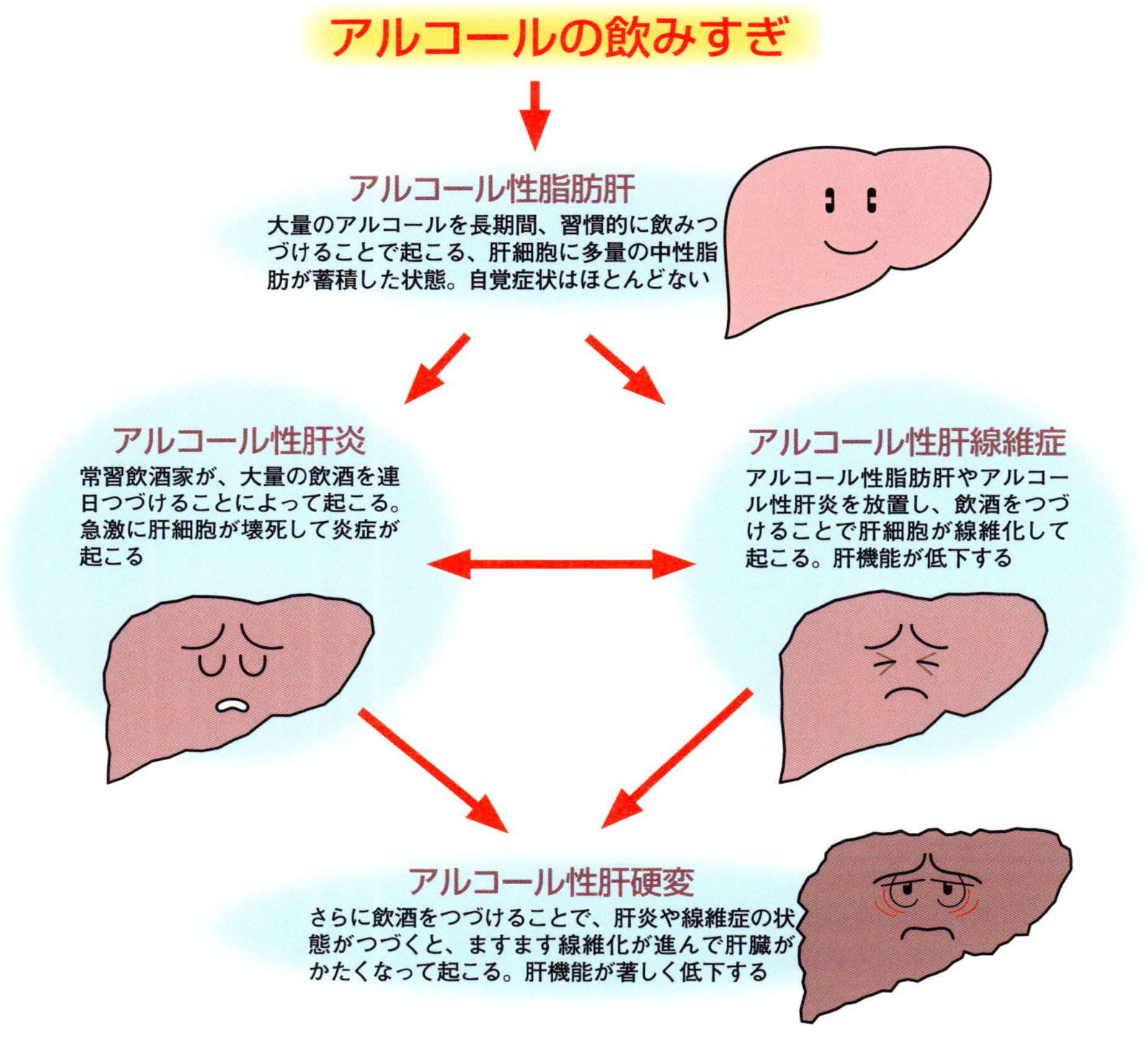
アルコールの飲みすぎ
アルコール性脂肪肝
大量のアルコールを長期間、習慣的に飲みつづけることで起こる、肝細胞に多量の中性脂肪が蓄積した状態。自覚症状はほとんどない
アルコール性肝炎
常習飲酒家が、大量の飲酒を連日つづけることによって起こる。急激に肝細胞が壊死して炎症が起こる
アルコール性肝線維症
アルコール性脂肪肝やアルコール性肝炎を放置し、飲酒をつづけることで肝細胞が線維化して起こる。肝機能が低下する
アルコール性肝硬変
さらに飲酒をつづけることで、肝炎や線維症の状態がつづくと、ますます線維化が進んで肝臓がかたくなって起こる。肝機能が著しく低下する

を発症する例も多く見られます。

1日に5合以上のお酒を10年以上も飲みつづけていると、最終的にはアルコール性肝硬変になります。男性では15年、女性なら10年で50％がアルコール性肝硬変になります。

肝硬変とはその名が示すとおり、肝臓がかたく変化した状態です。本来は、やわらかい肝臓がコチンコチンにかたくなってしまいます。アルコールによって肝細胞が破壊と再生を繰り返すうちに周囲が線維化してかたくなり、元に戻らなくなってしまうのです。

しかし初期のうちなら、入院して禁酒すれば治療効果があがります。

アルコール性肝障害のほとんどは、ウイルス性のものと違って日ごろの生活習慣を変えるだけで十分に予防も改善もできます。お酒を飲む楽しさを返上する事態にならないためにも、たいせつな肝臓を大いにいたわってあげましょう。

お酒を飲まない女性にもふえているNASHは食生活が原因。早めの対策が欠かせません

脂肪肝から起きるNASHを放置しておくと深刻な肝臓の病気に

脂肪肝は、禁酒やエネルギー制限で治るため、これまでそれほど深刻に考えられていませんでした。ところが脂肪肝から肝炎になる病気があるのです。近年、知られるようになった**NASH（非アルコール性脂肪性肝炎）**というのがそれです。

NASHにかかると、肝臓に継続的に強い炎症が起こり、肝臓が線維化します。こうした特徴はアルコール性肝炎と似ていますが、お酒を飲まない人にも起こるため、〝非アルコール性〟と名づけられているのです。

NASHをほうっておくと肝臓の線維化が進んで肝硬変に移行し、ついには肝臓ガンにまで進行します。

NASHは、50〜60代の肥満がある女性や、血糖値が高い人に多く見られます。

現在、日本には脂肪肝の人が推定2000万人いるとされており、そのうち100万人程度がNASHと見られています。

NASHの原因は次のような**酸化ストレス**によると考えられています。脂肪肝によって肝臓に脂肪がたまると、肝細胞内のミトコンドリアという小器官が中性脂肪を燃やし、活性酸素（39ページ参照）を発生させます。この活性酸素はミトコンドリア自体

◆NASHが起こる仕組み

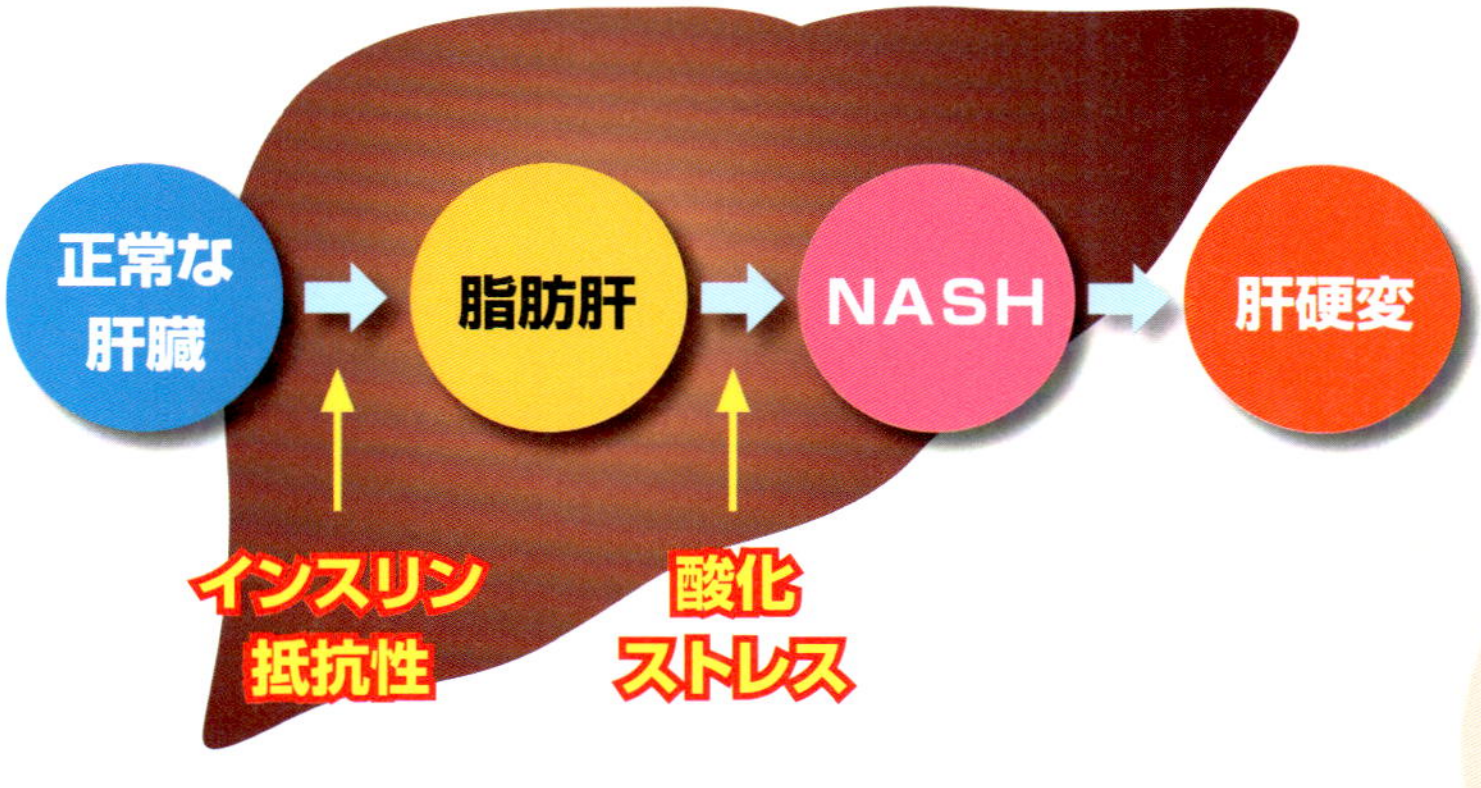

を傷つけ、さらに中性脂肪を過酸化脂質に変えて、これもミトコンドリアを傷つけます。その結果、肝臓に炎症が起こって肝炎になってしまうのです。

NASHは最初はほとんど症状がありません。ところが、病気が進むと、肝炎の症状である黄疸や腹水、むくみ、静脈瘤、意識混濁、出血傾向などの症状が次々とあらわれます。肝細胞の破壊が進んで、こうした症状が出る前に手を打つ必要があります。

NASHを予防・改善するには〝3つのア〟を控えましょう

NASHの患者さんの75%以上が**肥満**していることがわかっており、また、**メタボリックシンドローム**の診断基準にあてはまる人が約3分の2に上るといわれます。

メタボリックシンドロームとは、内臓脂肪型肥満をベースにして、血圧値が高いこと、血糖値が高いこと、血中脂質値に異常が見られることが複数重なった状態のことで、動脈硬化と、

◆メタボリックシンドロームの診断基準

この診断基準は、２００５年４月にメタボリックシンドローム診断基準検討委員会が発表したものです

❶内臓脂肪の蓄積がある

おへその位置でのお腹まわりサイズ(腹囲)が
●男性 85cm以上
●女性 90cm以上
である

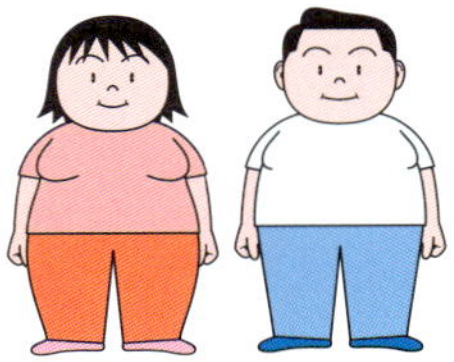

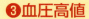

女性 90cm以上　男性 85cm以上

はい

以下の3項目に、あてはまる項目がある

❷血中脂質値の異常

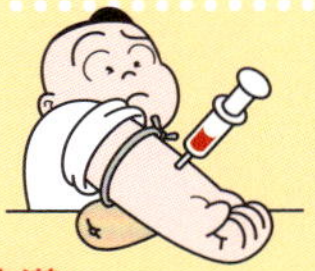

血中脂質値について
●中性脂肪値が150mg/dℓ以上
●HDL(善玉)コレステロール値が40mg/dℓ未満
この2つのどちらか一方、または両方があてはまる

❸血圧高値

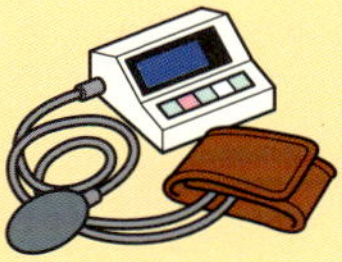

血圧値について
●収縮期血圧(上)が130mmHg以上
●拡張期血圧(下)が85mmHg以上
この2つのどちらか一方、または両方があてはまる

❹高血糖

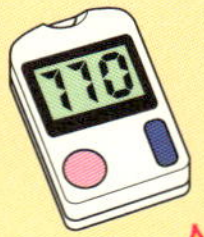

血糖値について
●空腹時血糖値が110mg/dℓ以上

2項目以上あてはまる

あなたはメタボリックシンドローム該当者です!

それによる病気を引き起こす大きな危険因子です。

NASHは、脂肪肝を招いた原因を解消すれば治ります。その原因の多くは肥満です。「ウエスト÷ヒップ」の値が0.8を超えると危険だとされています。

肥満を防ぐためにまず気をつけたいのは、食生活です。ポイントは〝3つのア〟、つまり**「アルコール」「甘いもの」「アブラ」**を控えることです。

アルコールは体内に入ると、中性脂肪の原料になる脂肪酸を肝臓に運び、肝臓に脂肪を蓄えるうえに、肝臓で糖から中性脂肪を合成する働きも活発にするため、要注意なのです。

甘いものとアブラ（＝脂肪分）も、それぞれ肝臓に運ばれてくると、中性脂肪に合成されます。特に現代の私たちの食生活では、この甘いものと脂肪をとりすぎる傾向があるため、意識して控える必要があります。

なお、最近の研究では、内臓脂肪から放出される**遊離脂肪酸**や、体内に多く蓄積された**鉄分**も、肝臓の線維化を進める可能性があることがわかっています。

◆こんな人がＮＡＳＨになりやすい

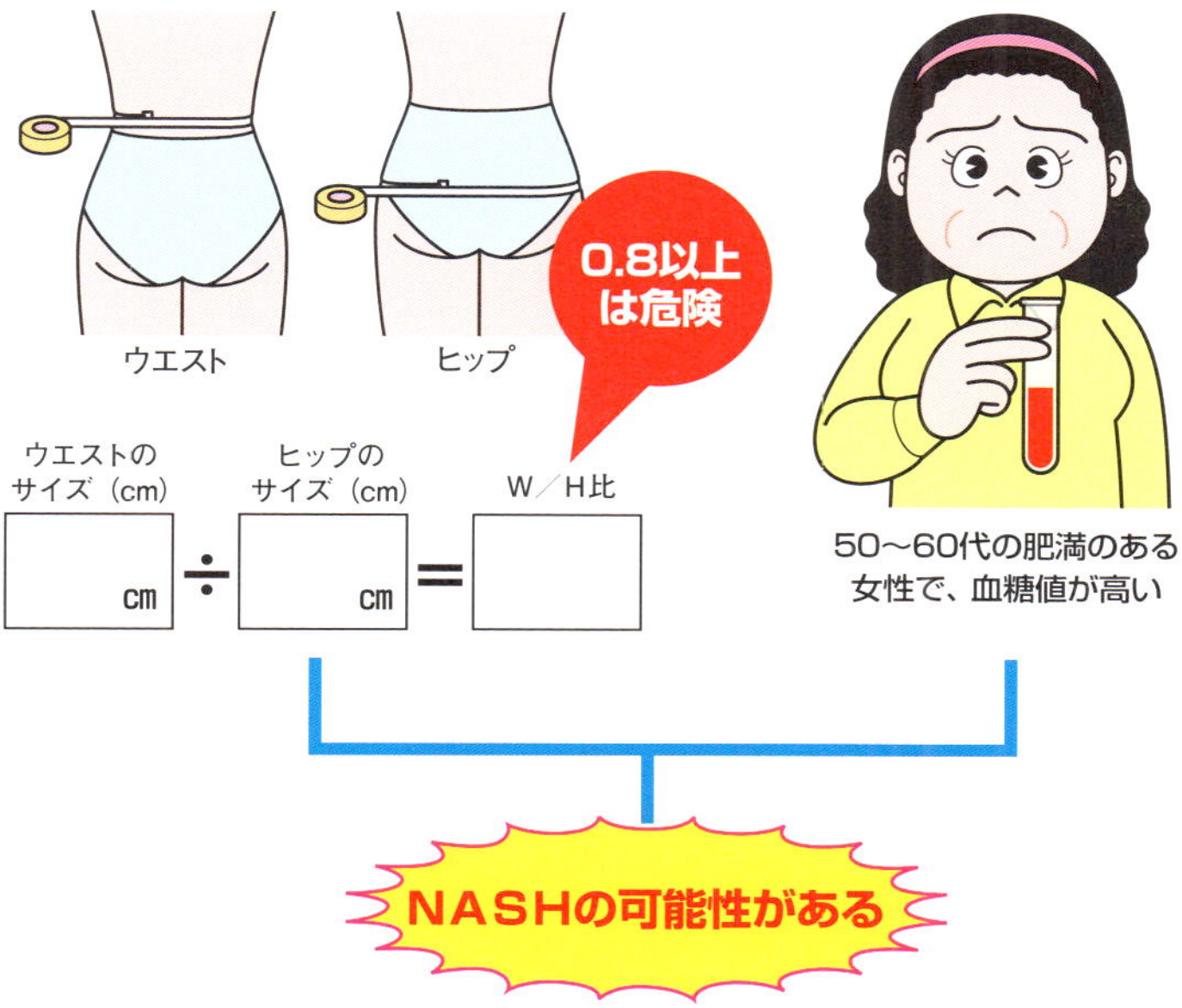

◆ NASH はこのような経過をたどります

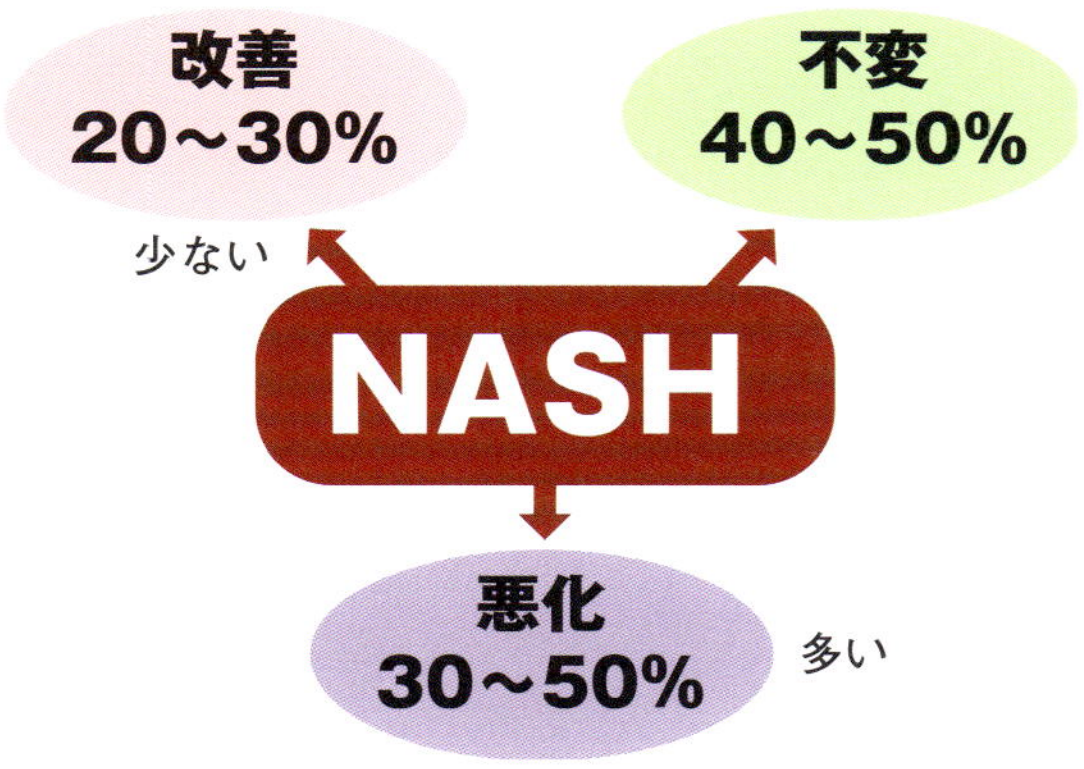

非ウイルス性の肝臓病は飲みすぎ、食べすぎに気をつけ、適度な運動などで予防できます

外来や人間ドック、健康診断で肝機能に異常の見つかる人がとてもふえています。社団法人日本人間ドッグ学会がまとめた２０１５年の人間ドック全国集計成績によると、316万人の人間ドック受診者を調べたところ、全検査項目の中で肝機能異常を示した人の割合は33・2％と、高コレステロールの33・4％に次ぐ僅差の2番目になっています。これほど肝臓の悪い人が多いことは、案外知られていません。（ちなみに3番目は肥満で30・4％です。）

こうした肝機能異常は、生活習慣病のひとつと考えてよいでしょう。肝硬変、肝がんへの進行を予防するために、ライフスタイルの見直しが必要なのです。肝臓病でなくても、肝臓をいたわり強化してウイルスの感染を予防し（一次予防）、さらに慢性肝炎であれば、肥満や脂肪肝、糖尿病などで病状が進行し、肝硬変や肝がんへ移行しやすくなるため、生活習慣を正す（二次予防）ことがたいせつです。それには、次の5点に注意するようにします。

❶飲酒は控えめにする

❷高タンパク、高ビタミン、高ミネラルの食事をバランスよく、エネルギー過多にならないようにとる

❸ストレスをため込まず、解消するように心がける

◆肝機能異常がふえています

性別でみると、男性では肝機能異常がトップの40.2％で、2番目が肥満の35.4％、3番目が高コレステロールの34.1％になっています。

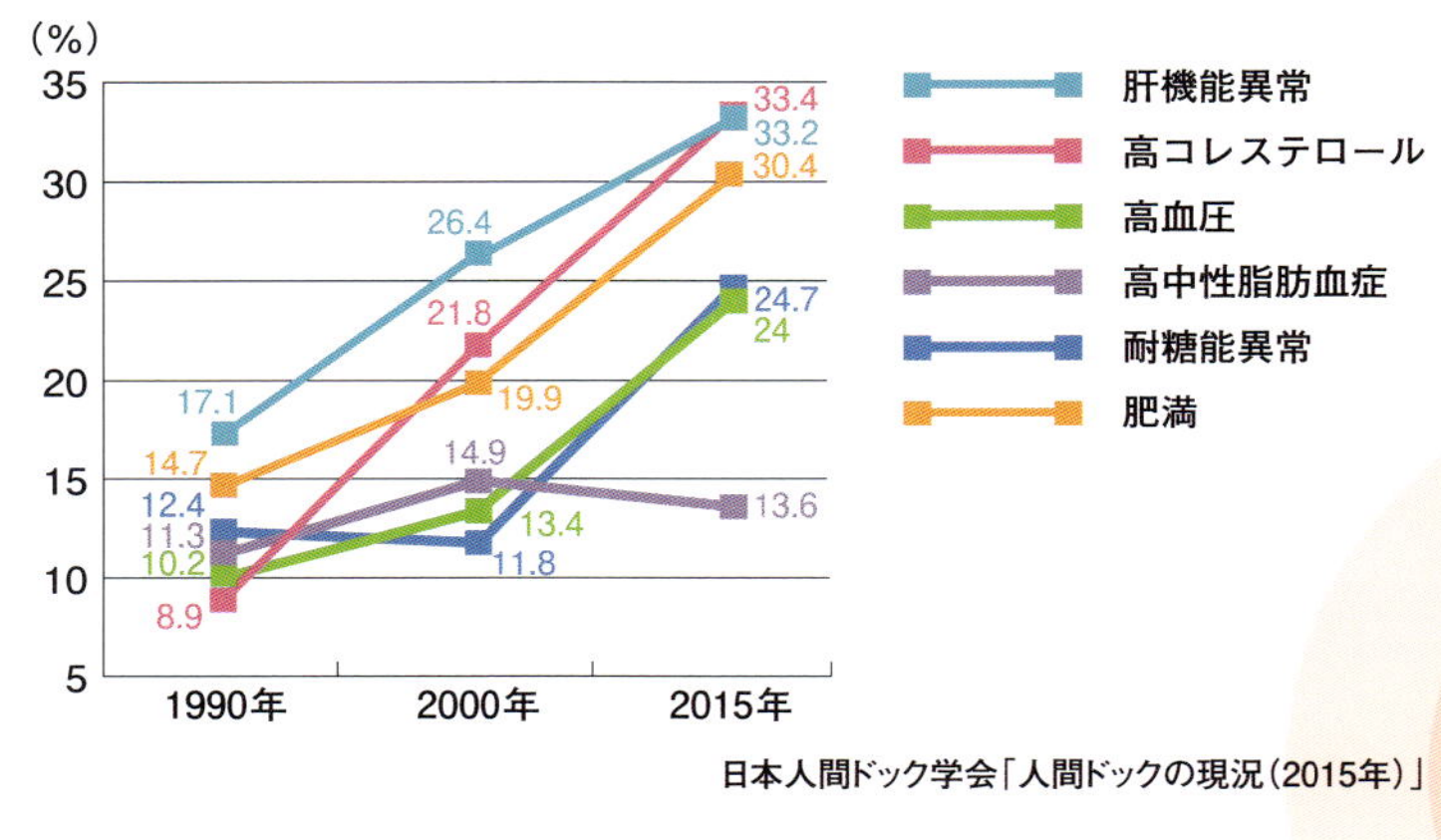

日本人間ドック学会「人間ドックの現況（2015年）」

❹適度な運動をすることを心がける

❺しっかり睡眠をとる

これら5つの中でも、最も気をつけたいのがストレスです。ストレスは免疫力を落とし、ウイルスをふえやすくします。また運動のやりすぎもよくありません。活性酸素をふやすからです。**活性酸素**とは、体を酸化させる強い攻撃性を持った不安定な構造の酸素で、万病の元凶と考えられています。呼吸などで体内に入った酸素の約2%が自然に活性酸素になり、体内に侵入してくる病原菌や異物を溶かす働きで体を守っています。しかし、活性酸素がふえすぎると、体内の臓器や組織の細胞をも攻撃し傷つけます。過度の運動は、この活性酸素をふやしてしまうのです。

◆肝臓をいたわる5つのコツ

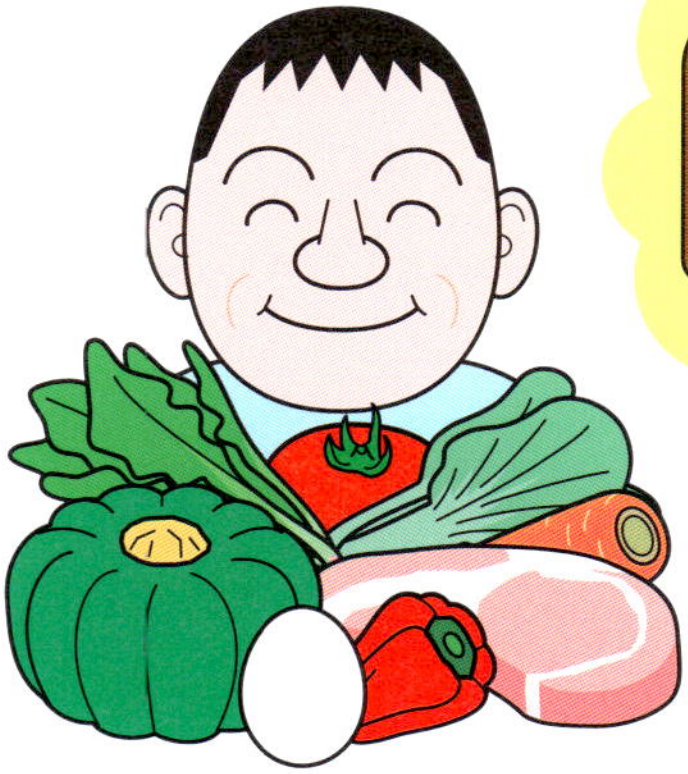
栄養バランスのとれた、エネルギー適量の食事

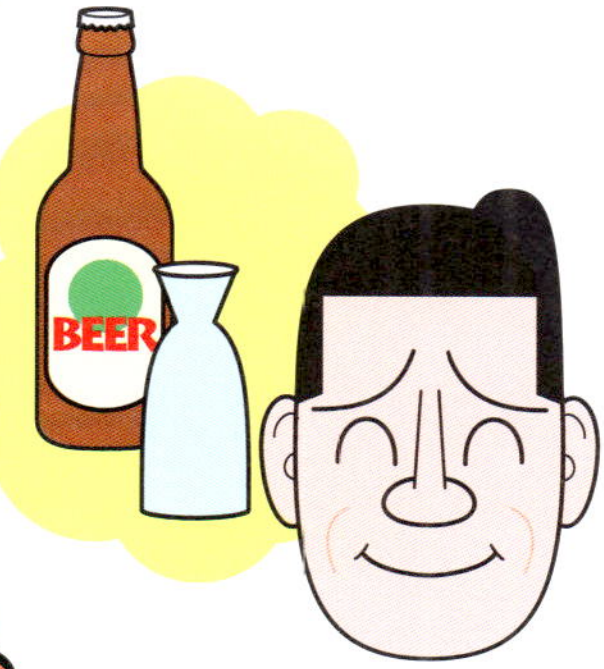

アルコールは控えめ

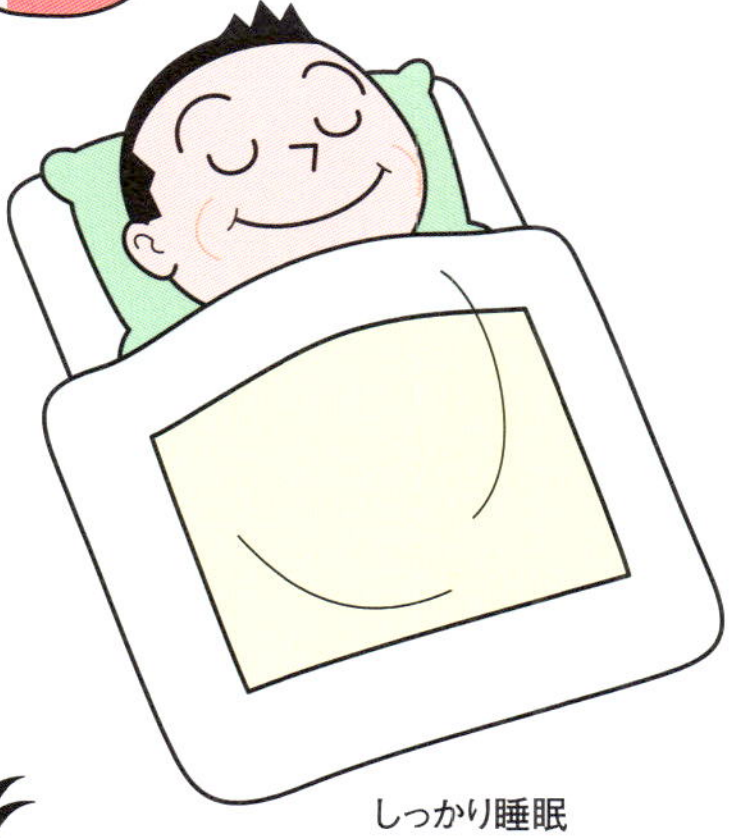
しっかり睡眠

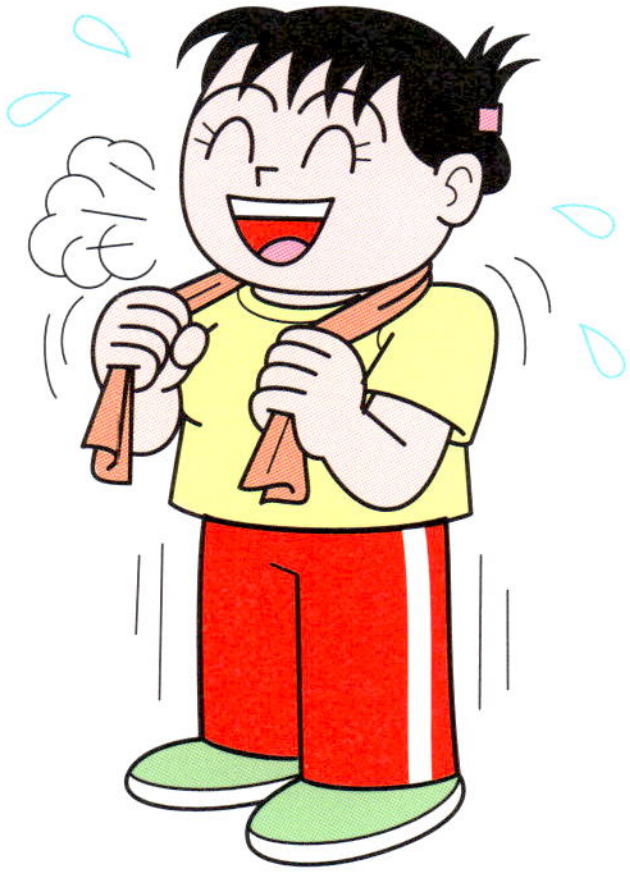
適度な運動

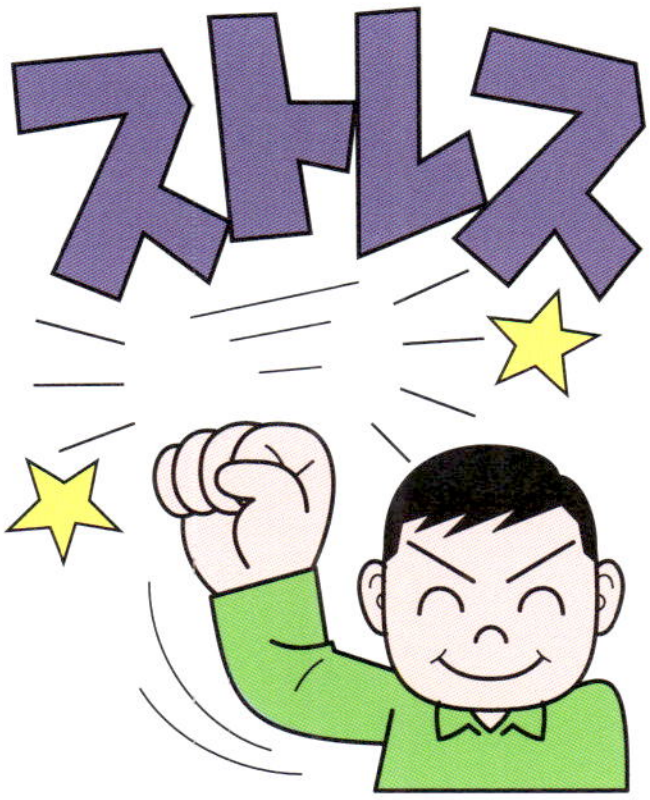

ストレス解消

タンパク質を十分にとり運動することも必要です

一方、積極的にとりたいものは、タンパク質です。

肥満がNASHの原因ですが、実はダイエットもまた、NASHの危険要素です。

ダイエットをして血液中の脂肪が減ると、皮下脂肪などから脂肪が放出されます。使われなかった脂肪は肝臓で中性脂肪に合成されます。この中性脂肪はタンパク質と結合して肝臓から出ていきます。ところが、偏ったダイエットをしてタンパク質が不足すると、中性脂肪は出ていくことができず肝臓にたまってしまうのです。

それを防ぐためにも、タンパク質はしっかりとる必要があります。肉や魚の動物性タンパク質でも、大豆などの植物性タンパク質でもかまいません。ただし、脂肪をとりすぎないよう、鶏肉ならささ身や、魚なら白身の魚などを選ぶようにしましょう。

また、脂肪を燃やすためにはビタミン類も必要です。

タンパク質とビタミン類をしっかりとると同時に「脂肪を燃やすための運動をする」「夜食を避ける」「食べたら歩く」ことに努めましょう。これがNASHを悪化させない生活の基本です。

◆肥満対策（ダイエット）が予防や改善につながります

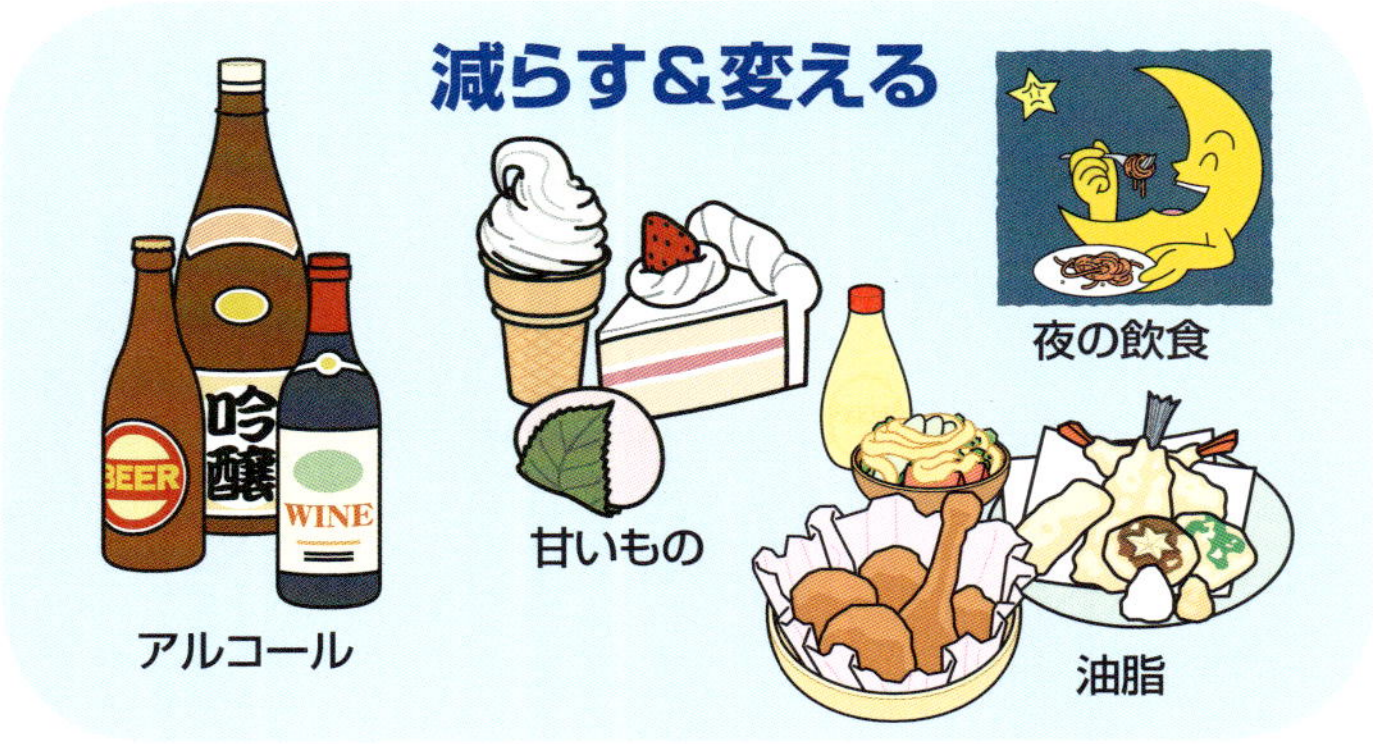

アルコールは肝臓で糖から中性脂肪が合成される働きを活発にするので減らします。甘いものと油脂のどちらも肝臓に運ばれてくると、中性脂肪に合成されます

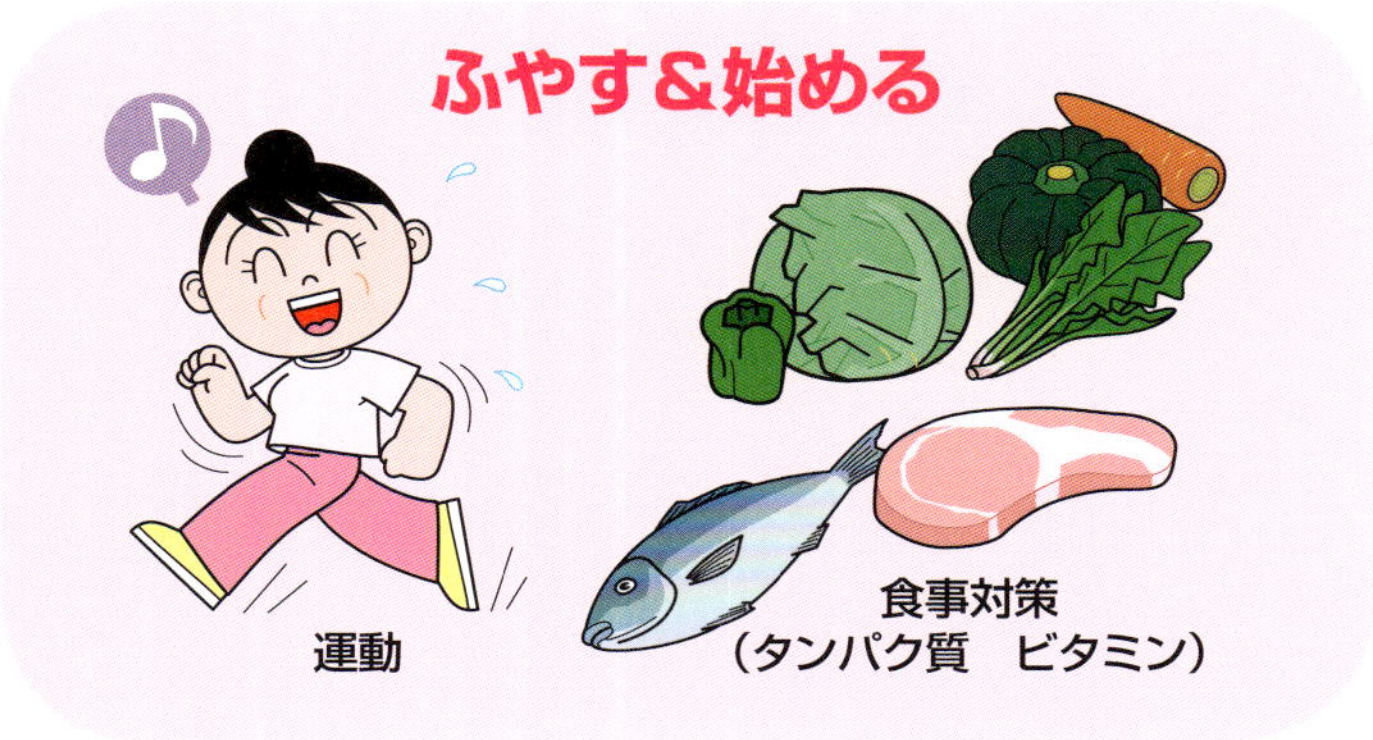

Part 2

肝臓の働きをよくし、肝障害の改善に役立つ食事法

栄養のバランスがとれた食事が肝臓を強くする決め手です

現在、肝臓病の治療の柱となっているのは、**食事療法**です。

治療というと、まっ先に思い浮かぶのは薬ですが、肝臓病にかぎっては、薬物療法が必ずしも中心にはなりません。なぜなら、薬という薬物を**代謝**（体内にとり込んだある物質をほかの物質に変化させること）するのも肝臓の役目のひとつだからです。

薬はカゼ薬であれ、胃腸薬であれ、いったん肝臓で代謝され、それが全身に運ばれて初めて薬としての効果をあらわします。しかし、肝臓に障害があるということは、すでに肝臓が弱っていて、本来の働きさえおぼつかなくなっているということです。体を維持するための栄養代謝や解毒作用だけでフーフーいっているところへ薬を送り込めば、肝臓はさらに無理を重ねなければ

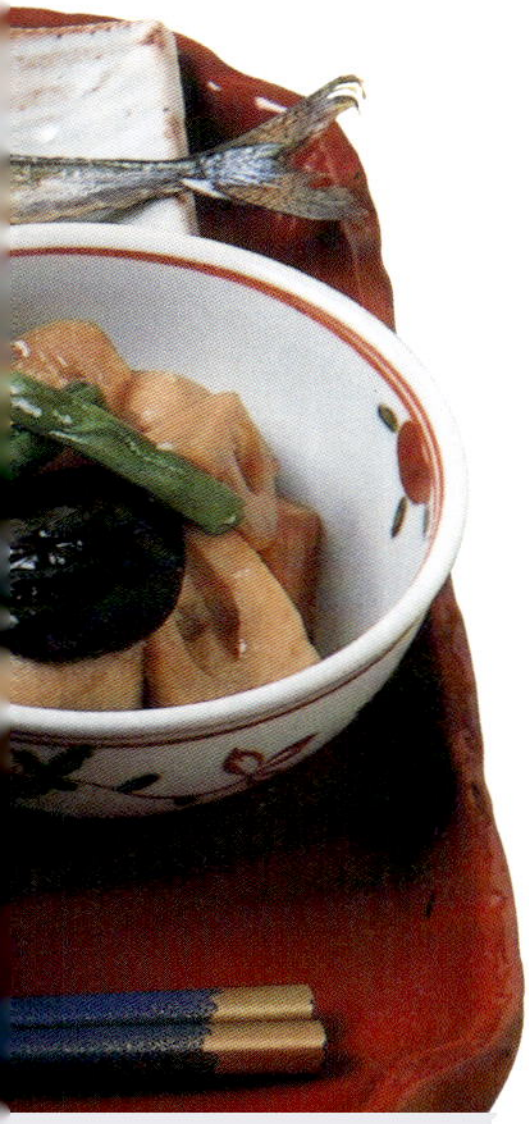

和食の献立は栄養バランスがとりやすいものです

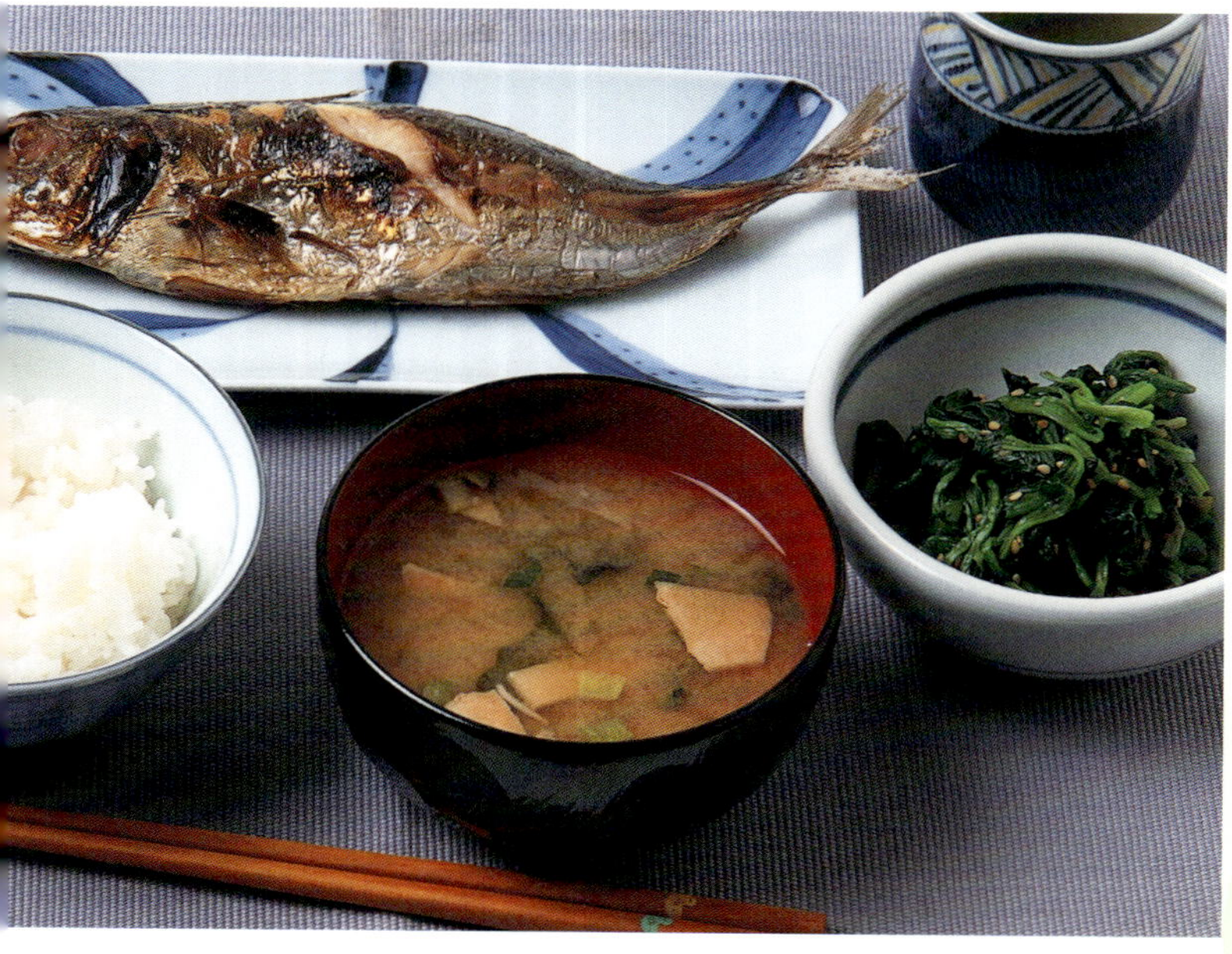

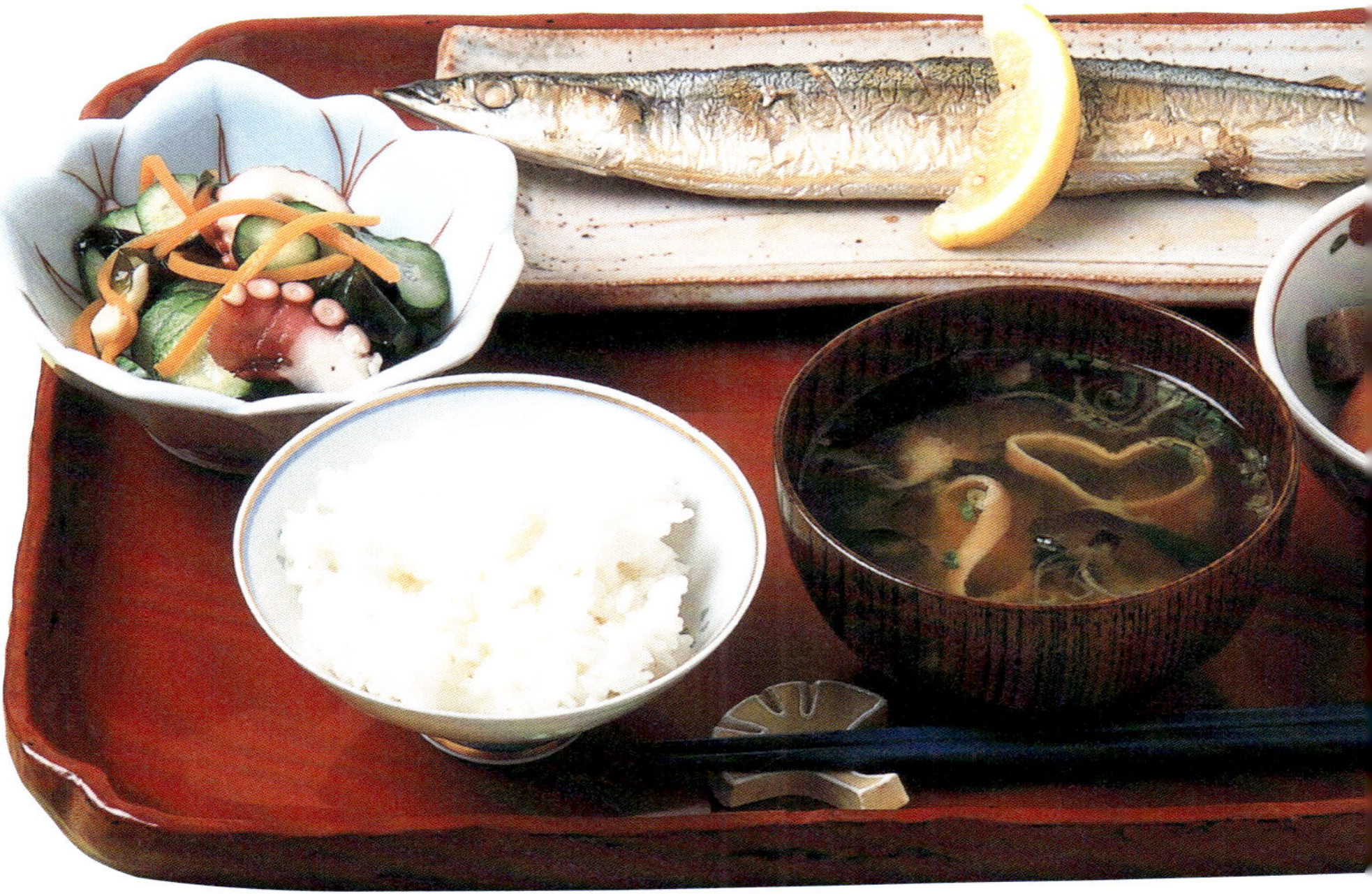

なりません。しかも、人体にとっては、薬物もいわば〝毒〟のひとつです。そんなわけで、肝臓病の場合はむやみに薬を使用できないのです。

結局、現在のところ、食事療法にまさる療法は開発されていません。この食事療法とは「高タンパク・高ビタミン・適正エネルギー」食をとることです。

つい一昔前までは、肝臓病の食事療法では「高タンパク・高エネルギー」食がすすめられていました。しかし、昨今の日本人の食生活を見ると、明らかにエネルギーのとりすぎが目立ちます。現に、肥満から脂肪肝を起こすケースもふえており、糖尿病との合併も見られます。このため最近では、高エネルギー食を心がける必要はなく、むしろ、**良質のタンパク質とビタミン類をたっぷりとり、エネルギーをとりすぎない**食生活こそが望ましいとされています。

基本的には、**栄養のバランスのとれた食事**が第一です。そして、このことは肝臓病の人のみならず、肝臓の健康を心がける人にもそのままあてはまります。栄養バランスのとれた食事については、46〜47ページをご覧ください。

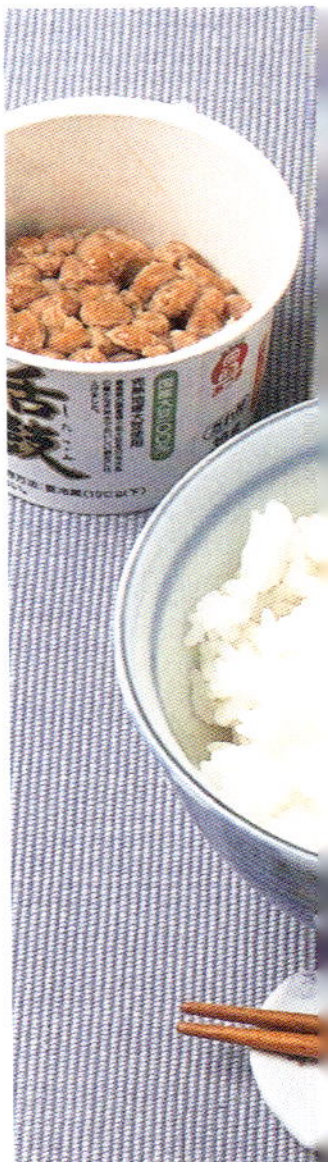

肝臓を強くするための食事に欠かせない6つのポイント

肝臓に不安がある人でも、食べるものは健康な人と変わりません。栄養バランスのとれた、ごく普通の日常の食事で十分です（48～49ページ参照）。ただ、以下にあげる6つのポイントに留意すること。それが、肝臓の働きを支え、肝機能を高める食事になります。

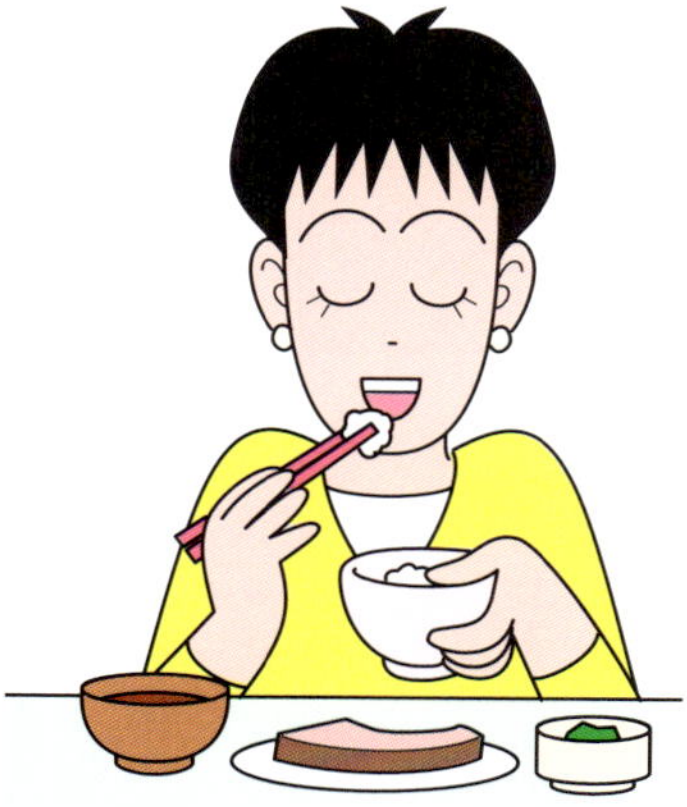

1 過不足のない適度なエネルギーをとる

食べすぎはもちろん避けますが、肝細胞の再生のためには十分なエネルギーが必要です。つまり、適正なエネルギー量をとることがたいせつなのです（詳しくは52～53ページ参照）。

なお、**脂肪肝の食事は、「高タンパク・低エネルギー・高ビタミン」が基本です。主に炭水化物を減らしてエネルギーを低めに抑え、タンパク質は十分にとり、脂質は適度にとる**ようにします。

2 タンパク質をしっかりとる

タンパク質は積極的にとるようにします。肝臓は、ほとんどがタンパク質でできており、また、肝細胞や肝細胞が働くために必要な酵素の材料もタンパク質です。肝臓が正常に機能するにはタンパク質が必要なのです。肝臓病で傷んだ肝細胞を再生させる作用をするのもタンパク質です。1日60～90gのタンパク質をとるようにします（54～56ページ参照）。

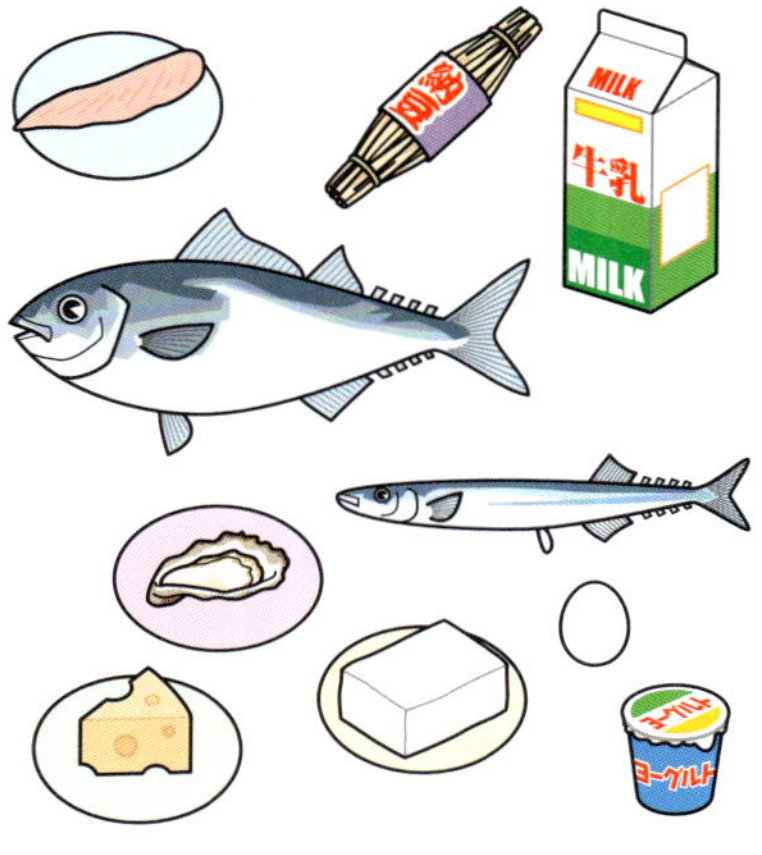

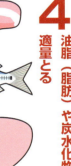

3 ビタミン類をたっぷりとる

肝臓には、ビタミンを蓄えておく働きがあります。また新たにビタミンを合成する働きもあります。しかし、肝臓の機能が低下すると、こうした貯蔵能力や合成する働きが落ち、ビタミンが欠乏しやすくなります。また、肝臓病によって傷んだ肝細胞の修復にも、タンパク質とともにビタミンが欠かせません。そこで、各種ビタミンをたっぷり補うことが必要です（60～62ページ参照）。

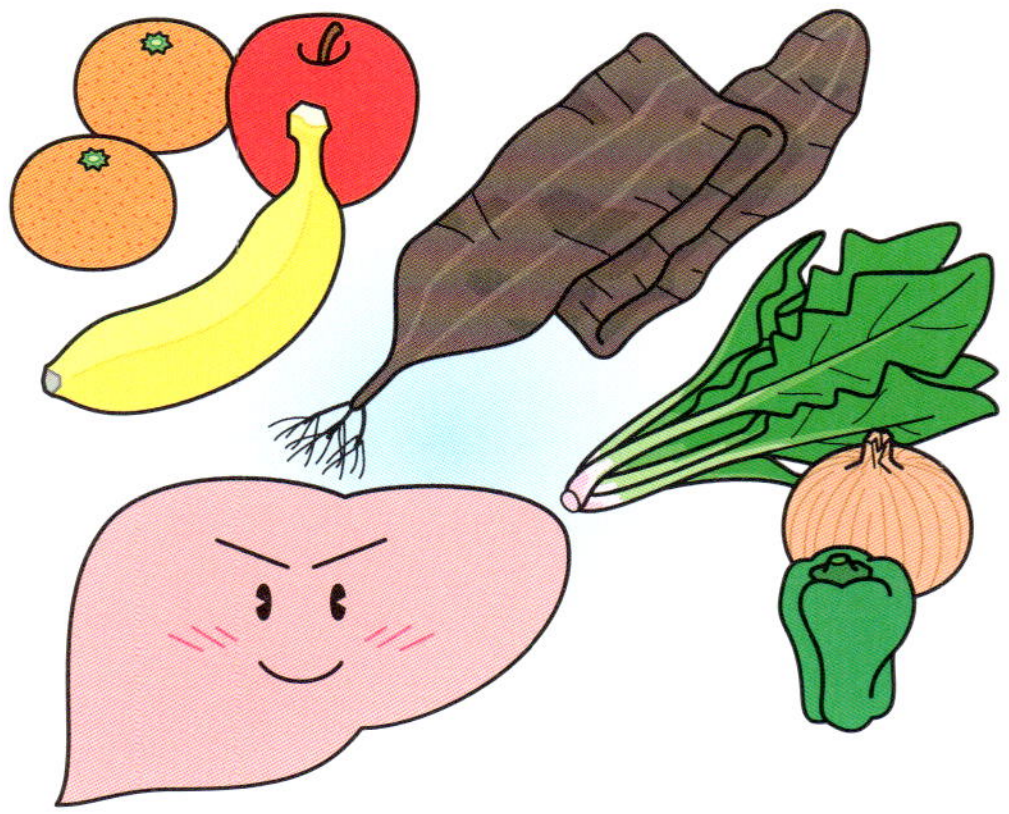

4 油脂（脂肪）や炭水化物は適量とる

脂肪や炭水化物のとりすぎは脂肪肝の原因になるだけでなく、肝臓に負担をかけます。適量を心がけましょう。**甘いものはできるだけ控える**ようにします。

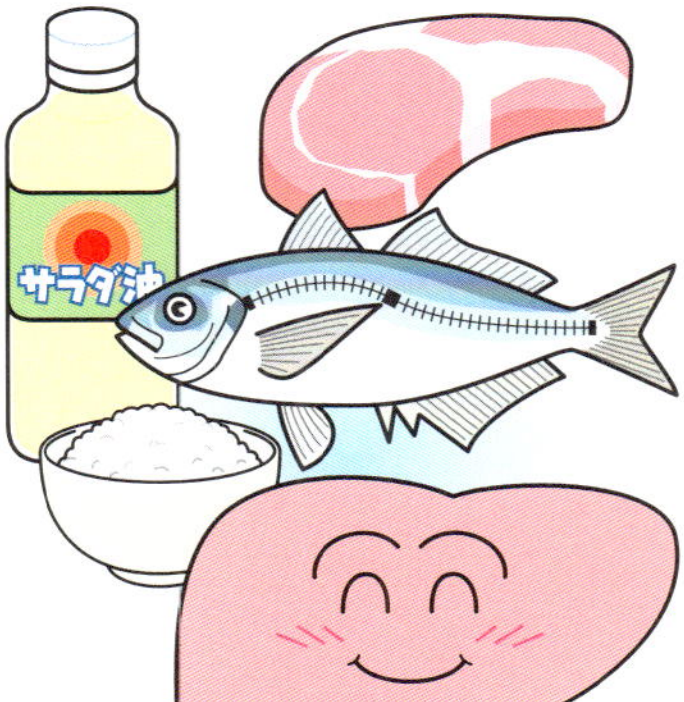

5 食物繊維をたっぷりとる

便秘は肝臓に負担をかけます。食物繊維は便秘解消に大きな効果があります（72～73ページ参照）。

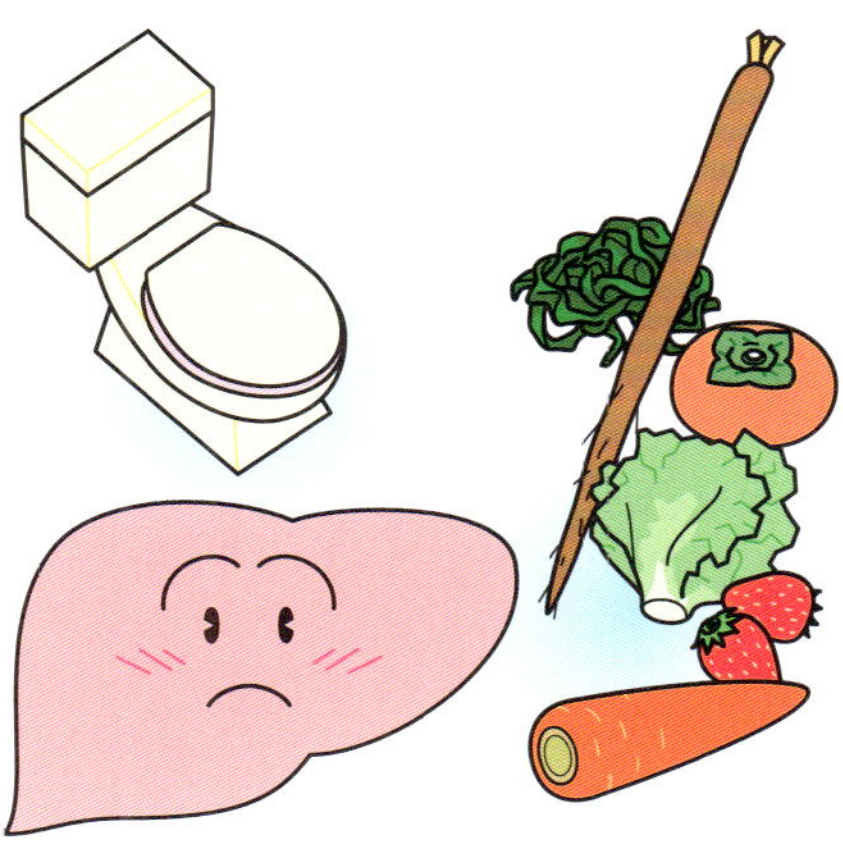

6 食事は規則正しく朝・昼・晩に分けてとる

規則的な食事が肝臓の負担を軽くします（80～81ページ参照）。

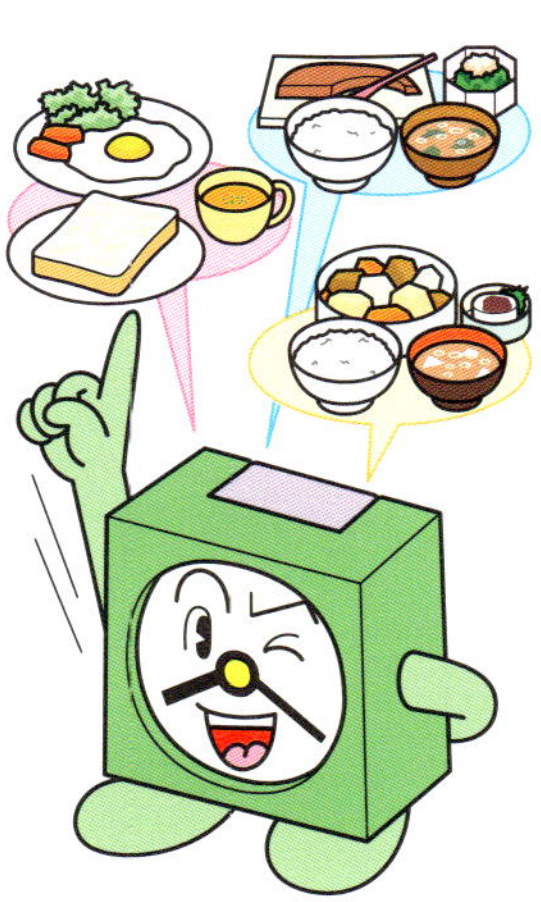

栄養のバランスのよい食事とは、3大栄養素を適切な配分でとることです

「栄養バランスのよい」食事とは、3大栄養素である炭水化物、タンパク質、脂肪を、適切な配分でとる食事のことです。一般には、総摂取エネルギー量の60％を炭水化物、15～20％をタンパク質、20～25％を脂肪からとるのが適切とされています。

これら3大栄養素に加えて、栄養代謝の潤滑油となり、体の調子をととのえる働きをするビタミン・ミネラルの補給も欠かせません。

◆栄養素にはこの5種類があります

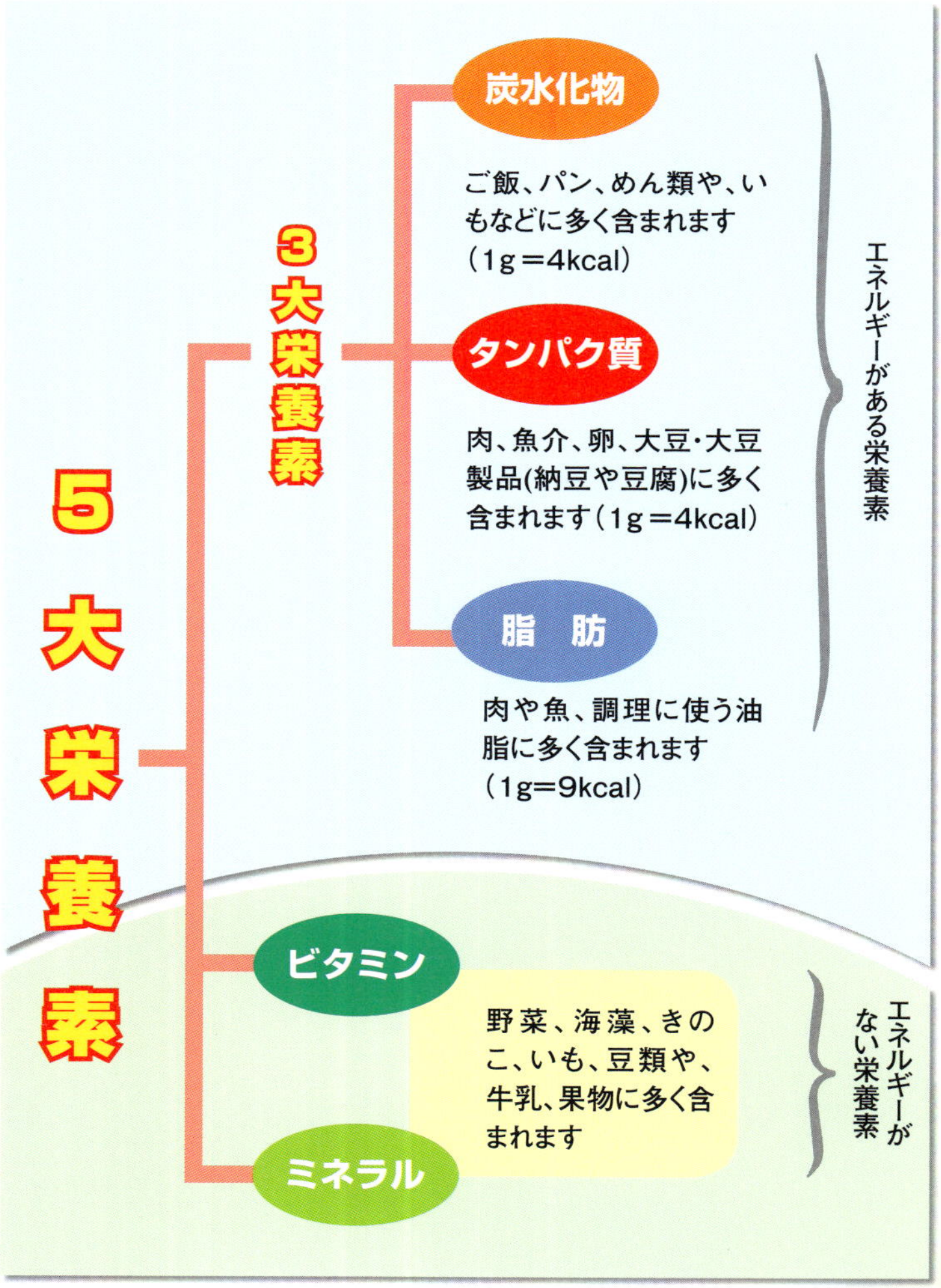

5大栄養素
3大栄養素
炭水化物
ご飯、パン、めん類や、いもなどに多く含まれます（1g＝4kcal）
タンパク質
肉、魚介、卵、大豆・大豆製品(納豆や豆腐)に多く含まれます（1g＝4kcal）
脂　肪
肉や魚、調理に使う油脂に多く含まれます（1g=9kcal）
エネルギーがある栄養素
ビタミン
ミネラル
野菜、海藻、きのこ、いも、豆類や、牛乳、果物に多く含まれます
エネルギーがない栄養素

◆どの栄養素が欠けても栄養の歯車はうまく回りません

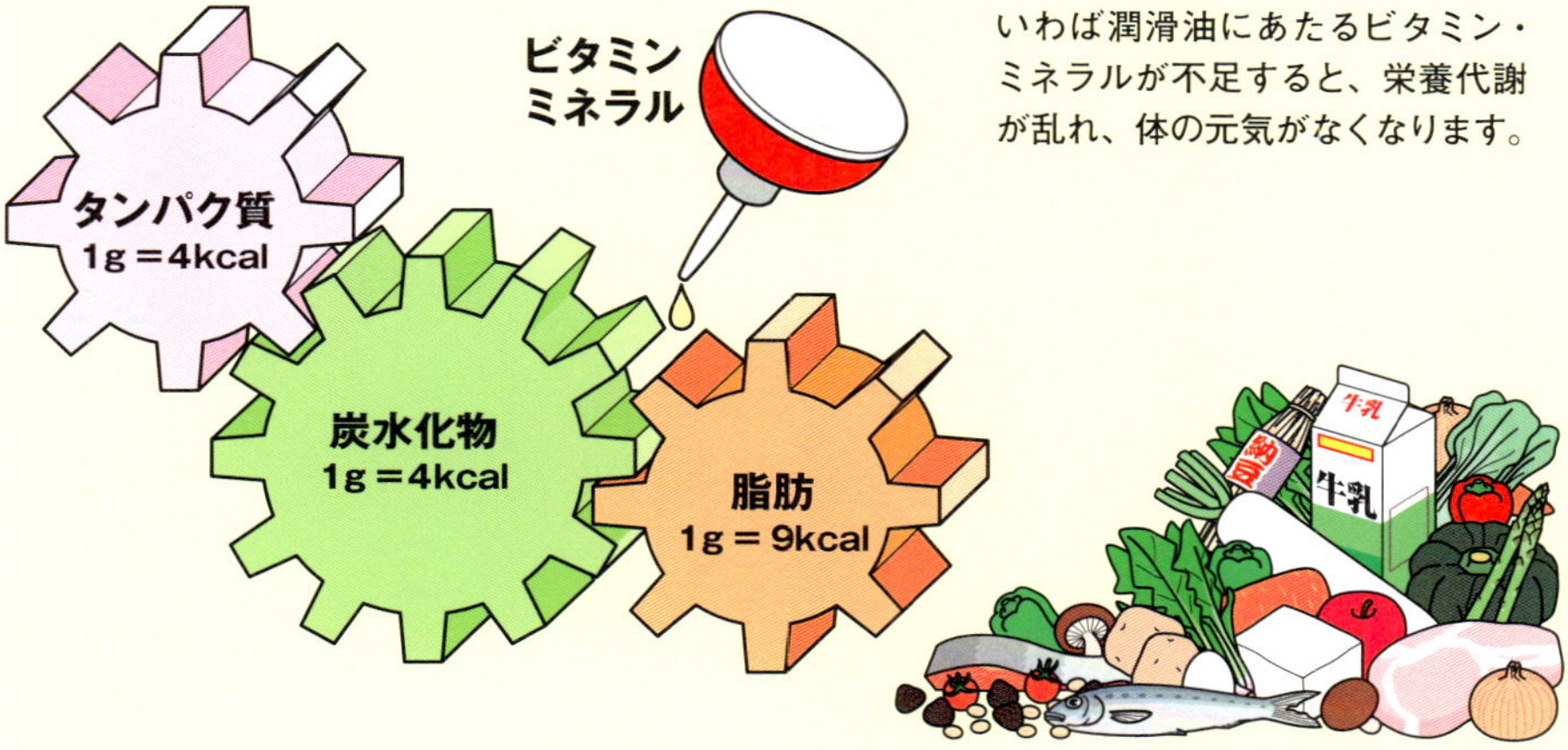

炭水化物、タンパク質、脂肪の3大栄養素を十分にとっていても、いわば潤滑油にあたるビタミン・ミネラルが不足すると、栄養代謝が乱れ、体の元気がなくなります。

◆3大栄養素をこのエネルギー比率でとるのが栄養バランスのとれた食事です

3大栄養素を左のグラフに示した配分でとると、栄養バランスがよくなります。

たとえば指示エネルギーが1600kcalの人の場合、炭水化物60%、タンパク質18%、脂肪22%といった比率で配分すると、摂取エネルギーと、各栄養素そのものの重さは下の帯グラフのようになります。

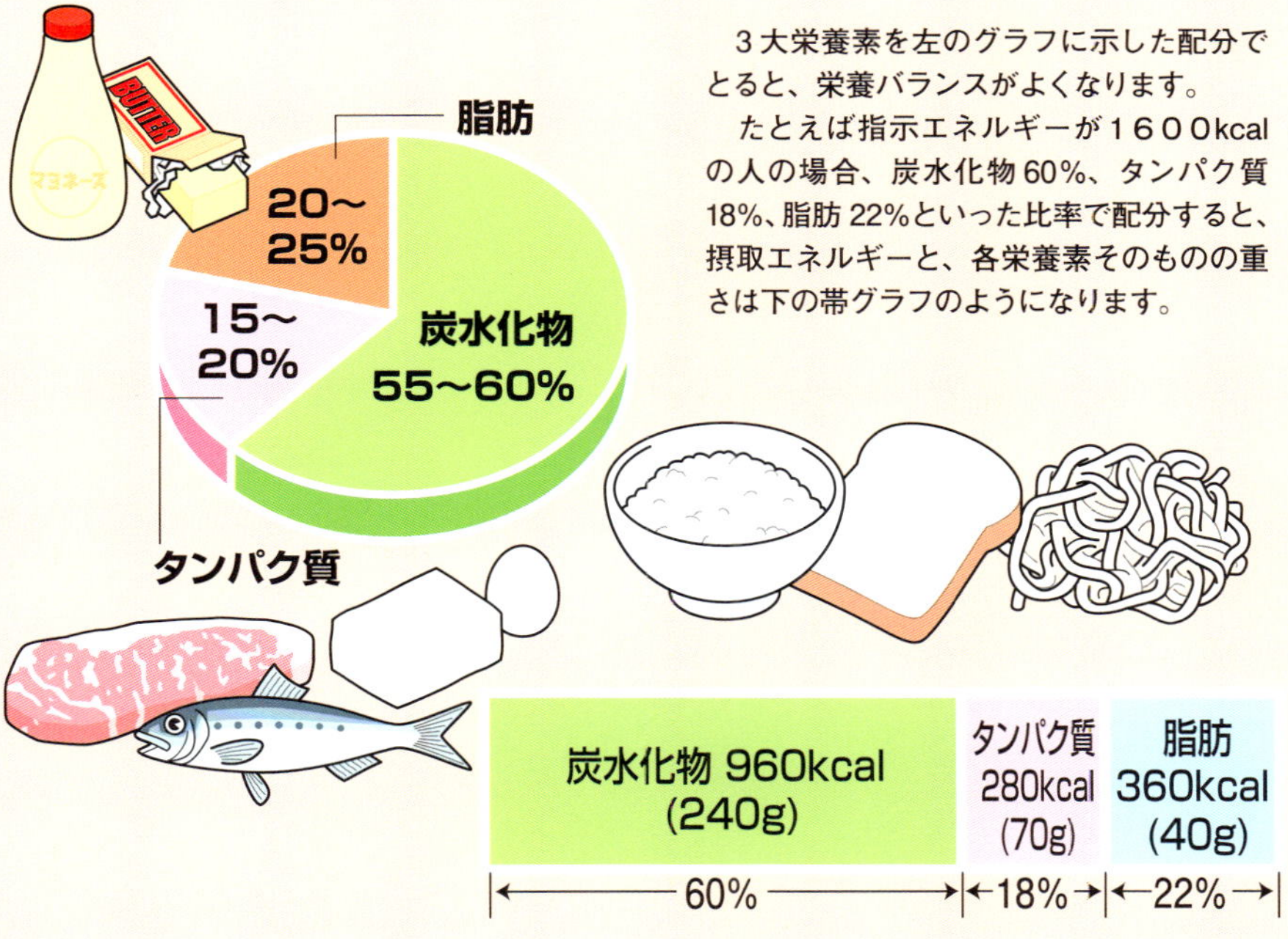

栄養バランスのよい食事にするコツは、主食・主菜・副菜のそろった献立にすることです

前項の説明は、あくまで原理原則です。実際に栄養素のバランスをとるのはおおまかでかまいません。

46ページの図でわかるように、身近な食品は栄養面から、炭水化物食品、タンパク質食品、脂肪食品、それにビタミン・ミネラル食品に大別できます。そこで、栄養のバランスがとれた献立にする簡単なコツは、まずこれらの食品をそろえやすい「**主食・主菜・副菜**」の組み合わせにすることです。

次に、毎日できるだけ**多種類の食品（食材）**を、**少量ずつ使う**ように心がけることです。食品は、種類によって含まれている栄養素が違うため、多種類の食品を少量ずつ食べれば、それぞれの食品に含まれるさまざまな栄養素が補い合って、結果的に栄養素のバランスがよくなるのです。

このため、さらに「**もう一品**」や「**汁物**」などを組み合わせると食品の種類数がふえて、いっそう栄養バランスがとりやすくなります。

こうした食事を毎食とるようにし、間食やデザートとして**適量の果物や牛乳・乳製品**を加えるようにします。

汁物

みそ汁やすまし汁、スープ類

塩分のとりすぎにならないように、みそ汁やスープは1日に1杯程度にしましょう。多種類の食材をとるためにも、いろいろな具を入れるようにします。ただ、けんちん汁や豚汁など具だくさんの汁物は、副菜として考えてもかまいません。

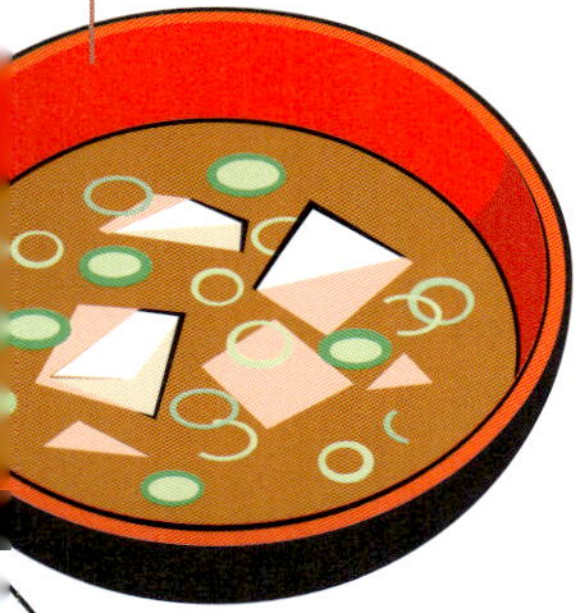

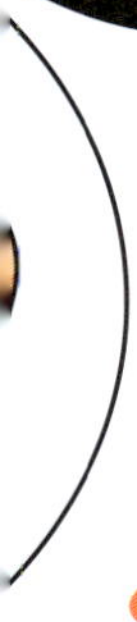

その他

牛乳や果物など、主にビタミンや、カルシウム、カリウムなどのミネラル、食物繊維の供給源になるもの。乳製品や果物は1日に1回を目安に、献立に組み入れるようにします。

副菜

野菜を主材料に使った脇役のおかず。豆やいも、きのこ、海藻などが主材料になることもある。主にビタミンやミネラル、食物繊維の供給源

肝臓病の人はビタミンやミネラルの貯蔵・合成能力が低下しているので、毎食、野菜を生の重量で120〜150g(1日の合計で400g以上)と、それに、きのこや海藻、こんにゃくを好みの分量使った副菜をとるようにしましょう。もし、「もう一品」を加えるなら、副菜ともう一品とを合わせてこの分量になるようにします。

もう一品

副菜の材料の分量が100gに満たないときや、「主食・主菜・副菜」だけではもの足りないときにつけ加える、いわば副々菜。不足しがちな野菜、きのこ、海藻を補い、献立に変化をつける小鉢的なおかず

これを添えることで、献立が充実し栄養バランスもさらにアップします。

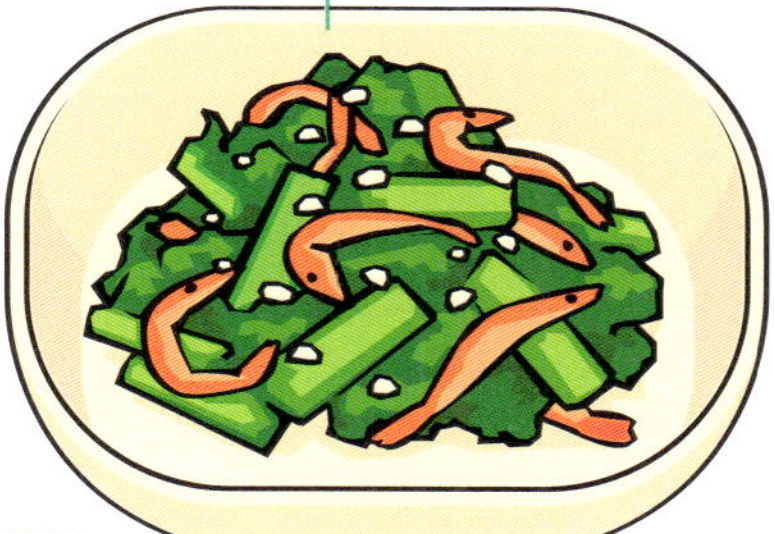

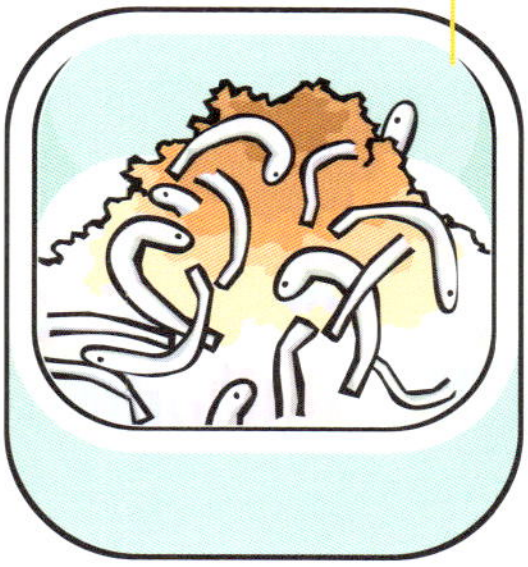

主食

ご飯、パン、めんなど。主に炭水化物(デンプン)の供給源

炭水化物が不足するとタンパク質がエネルギー源となり、代謝の過程でアンモニアが発生して肝臓に負担がかかるため、毎食、とるようにします。

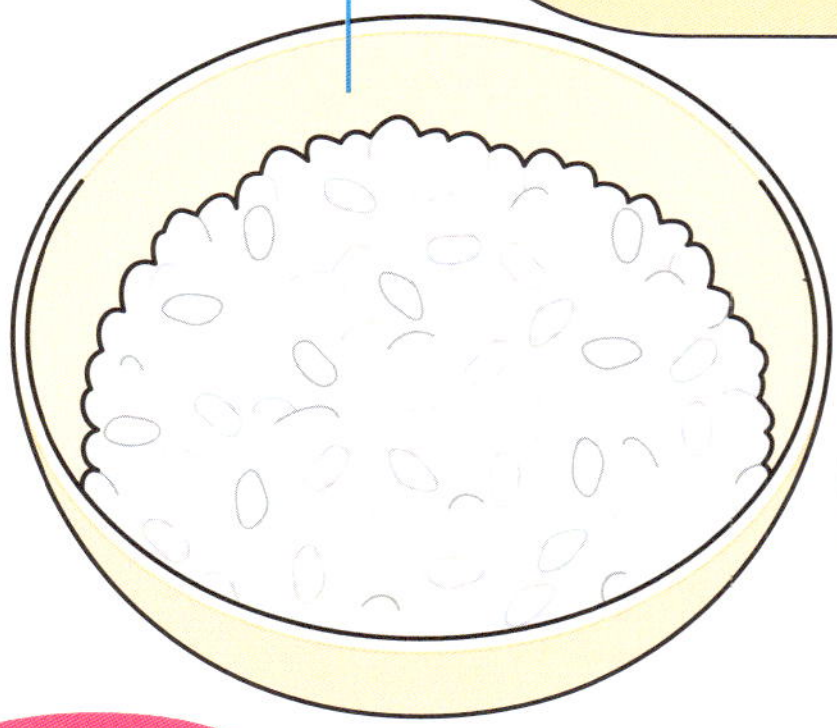

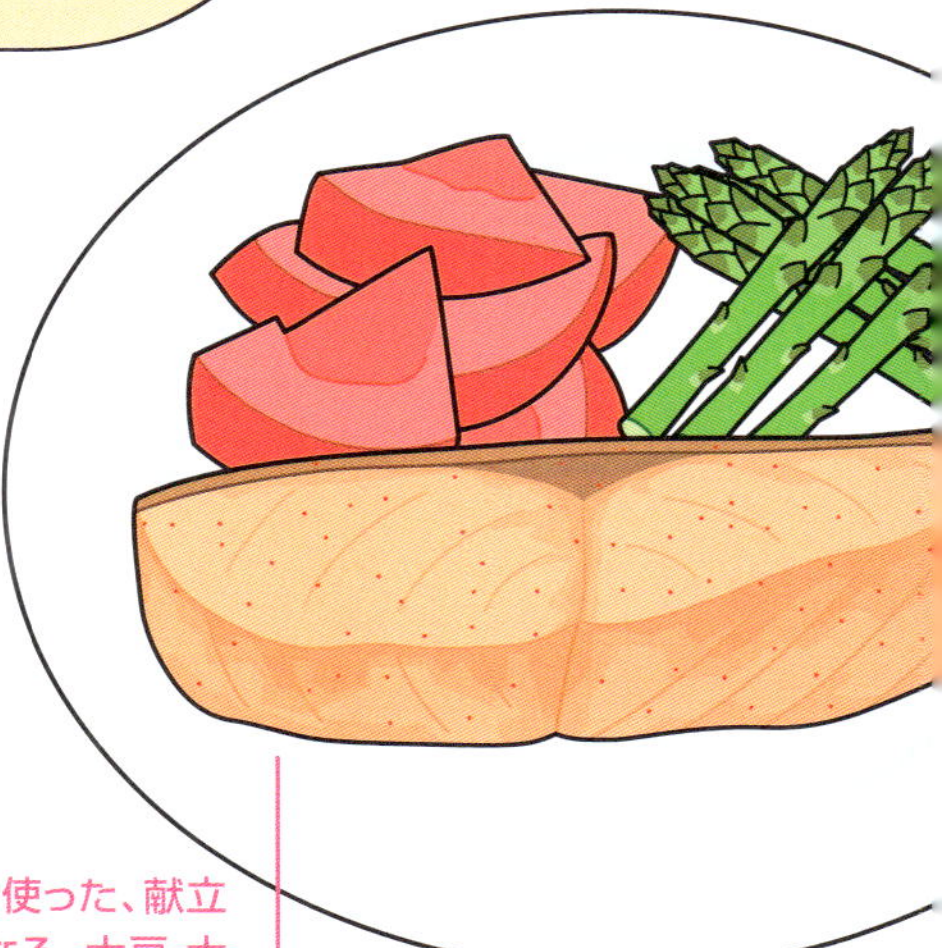

主菜

主な材料として、肉や魚介類、卵、大豆・大豆製品を使った、献立の中心になるおかず。主にタンパク質の供給源になる。大豆・大豆製品はタンパク質が多いので、主菜の材料として考える

肝臓病の人は肝臓の機能が低下しているので、消化吸収がよく脂肪の少ない材料を選びましょう。1食あたりの主材料の生の重量は60〜100gが適量。1食で主材料を2種類以上使う場合は、それぞれの分量を減らして合計が60〜100g程度になるように調整します。

主食・主菜・副菜の献立で、いっそう栄養バランスをよくするコツ

実際に1日3食の献立を立てるときには、次のようなコツを念頭に置きましょう。いっそう栄養のバランスがとりやすくなります。

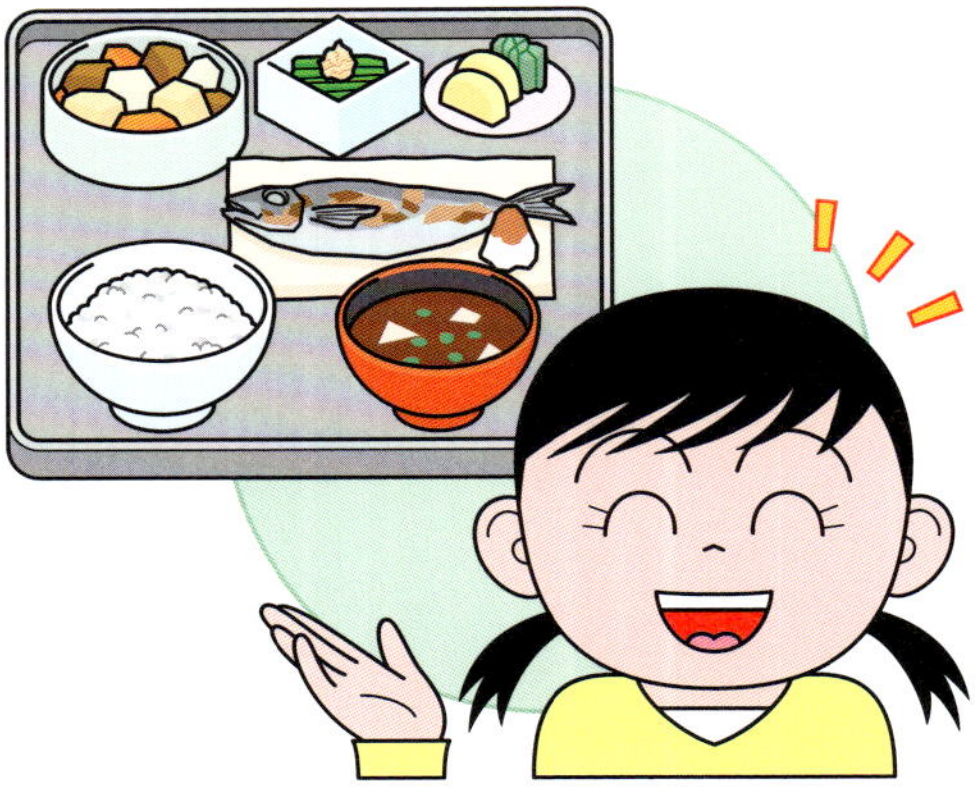

1 和食献立を多くする

和食献立は、ご飯を主食に、魚介や野菜、豆、いもなどをおかずにするため、多種類の食材をまんべんなく少量とるうえでうってつけ。そのうえ、洋風や中国料理にくらべて一般的に油脂の使用量が少なめです。塩分が多くならないように注意して、和食献立を多くします。

2 主食は適量をとる

自分の食事量に見合った適量をとることがたいせつです（78～79ページ参照）。ご飯であれば定量を茶碗1杯に盛り、おかわりは控えるようにします。

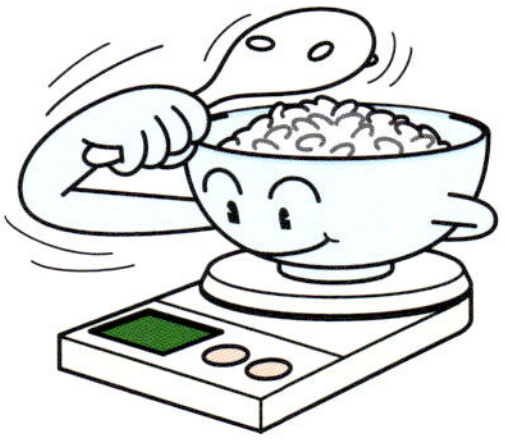

3 主菜の主材料は毎食変える

主菜の主材料は日によって変えると同時に、1日3食の中で肉や魚、卵、大豆製品をまんべんなく組み合わせるようにしましょう。その際、3食中1食は、大豆や大豆製品（納豆や豆腐）など植物性の食品でとるか加えるようにし、残り2食を、魚介や肉、卵など動物性タンパク質食品でとるようにすることも大事です。調理に使う油は控えめにします。

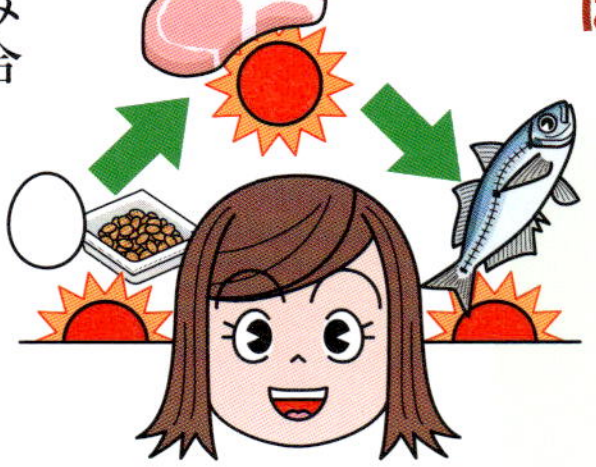

4 副菜には多種類の野菜を使う

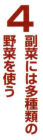

さまざまな野菜、海藻、きのこ、こんにゃくを3～4種類以上組み合わせて毎食とるようにしましょう。野菜の半分くらいは※**緑黄色野菜**にします。サラダだけでなく、煮物や炒め物、おひたし、酢の物などいろいろな調理方法で積極的に食べるようにします。

※野菜には、大根、玉ねぎ、キャベツなどの色の薄い淡色野菜と、ほうれんそうやピーマン、にんじんなどの色の濃い緑黄色野菜とがあります。淡色野菜は主にビタミンCを多く含み、緑黄色野菜にはβ - カロテンなどが豊富に含まれています。

5 いも・豆（大豆以外）を材料に使った料理は1日に1回

いもや豆（大豆以外）は炭水化物を多く含み、野菜よりエネルギーが高いので野菜と区別して食べるようにします。ポテトサラダや里いもの煮つけなどは野菜料理ではなく〝いも料理〟と考え、同様に、煮豆なども〝豆料理〟と考えるようにします。いもや豆（大豆以外）を主材料にした料理をとるのは1日1回にします。

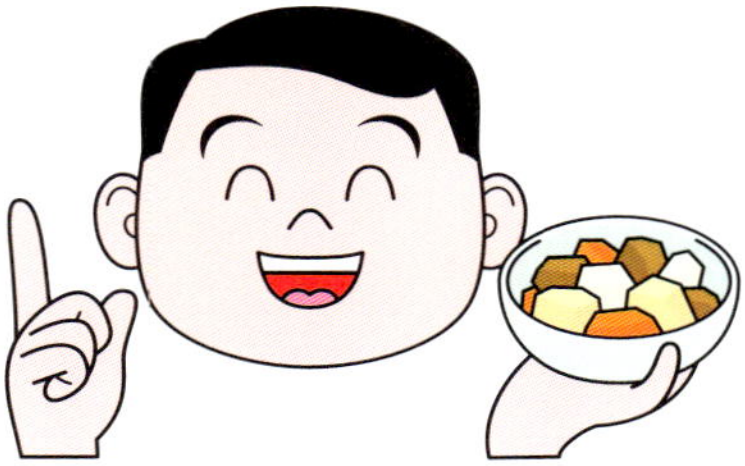

6 「もう一品」を追加するときのポイント

材料は野菜（特に葉菜）やきのこ、海藻、こんにゃくなど低エネルギーのものを使い、調理も油を控え、調味は低塩を心がけます。

7 1食につき油を使った料理は1品だけにする

揚げ物、炒め物、サラダ（油を使ったドレッシングやマヨネーズをかけたもの）など、油を使った料理は1品だけにします。たとえば、主菜を炒め物にするなら、副菜は煮物やあえ物にする、といったように。

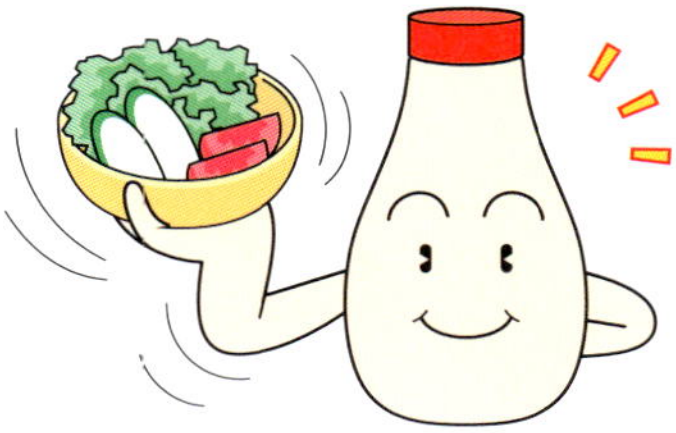

◆1食あたりの主食、主菜、副菜のおおまかな配分

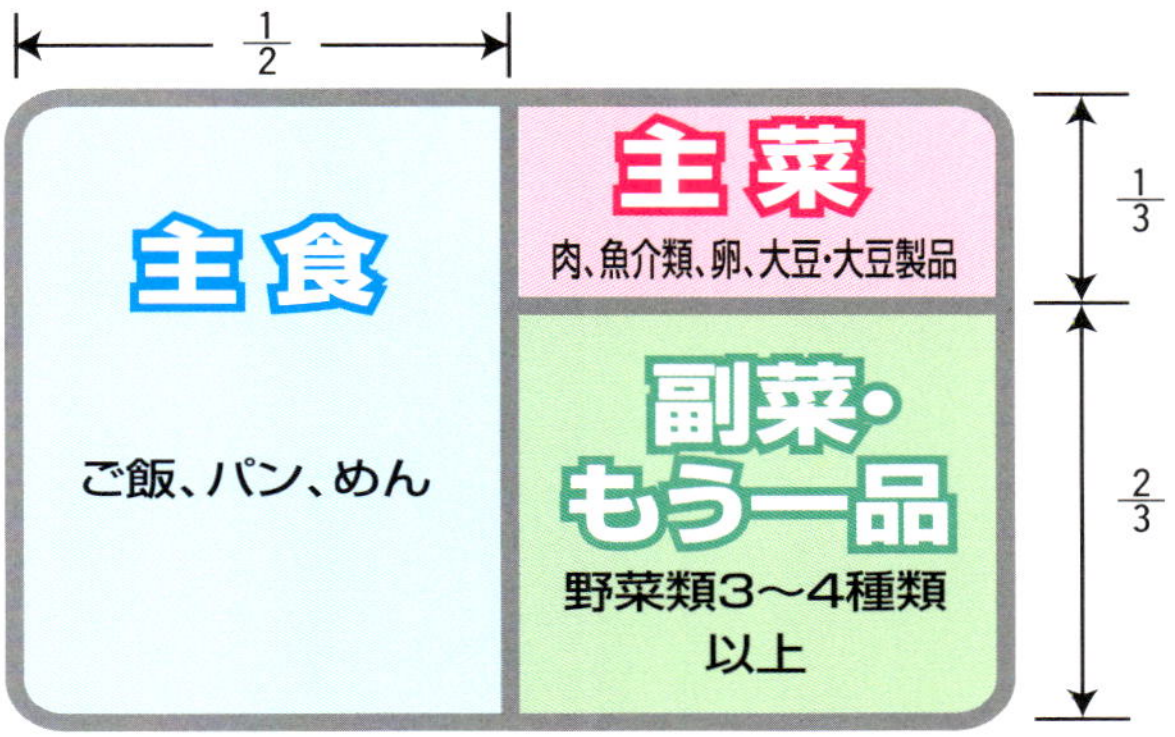

主食、主菜、副菜の量のおおまかな配分の目安として、食べる量の半分以上を主食に、残りの$\frac{1}{3}$を主菜に、残りを野菜類のおかず、つまり副菜やもう一品に割り振ります

肝臓をいたわるために、自分にとって適正なエネルギーをとりましょう

食事からとるエネルギーが不足すると、体はそれを補おうと肝臓や筋肉に蓄えられたグリコーゲンや、体をつくっているタンパク質を分解して利用しようとします。これでは、傷んだ肝臓を回復させる妨げになりかねません。

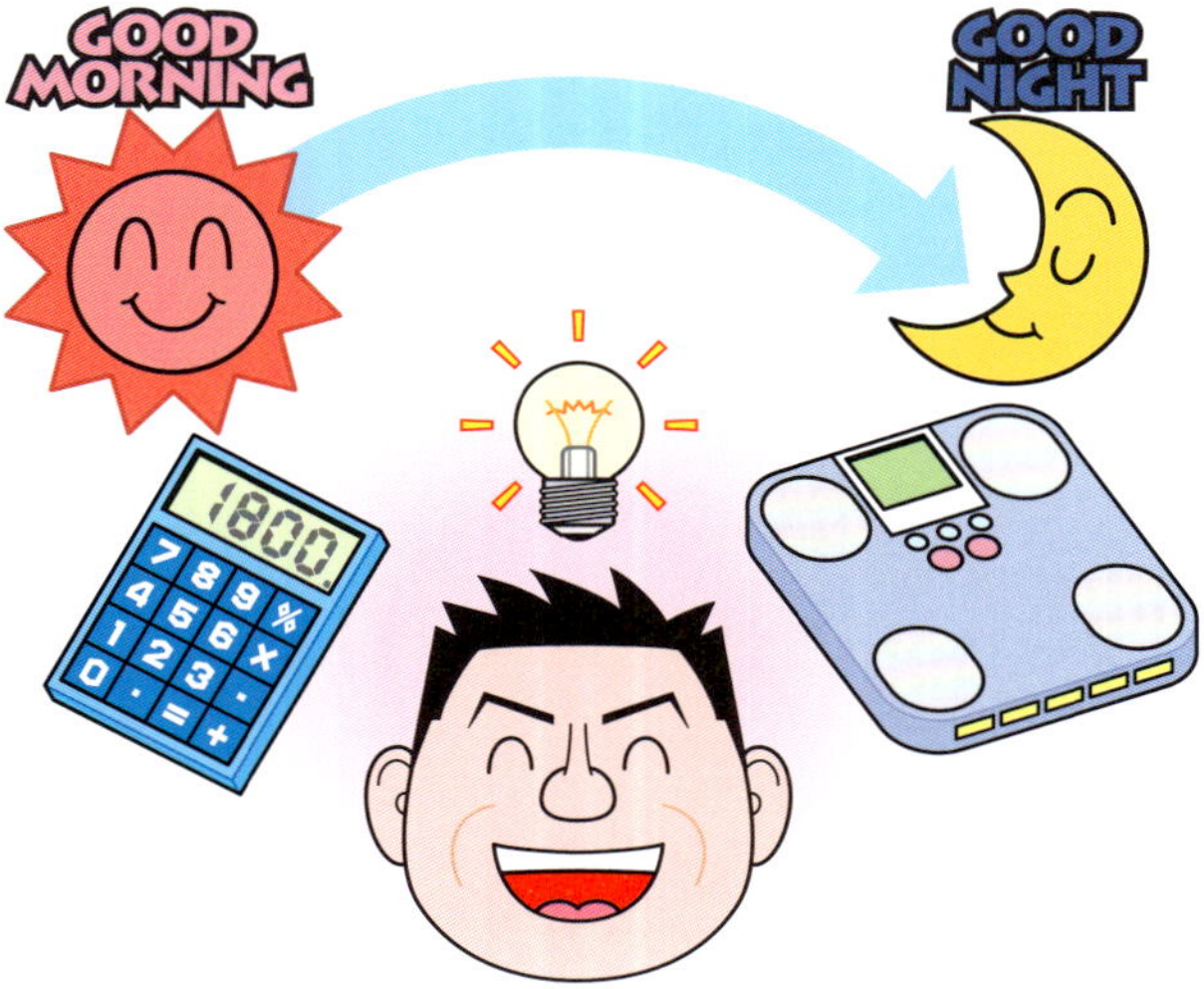

　そこで、最新の肝臓病の食事療法では、**過不足のない、適正なエネルギー量を摂取することが**重要視されています。肝臓病の場合の適正なエネルギー量は、病態や病状の程度によって患者さんごとに異なります。医師や栄養士の指示をあおぐようにしましょう。

　目安としてなら、「**1日に必要なエネルギー**」量を利用するのが便利です。これは、左の計算法で簡単に算出できます。

　この計算式に使われる標準体重は、BMI（Body Mass Index ＝体格指数）という指標を使った方法で算出するのが一般的です。

　健康な人の場合、標準体重1kgあたりの1日に必要なエネルギー量は、活動量の程度によって違います。デスクワークなどの軽作業の場合は通常25〜30kcalを目安にします。

　たとえば、体重60kgの人なら、1日あたり1500〜1800kcalの食事量に抑えるようにするのです。

　ただ、**標準体重を維持できる量が適正なエネルギー量ともいえるので、体重の変化を見ながら、1日に必要なエネルギー量を加減**します。

適正な食事量を算出するための計算法

●1日に必要なエネルギーを算出するための計算法

1日に必要なエネルギー量(kcal) ＝ 標準体重(kg) × 標準体重1kgあたりに必要なエネルギー量(kcal)

●標準体重を算出するための計算法

標準体重(kg) ＝ 身長(m) × 身長(m) × 22

22は、統計上最も脂肪発生率が低く、死亡率が低いとされるBMI（ボディ・マス・インデックス）

［例］
身長158cmの人の標準体重＝1.58 × 1.58 × 22 ＝ 54.9kg

●健康な人の標準体重1kgあたりの1日に必要なエネルギー量の目安

身体活動レベル「低い」活動量が少ない場合や安静にしている人
……………………………………………… **25～30 kcal**
身体活動レベル「ふつう」ふつうに仕事をしている人 …… **30～35 kcal**
身体活動レベル「高い」活動量が多い人 ………………… **35 kcal～**

●肝臓病の人の標準体重1kgあたりの1日に必要なエネルギー量の目安

脂肪肝の人は…………………………………… **20～30 kcal**
それ以外の肝臓病の人は……………………… **30 kcal～**

『すぐわかる肝蔵病と肝臓強化法』（主婦の友社編・2017年刊）をもとに作成

肝臓を健康に保つには、良質なタンパク質を1日に60〜90gとるようにします

タンパク質は肝機能を高めるために欠かせない栄養素です

体の筋肉や血液をつくる栄養素が**タンパク質**です。生命を維持し健康を保つのに必要な酵素の主成分もタンパク質です。肝臓は2000種類以上の酵素の作用によって働いているため、タンパク質が不足すると肝機能が低下します。また、ウイルスによって傷んだ肝細胞は、その再生にタンパク質が欠かせませんし、ウイルスと闘う白血球や免疫物質などは、いずれもタンパク質が主成分です。タンパク質は、肝細胞の働きを高め、傷んだ肝臓を修復するうえで、なくてはならない重要な栄養素です。

また、中性脂肪はタンパク質と結合して肝臓から出ていきますが、タンパク質が不足すると中性脂肪が出ていきにくくなり、その結果、肝臓に中性脂肪がたまって、脂肪肝につながりやすくなります。

とはいえ、食事で極端にタンパク質をとりすぎると、脂肪肝や肥満を招きやすくなります。肝機能が低下しているときに、タンパク質の多すぎる食事をとりつづけると、思考力がなくなったり意識不明に陥ったりする**肝性脳症**という病気になることがあります。

つまり、タンパク質を大量にとることがかえって肝臓に負担をかけることがあるのです。適量であることがたいせつです。

厚生労働省の「日本人の食事摂取基準（2015年版）」では、健康な成人男性のタンパク質（摂取）の推奨量を1日60gとしています。また、肝臓病の患者さんは1日に体重1kgあたり1〜1.5gのタンパク質をとることが望ましいとされています。**標準体重60kgの人であれば1日に60〜90gの摂取が目安**になります。

良質なタンパク質を含んだ食品を上手に選んでとるようにします

肝臓の細胞が正常に働くためには、**良質のタンパク質**が必要です。

タンパク質は約20種類のアミノ酸でできています。その中には人間の体内で合成できないアミノ酸があり、それは栄養分として食物からとるしかありません。このようなアミノ酸のことを**必須アミノ酸**といい、9種類あります。この9種類のすべてが適切な割合で十分な分量でそろったタンパク質が良質のタンパク質です。

私たちが食品からタンパク質をとると、胃や腸で消化されてアミノ酸にまで分解され、そのアミノ酸が吸収されて再び人間の体に使われるタンパク質に合成されます。このとき、良質のタンパク質は、体内でむだなく利用されます。

良質なタンパク質をとるには、**アミノ酸スコア**のよい食材を選ぶようにします。アミノ酸スコアとはタンパク質の質をあらわす指標で、アミノ酸スコアが満点を意味する100の食品はすべての必須アミノ酸を必要量含んでいます。その代表は、魚介、肉、卵、牛乳や乳製品など動物性食品です。

ただし、肉については、肝臓をいたわるために、脂肪分の少ない部位を選んで利用することがたいせつなポイントになります。

アミノ酸スコアは、いわば“桶”です

必須アミノ酸の９種類とは、イソロイシン、ロイシン、リジン、メチオニン、フェニルアラニン、スレオニン、トリプトファン、バリン、ヒスチジンです。これらの必須アミノ酸が体の中に入ってこないと、タンパク質の代謝がうまくいかなくなって体内のタンパク質が壊れてしまいます。

アミノ酸スコアは、食品中のこれら９種類の必須アミノ酸の充足割合を示しており、最も低い（不足している）必須アミノ酸の数値であらわします。これは、アミノ酸全体の働きは最も低いアミノ酸のレベルに制限されるからです。

このアミノ酸スコアの考え方は、よく桶のたとえで説明されます。桶を形づくる９枚の板が、９種類の必須アミノ酸にたとえられ、その板の長さがそれぞれのアミノ酸の量を意味します。そして、その桶にたくわえられるのが、私たちの体が利用できるタンパク質の量にあたります。

アミノ酸スコア100の良質なタンパク質は９枚すべての板の長さが100で、私たちの体は、そのふちいっぱいまで、つまり効率よくタンパク質を利用できます。ところが、必須アミノ酸の板が１枚でも短いと、いくら満杯にしようとしてもほかのアミノ酸は有効利用されずそこから流れ出てしまいます。その短い板の長さまでしかタンパク質は利用されないのです。短い板の長さを60とすれば、アミノ酸全体で60しか働けないわけです。つまり､最も短い板の長さ(この場合は60）がアミノ酸スコアになります。

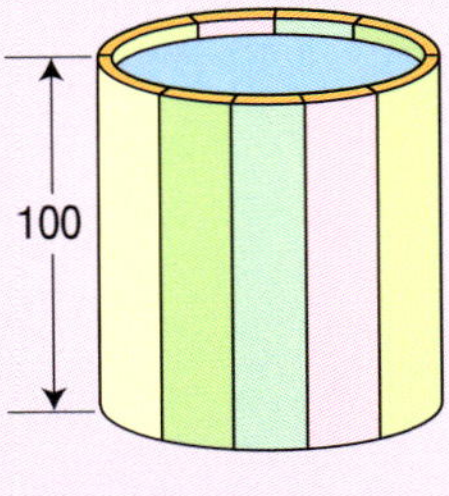

理想的なタンパク質の桶

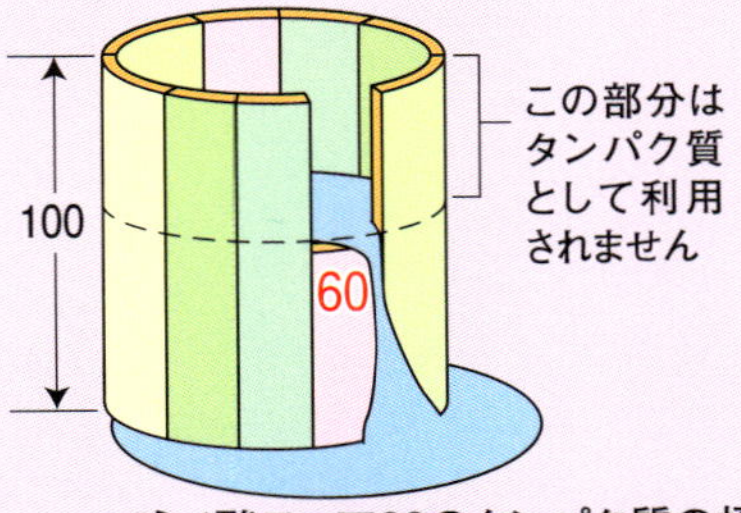

アミノ酸スコア60のタンパク質の桶

動物性と植物性の両方のタンパク質をバランスよくとりましょう

植物性食品に含まれるタンパク質のほとんどは、必須アミノ酸のバランスがよくありません。しかし、**大豆とその製品**（豆腐や納豆など）だけは例外で、アミノ酸スコアは100に近いため、良質のタンパク質を含んだ食品といえます。

ただし、アミノ酸スコアが100の食品だけを選べば、ことたれりというわけではありません。100以下の食品も組み合わせてとるようにしましょう。また、動物性タンパク質食品と植物性タンパク質食品とでは、タンパク質を構成しているアミノ酸の種類が違うため、それぞれを配分よくとることもたいせつです。

以上のようにすれば、不足するアミノ酸を補い合っていっそうバランスがとれます。

なお、**肝臓病の人は、1日に必要なタンパク質の半分を、動物性食品からとるようにします。**

◆動物性タンパク質を多く含む食品

食品名	目安量	タンパク質量
とびうお	1尾（正味 120 g）	25.2 g
さんま	1尾（正味 130 g）	16.9 g
鮭（紅鮭）	1切れ（100 g）	22.5 g
まぐろ（くろまぐろ・赤身）	1人分刺し身（80 g）	21.1 g
うなぎかば焼き	1人分・1串（90 g）	20.7 g
かつお（春獲り）	1人分刺し身（80 g）	20.6 g
いか（するめいか・内臓除去）	中 1/2 ぱい（110 g）	19.7 g
たい（まだい・養殖）	1切れ（90 g）	19.5 g
ぶり	1切れ（90 g）	19.3 g
鶏ささ身	2本（80 g）	18.4 g
豚ヒレ肉（大型種）	1人分（80 g）	17.8 g
鶏胸肉（皮なし）	1人分（80 g）	18.6 g
たこ（まだこ・ゆで）	1人分（80 g）	17.4 g

「日本食品標準成分表 2015 年版（七訂）」より作成

◆植物性タンパク質を多く含む食品

食品名	目安量	タンパク質量
干しそば	1人分（100 g）	14.0 g
スパゲッティ(乾燥)	1人分（100 g）	12.2 g
厚揚げ	1人分（120 g）	12.8 g
中華めん(生)	1玉（120 g）	10.3 g
木綿豆腐	1/2 丁（150 g）	9.9 g
納豆	1パック（50 g）	8.3 g
高野豆腐	1個（16 g）	8.1 g
焼き豆腐	1/3 丁（100 g）	7.8 g
がんもどき	中1個（50 g）	7.7 g
きな粉	1人分（20 g）	7.3 g
そら豆	1食分（60 g）	6.5 g
おから	カップ1杯（80 g）	4.9 g
大豆(ゆで)	煮豆1人分（30 g）	4.4 g

「日本食品標準成分表 2015 年版（七訂）」より作成

タンパク質の役割を十分に生かすために、炭水化物も適量とるようにします

肝臓をいたわり、肝臓病を少しでも早く治すためには、ご飯やパンなどの主食に多く含まれる炭水化物も適量とる必要があります。

せっかく高タンパク質の食事をとっても、炭水化物が不足していると、タンパク質が肝細胞の修復などに使われずに、エネルギー源として消費されるので、治療効果が減退します。また、タンパク質がエネルギー源として代謝されるときにできるアンモニアなどの有害物質を解毒するために、さらに肝臓に負担がかかります。

炭水化物は、体内に入るとその一部がグリコーゲンにつくりかえられて肝臓に蓄えられ、肝臓の働きを支えるエネルギー源になります。

ただし、同じ炭水化物ではあっても、砂糖（蔗糖）などは、肥満や糖尿病の原因になるため、炭水化物はご飯などの主食からとるようにします。ちなみに、ご飯にも少量ながらタンパク質が含まれているので、タンパク質を多く含む食品といっしょにご飯を食べると、アミノ酸が補われて、タンパク質の利用度が高くなります。

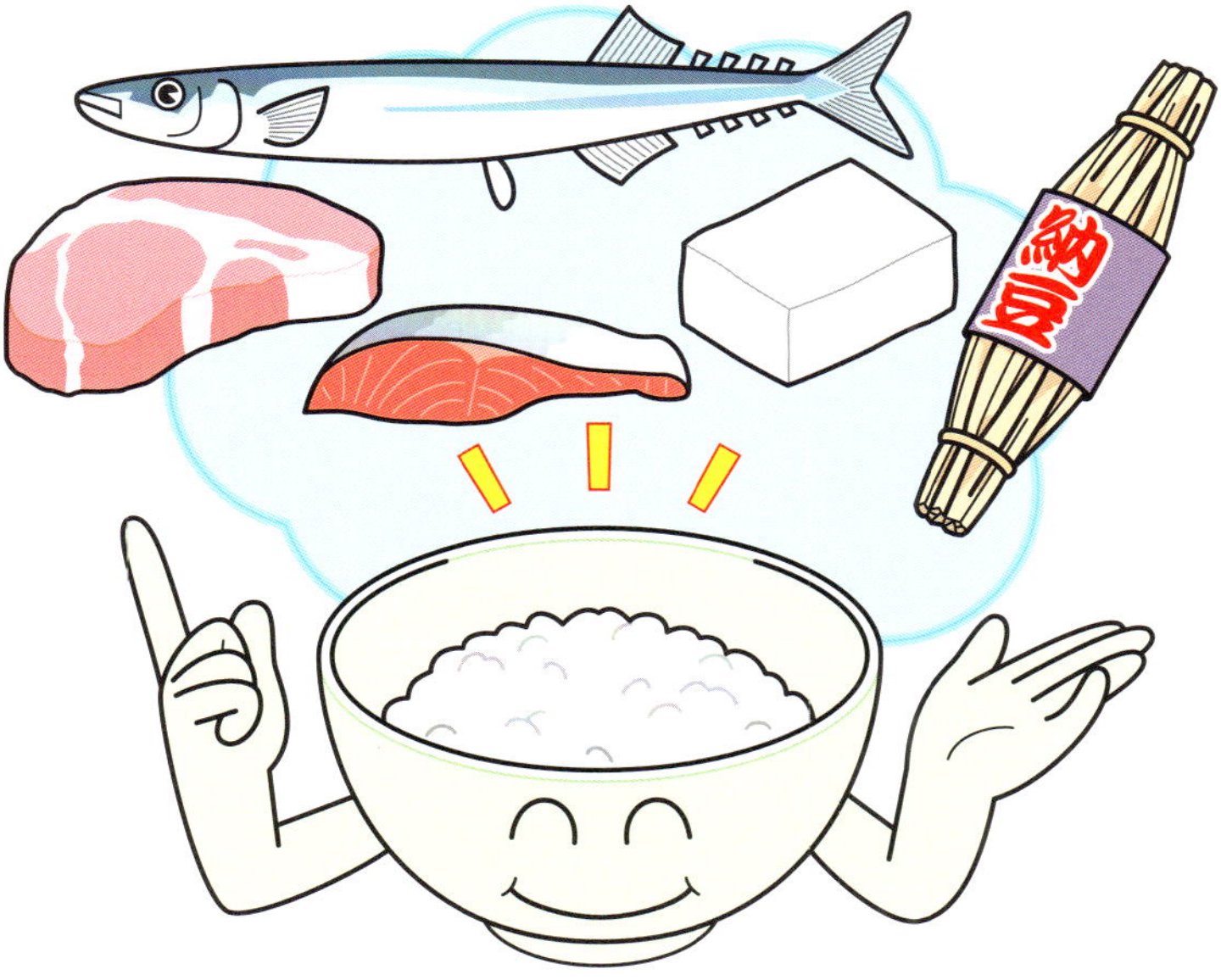

脂肪は適量をとることは必要ですが、とりすぎないことがたいせつです

肝機能を高める食事では、**脂肪もある程度はとる必要があります。**

脂肪には、ビタミンA・D・E・Kなどの脂溶性（油脂に溶ける性質）のビタミンを効率よく吸収させる働きがあります。ビタミンは、タンパク質や炭水化物、脂肪の3大栄養素の代謝をスムーズに進める作用をするので、ビタミンが体内に豊富にあると肝臓の代謝の働きが活発になります。

ただし、脂肪は、ふだん私たちが口にする食品の中に十分に含まれています。**必要以上にとると、その代謝のために肝臓に負担がかかります。**

また、脂肪には、タンパク質や炭水化物の2倍以上のエネルギーがあるため、**とりすぎは肥満やLDLコレステロール値の上昇につながります。**肥満は脂肪肝をはじめ糖尿病などの引きがねにもなりかねません。

また、肝炎などで黄疸の症状が出ているときや吐き気があるときは、胆汁酸の分泌量が低下して消化液（胆汁）の量が減り脂肪が消化されにくくなります。このため、お腹が張ったり、もたれたり、消化不良で下痢を起こすことがあります。こんなとき、病院食では、脂肪の摂取量を1日20g前後に制限します。

このような場合以外は、肝炎などの肝臓障害があっても健康な人と同じくらいとってかまいません。実際、黄疸の症状がピークを過ぎて食欲が回復するようになれば1日30～40g、

◆日常よく使う油脂類のエネルギー

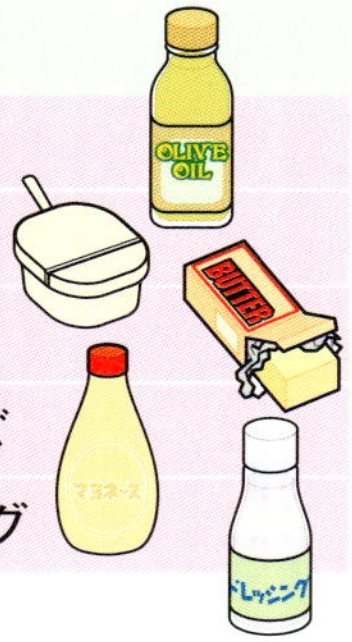

食品名	小さじ1杯（5㎖） 重さ	エネルギー	大さじ1杯（15㎖） 重さ	エネルギー
植物油	4g	37kcal	13g	120kcal
マーガリン	4g	31kcal	13g	99kcal
バター	4g	30kcal	13g	97kcal
マヨネーズ	5g	35kcal	14g	98kcal
ドレッシング	5g	20kcal	15g	61kcal

「日本食品標準成分表 2015 年版（七訂）」より作成

◆肉の部位別の脂肪含有量、エネルギー量（可食部 100g あたり）

…脂肪の少ない部位　…脂肪の多い部位

	食品名	脂肪の含有量	エネルギー
牛肉（国産牛）	もも肉	9.9g	181kcal
	ヒレ肉	11.2g	195kcal
	ひき肉	21.1g	272kcal
	サーロイン(脂身つき)	27.9g	334kcal
豚肉	ヒレ肉	1.7g	112kcal
	もも肉（脂身つき）	15.1g	225kcal
	ひき肉	17.2g	236kcal
	ロース肉	22.6g	291kcal
	バラ肉（脂身つき）	40.1g	434kcal
鶏肉	ささ身	1.1g	114kcal
	もも肉（皮つき）	14.2g	204kcal

◆脂肪の多い加工肉の脂肪含有量、エネルギー量

加工肉	コンビーフ	13.0g	203kcal
	ウインナソーセージ	28.5g	321kcal
	ベーコン	39.1g	405kcal
	サラミソーセージ	43.0g	497kcal

「日本食品標準成分表2015年版（七訂）」より

また、適正な食事量（エネルギー量）の範囲を超えなければ、健康な人と同じ1日約50gの脂肪をとってもさしつかえないのです。

とはいっても、生活習慣病の合併症を予防するためにも、適量を心がけましょう。脂肪の摂取量の目安は、1日に必要なエネルギー量の20〜25%です。

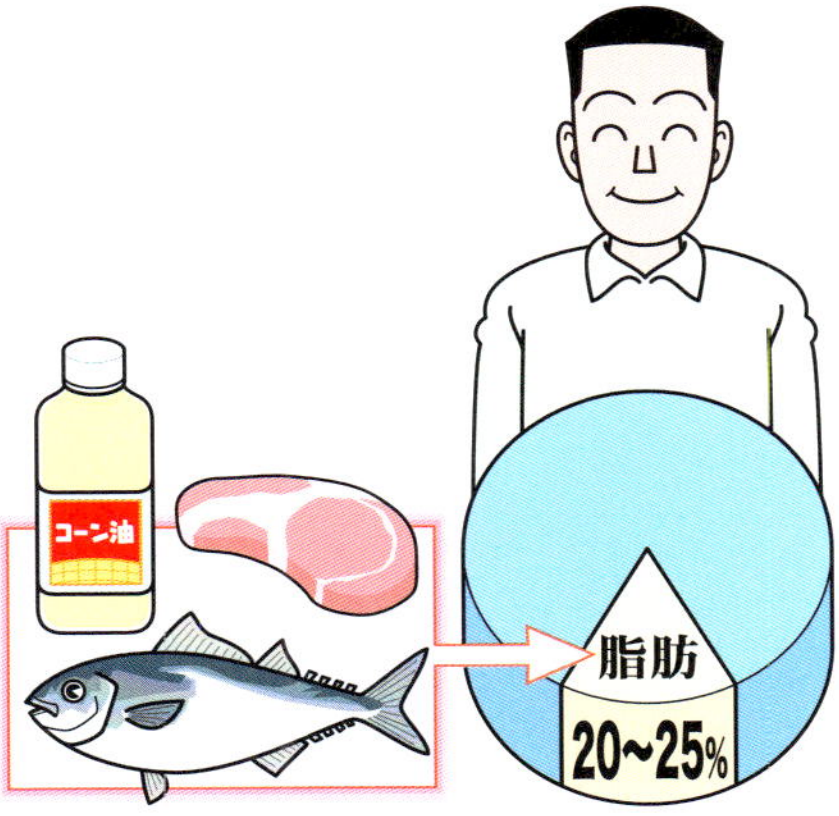

そこで、バターや食用油などはとりすぎないようにします。油を使った料理やマヨネーズ、ドレッシングの使用も控えめに。

また、肉をとるときは、脂身の少ないものを選ぶようにしましょう。

動物性と植物性の脂肪の割合も半々くらいでとるようにすることもたいせつです。

肝機能が悪い人は肝臓を強化するビタミンをたっぷり補給することが欠かせません

肝障害を起こすと肝機能に欠かせないビタミンが欠乏します

肝臓に障害が生じると、ビタミンの欠乏が起こりやすくなります。

アルコール性肝障害の場合には、特にビタミンB群の欠乏が起こりやすく、あわせてビタミンA・C・Eの欠乏も見られます。また、ウイルス性

◆肝炎を起こすと、血液中のビタミンはこれだけ減少します

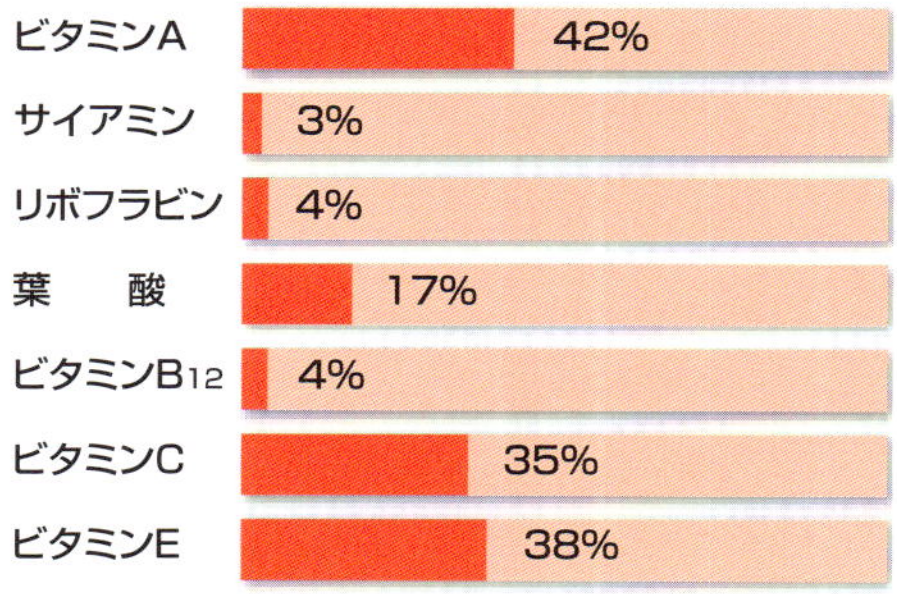

傷ついた肝臓の修復に不可欠なビタミンを上手に補うことが、ウイルス性肝炎などの肝障害を改善するカギです

◆肝臓に障害を起こしていると不足しがちなビタミンと主な働き

欠乏しているビタミン

ビタミンの種類	主な働き
ビタミンA	粘膜を強くしたり、免疫力を高める働きがあります。また、高い抗酸化力があります
ビタミンC	コラーゲンの合成に作用します。抗酸化作用を持ち、免疫力を高める働きがあります。抗ガン作用を強化し、インターフェロンの合成能力を高めます
ビタミンE	肝臓に蓄えられ、肝機能を高めます。抗酸化作用を持ち、不飽和脂肪酸の酸化を防いで細胞膜を健全に保ちます。毛細血管の血行を高め、ガン細胞の成長を妨げます

特に不足しやすいビタミン

ビタミンの種類	主な働き
ビタミン B_1	炭水化物の代謝（エネルギー代謝）を促進し、中枢・末梢神経の働きを正常にさせます
ビタミン B_2	アミノ酸や脂肪、炭水化物の代謝にかかわり、タンパク質や胆汁酸、コレステロールの合成に作用します。体内の過酸化脂質の分解を助けます
ビタミン B_{12}	赤血球をふやす働きをし、悪性貧血を防ぎます。神経系を正常に働かせます。炭水化物、脂肪、タンパク質の代謝を促進します
ビタミンK	カルシウムによる骨の形成に欠かせない働きをします。血液凝固に必須の物質を肝臓で合成するときに必要とされます

や薬剤性などの非アルコール性肝障害では、約40％の患者さんに**ビタミンA・C・E**の欠乏が見られるといわれています。

ちなみに、肝炎にかかると、右ページ上の表のように血液中のビタミンの量は急速に低下します。

ビタミンは、肝臓でタンパク質や炭水化物などが代謝されるときに働く酵素を助けたり、これらの栄養素が効率よく利用されるための触媒として働きます。また、肝臓の解毒作用がスムーズに行われるのを助ける重要な働きもしています。

そうしたことから、肝臓の大きな働きのひとつが、食べ物から摂取したビタミンをいつでも使えるように貯蔵したり、そのままの形では役割を発揮できないビタミンを活性型に変えたり、新たにビタミンを合成したりすることです。

ところが、肝障害を起こすと肝細胞が破壊されて、このビタミンを貯蔵し合成する働きが低下し、ビタミンが欠乏ぎみになります。このため、**肝臓病のときは、健康な人の2～3倍の量の各種ビタミンを毎日の食事で補給する必要が出てきます。**

◆身近な食品の目安量に含まれるビタミンKの量

野菜は生の場合の数値

食品名	目安量	ビタミンK含有量
ひきわり納豆	1パック（50ｇ）	465μｇ
あしたば	おひたし1人分（80ｇ）	400μｇ
モロヘイヤ	おひたし1人分（60ｇ）	384μｇ
納豆	1パック（50ｇ）	300μｇ
大根の葉	炒め物1人分（80ｇ）	216μｇ
かぶの葉	1株分（50ｇ）	170μｇ
ほうれんそう	おひたし1人分（60ｇ）	162μｇ
にら	炒め物1人分（90ｇ）	162μｇ
春菊	おひたし1人分（60ｇ）	150μｇ
菜の花	おひたし1人分（60ｇ）	150μｇ
小松菜	おひたし1人分（60ｇ）	126μｇ
貝割れ大根	おひたし1人分（60ｇ）	120μｇ
ブロッコリー	つけ合わせ1人分（50ｇ）	80μｇ
わけぎ	あえ物1人分（40ｇ）	68μｇ
根三つ葉	おひたし1人分（60ｇ）	72μｇ
芽キャベツ	つけ合わせ1人分（40ｇ）	60μｇ
ひじき（干し）	煮物1人分（10ｇ）	58μｇ
味付けのり	1パック（3ｇ）	20μｇ
カットわかめ	みそ汁1人分（1ｇ）	16μｇ

「日本食品標準成分表2015年版（七訂）」のデータから換算、作成

血栓症や不整脈の治療薬であるワーファリン（抗血液凝固薬）を処方されている人は、ビタミンKの摂取量を制限されることがあります。ワーファリンは、血栓（血液のかたまり）ができるのを防ぐ働きがあるのですが、ビタミンKには血液凝固作用があってこの働きを妨げ、効きめを弱めるためです。

ビタミンは傷んだ肝臓を修復しウイルスを撃退するためにも欠かせません

弱った肝臓がさまざまなビタミンの補給を必要とするのは、単にビタミンの欠乏を防ぐためだけでなく、**ビタミンそのものが、肝臓に侵入したウイルスを撃退したり、破壊された肝細胞を修復したり、脂肪をとり除くと**いった働きをすることにもあります。

たとえばビタミンCには、肝細胞内でインターフェロンの合成能力を高めたり、コラーゲンの生成を促す作用があります。**インターフェロン**とは、細胞内で暴れるウイルスの増殖を抑制する善玉物質です。**コラーゲン**もまた、肝臓の組織の修復には欠かせないもので、細胞と細胞の間をつなぎ合わせ、細胞同士を強力に結びつける特殊なタンパク質です。

ビタミンEとB_2には、脂肪の代謝を活発にし、肝臓や血液中から中性脂肪を減らす働きがあります。**脂肪肝の改善にはエネルギー制限や運動とともに、ビタミンEやB_2が多く含まれている食品をとることがたいせつ**です。

ビタミンは、野菜や果物に豊富に含まれています。野菜は毎食、果物も1日に1回は決められた量(75ページ参照)をとるようにしましょう。野菜の1日に必要な目安量は350~400gです。

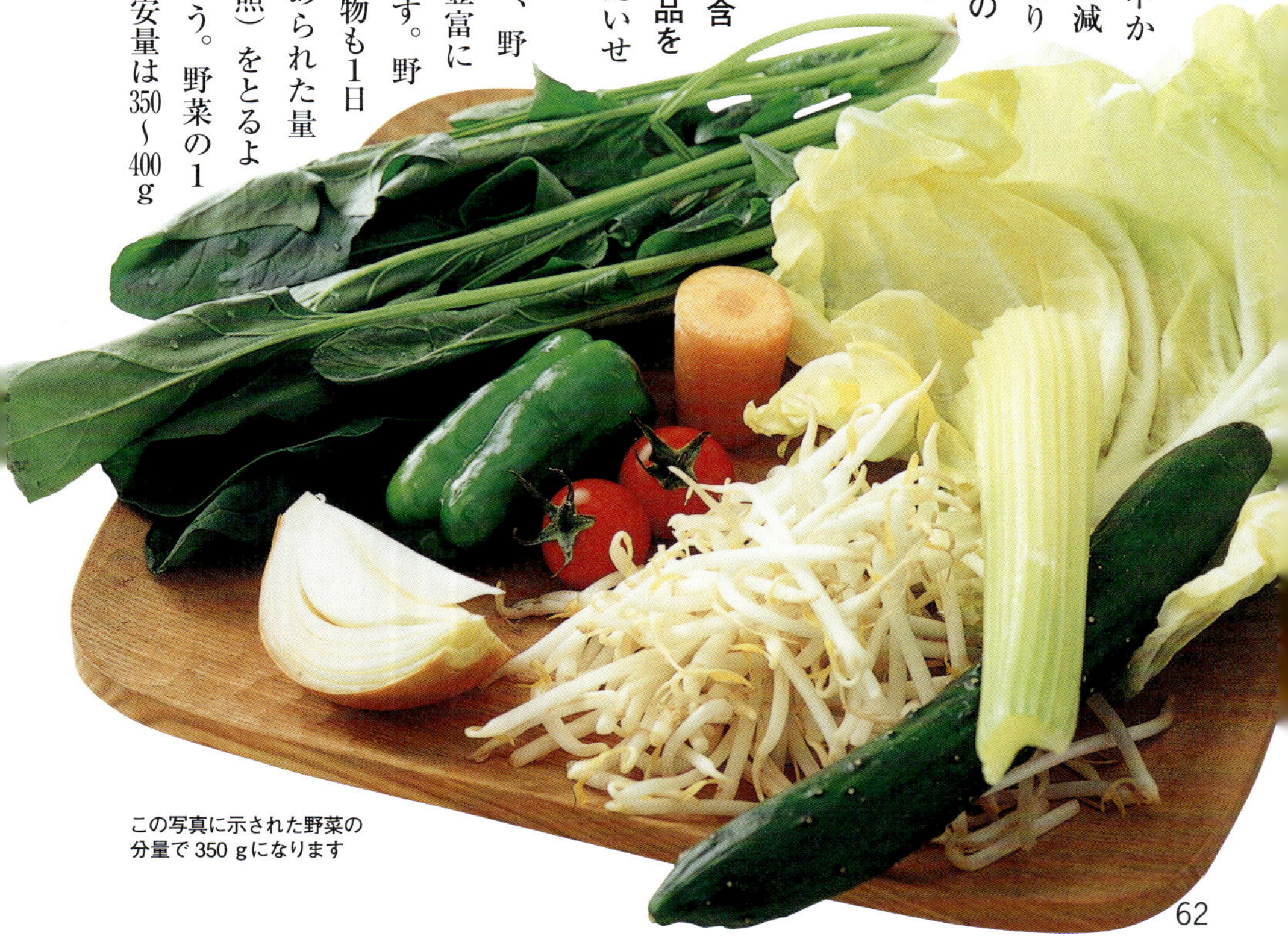

この写真に示された野菜の分量で350 gになります

ビタミンB群は肝臓とかかわりが深く、特にお酒を飲む人は積極的にとりましょう

ビタミンの中でもとりわけ肝臓と関係が深いのが、ビタミンB_1、B_2、B_6、B_{12}、ナイアシン、パントテン酸、葉酸などの**ビタミンB群**です。

ビタミンB群が不足すると、肝細胞の機能が低下し、代謝障害を起こして、だるさや食欲不振などの症状があらわれます。

肝臓にはアルコールを処理・解毒する働きがありますが、それには**ビタミンB_1**が必要なため、ある程度の量を飲むと、その消費が高まります。

また、アルコールで肝臓を悪くすると、**ビタミンB_2**が不足しがちになります。

逆に、潜在的にビタミンB群が欠乏すると、アルコールによる肝機能障害を起こしやすくなります。ビタミンB群は小腸から吸収されますが、アルコールをとりすぎると腸の粘膜が荒れてビタミンB群の吸収が妨げられるため、ますますビタミンB群が不足して肝臓の機能が低下するという悪循環に陥るのです。

実際、アルコール性肝炎や脂肪肝などの治療には、ビタミンB群を大量に補給する治療法がとられています。

こうしたことから、**アルコール性肝障害でなくても、お酒を飲む人は特にビタミンB群をとる必要があります。**

ビタミンB群は、豚肉、大豆、レバー、卵、チーズ、牛乳などに多く含まれるので、これらの食品をまんべんなくとるようにしましょう。

◆ビタミンB_1を多く含む食品

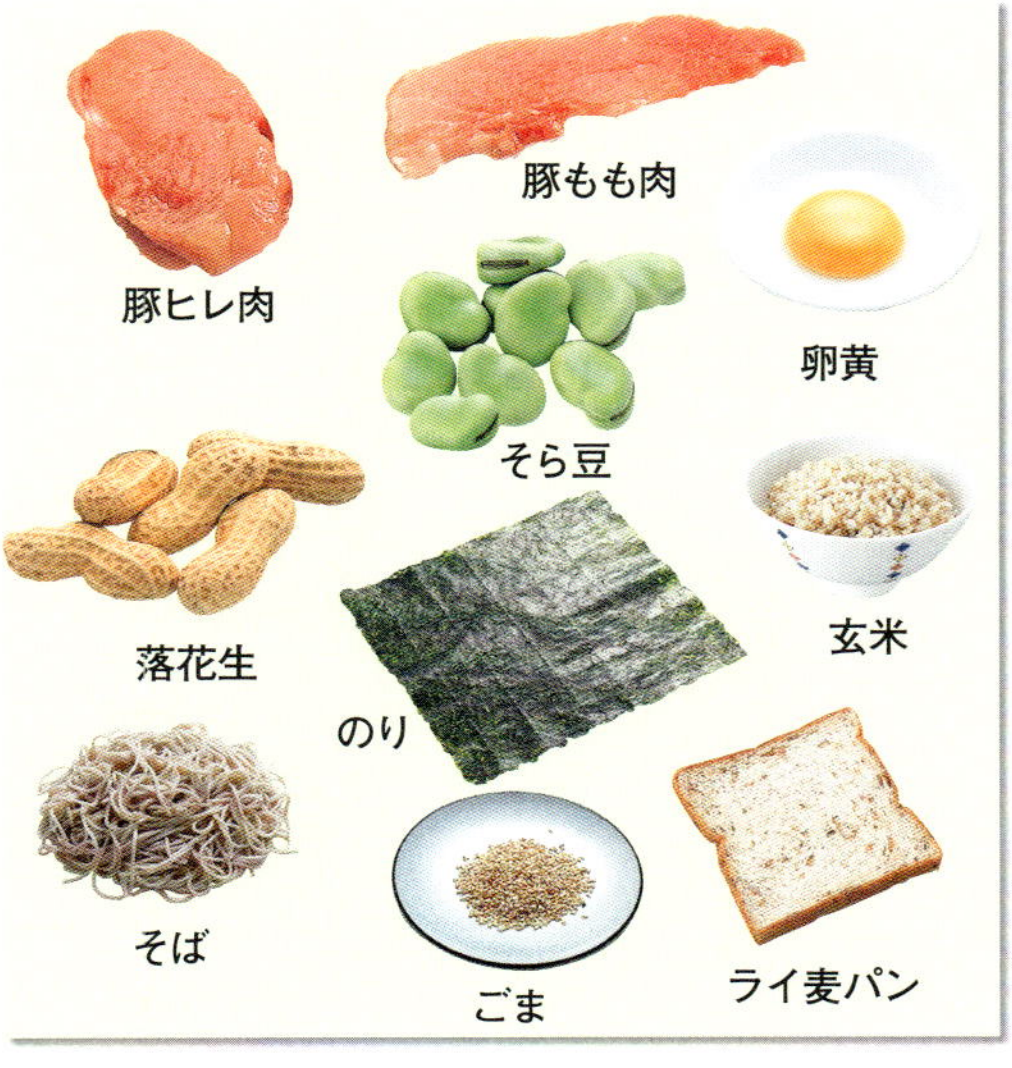
豚ヒレ肉
豚もも肉
卵黄
そら豆
玄米
落花生
のり
そば
ごま
ライ麦パン

◆ビタミンB_6を多く含む食品

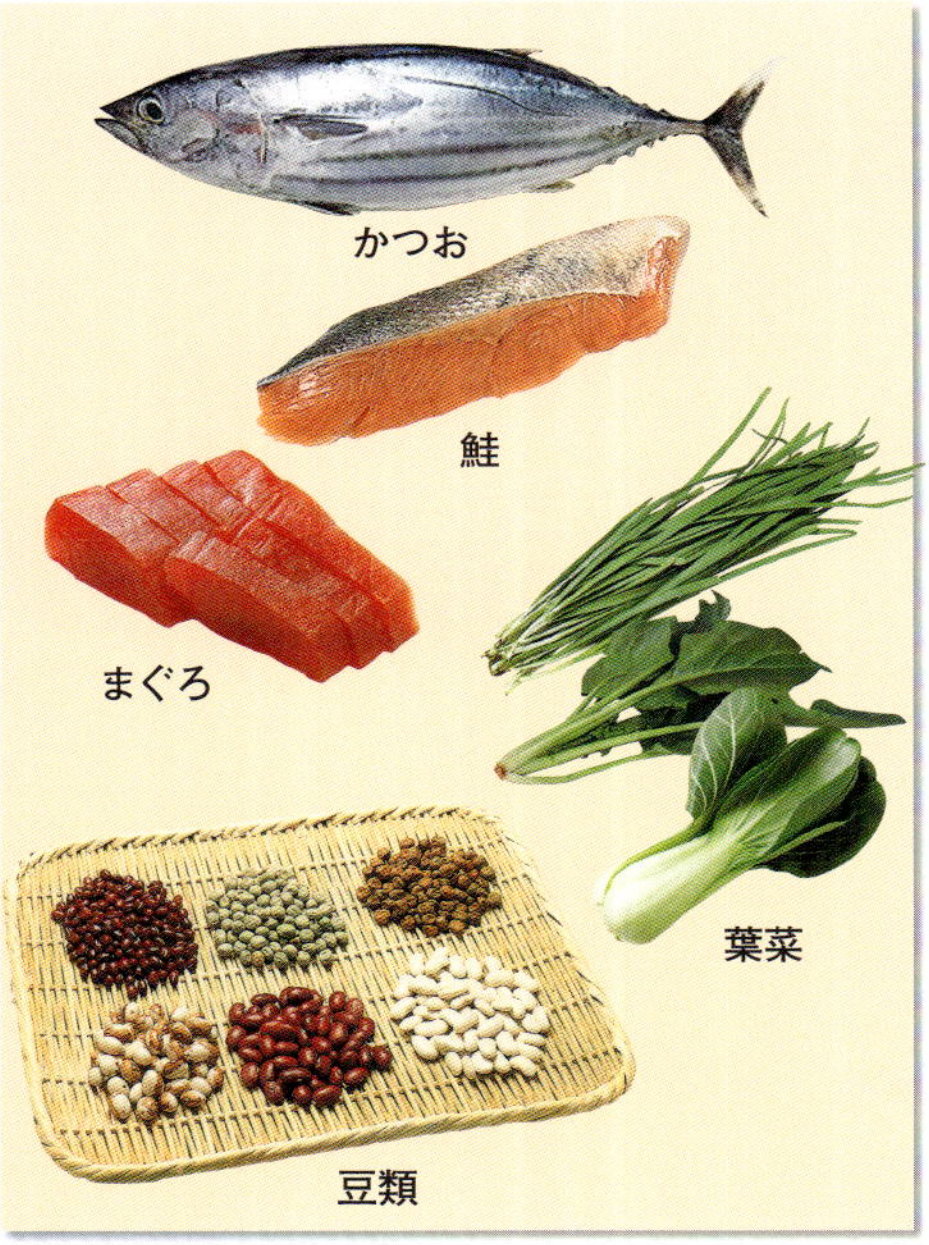
かつお
鮭
まぐろ
葉菜
豆類

◆葉酸を多く含む食品

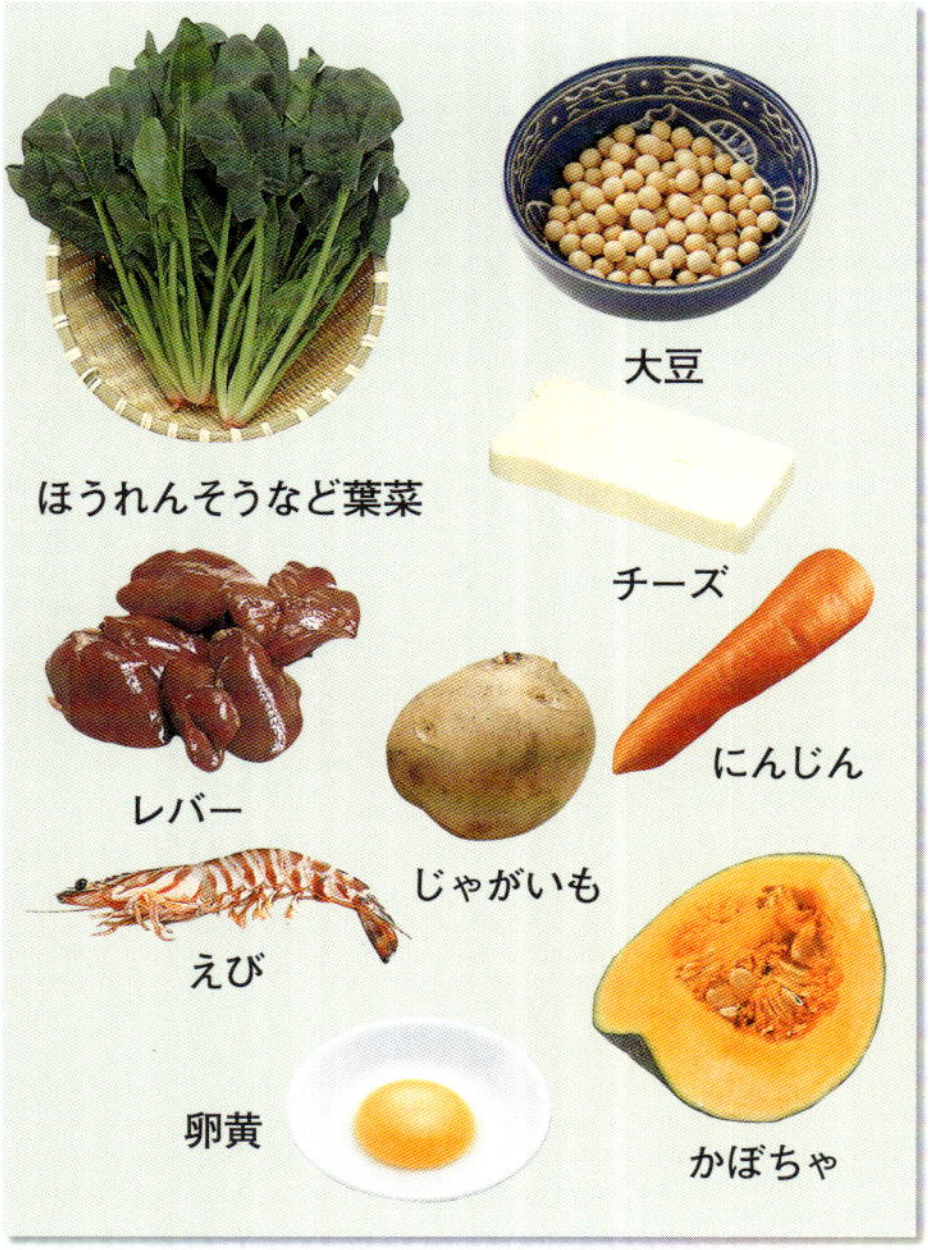
ほうれんそうなど葉菜
大豆
チーズ
レバー
にんじん
じゃがいも
えび
卵黄
かぼちゃ

◆ビタミンB_2を多く含む食品

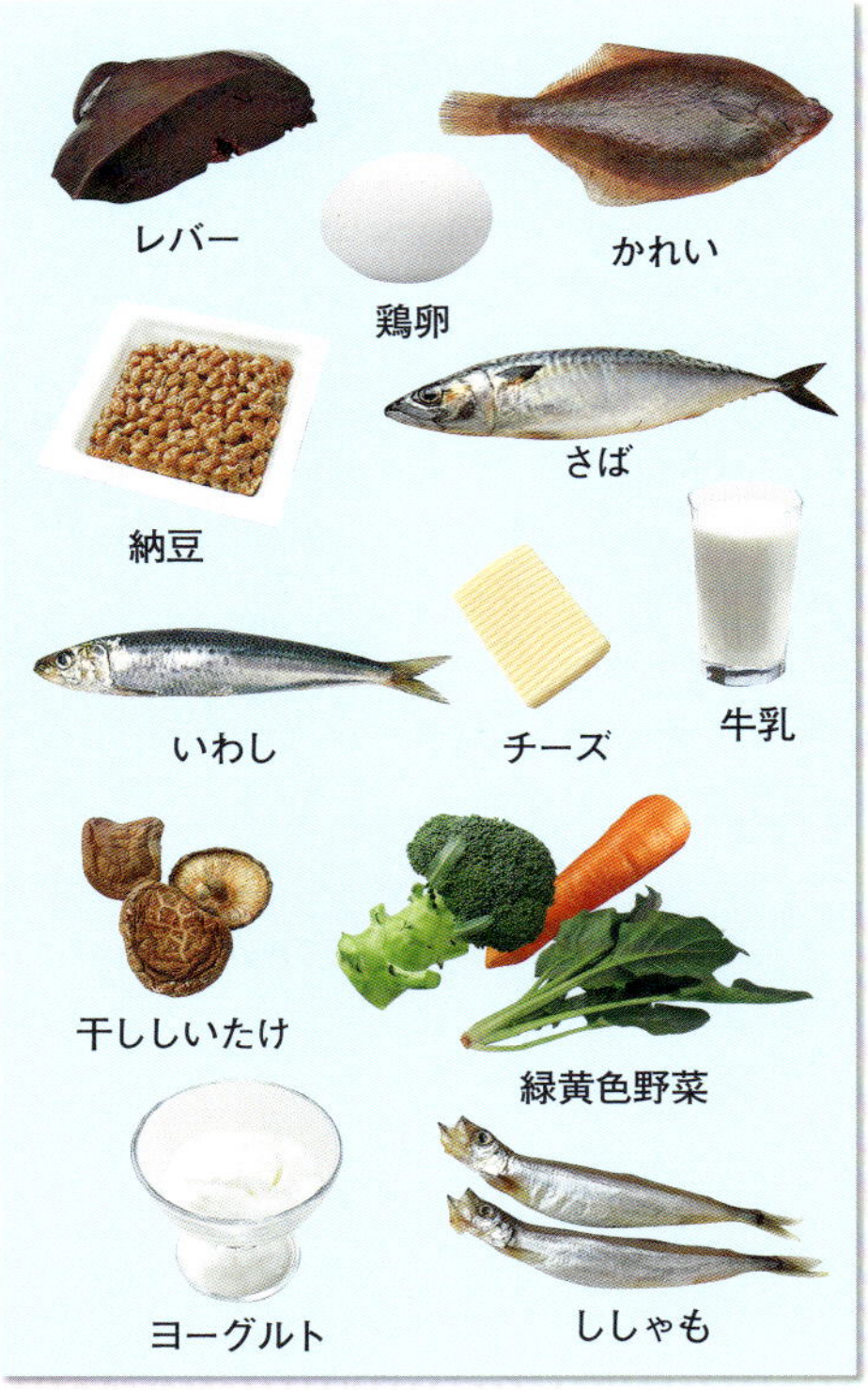
レバー
鶏卵
かれい
納豆
さば
いわし
チーズ
牛乳
干ししいたけ
緑黄色野菜
ヨーグルト
ししゃも

◆ビタミンB_{12}を多く含む食品

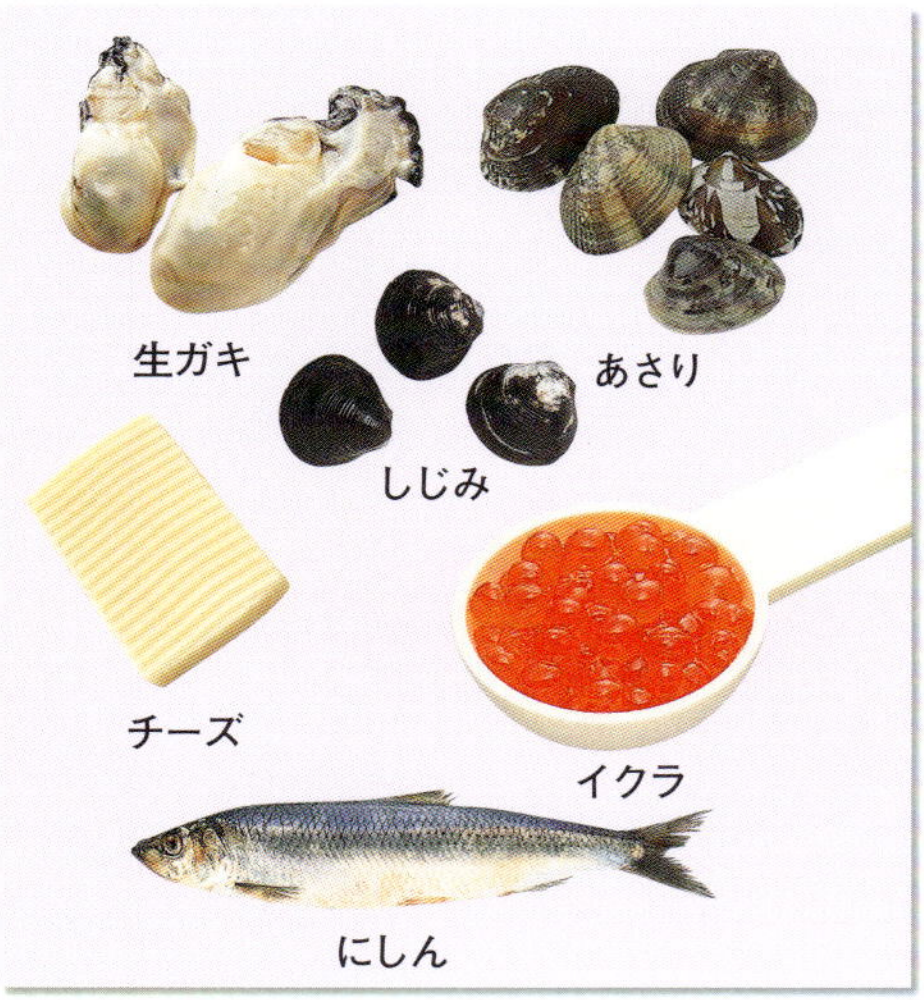
生ガキ
あさり
しじみ
チーズ
イクラ
にしん

ビタミンCも、アルコールなどの解毒作用に貢献しています

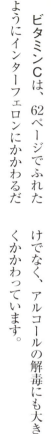

ビタミンCは、62ページでふれたようにインターフェロンにかかわるだけでなく、アルコールの解毒にも大きくかかわっています。

◆ビタミンCを多く含む食品

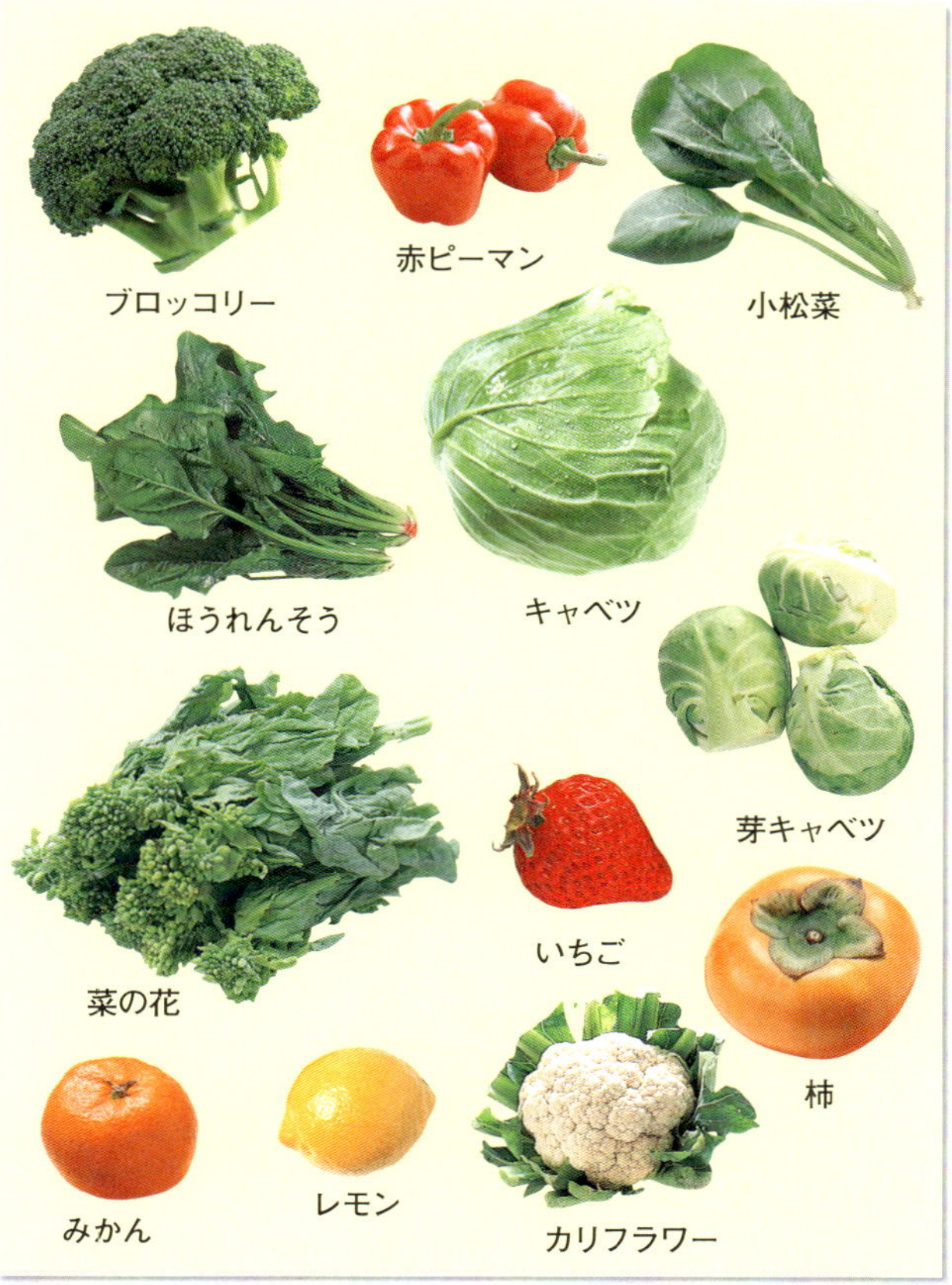
ブロッコリー
赤ピーマン
小松菜
ほうれんそう
キャベツ
芽キャベツ
菜の花
いちご
柿
みかん
レモン
カリフラワー

お酒を飲むと、そのアルコールは腸から吸収されて肝臓に送られ、アルコール脱水素酵素によってアセトアルデヒドという物質に変えられ、さらにアセトアルデヒド分解酵素によって酢酸に分解され、さらに水と炭酸ガスとなって、最後は体外に排出されます。**これらアルコール分解に働く2つの酵素の働きを高めるのがビタミンC**です。また、ビタミンCは二日酔いの原因となるフーゼル油（お酒の風味を高めるために添加される物質）の分解を速める働きもしています。

肝臓には、**チトクロムP450**という解毒作用を行っている酵素がありますが、ビタミンCはこの酵素の働きも高めています。

ビタミンEをたっぷりとっていると、脂肪肝や薬剤性肝障害の予防に役立ちます

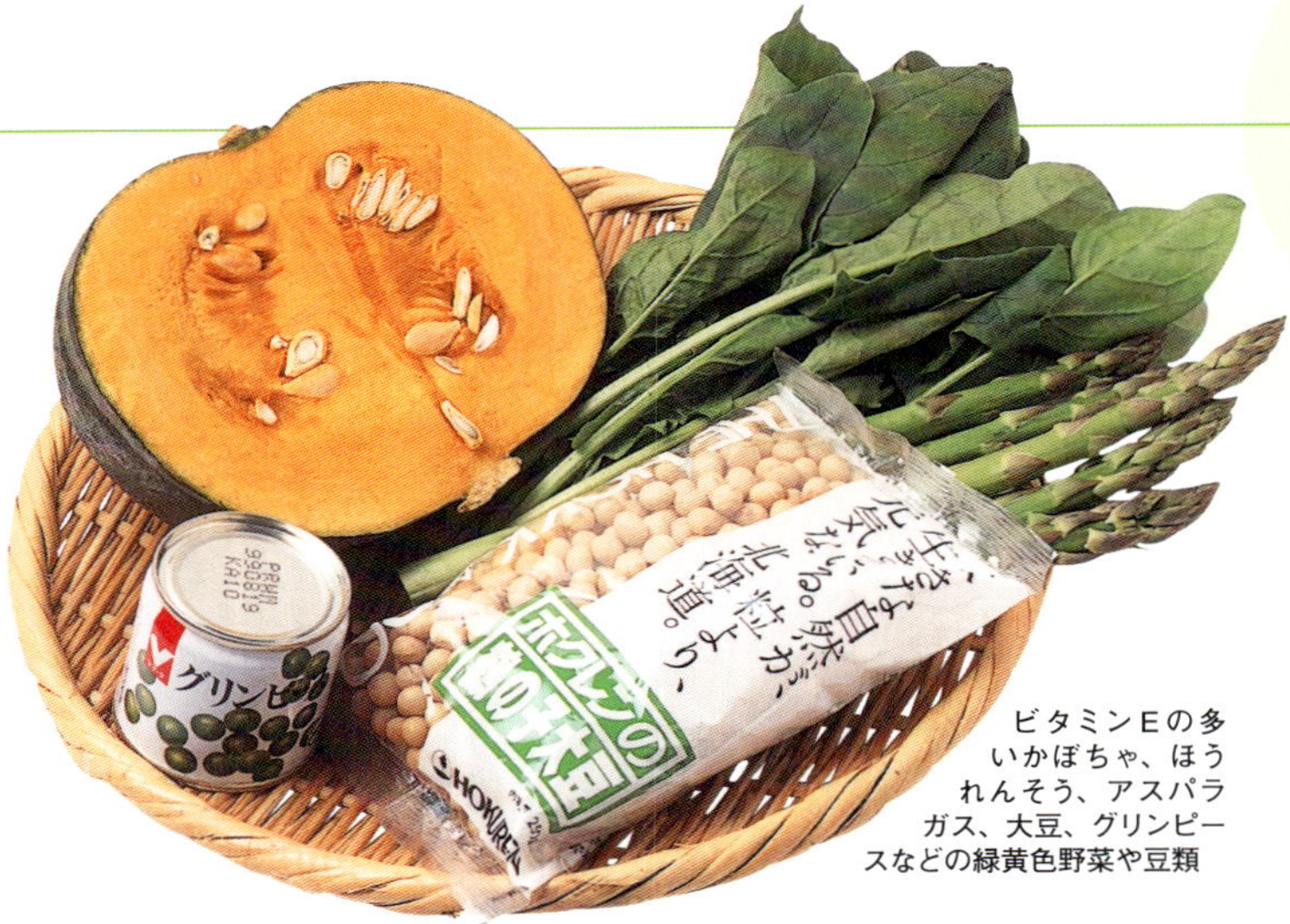

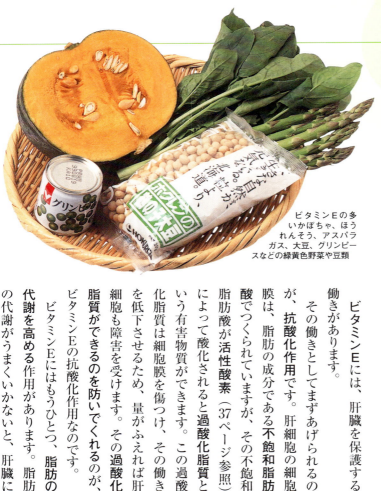

ビタミンEの多いかぼちゃ、ほうれんそう、アスパラガス、大豆、グリンピースなどの緑黄色野菜や豆類

ビタミンEには、肝臓を保護する働きがあります。

その働きとしてまずあげられるのが、**抗酸化作用**です。肝細胞の細胞膜は、脂肪の成分である**不飽和脂肪酸**でつくられていますが、その不飽和脂肪酸が**活性酸素**（37ページ参照）によって酸化されると**過酸化脂質**という有害物質ができます。この過酸化脂質は細胞膜を傷つけ、その働きを低下させるため、量がふえれば肝細胞も障害を受けます。その**過酸化脂質ができるのを防いでくれる**のが、ビタミンEの抗酸化作用なのです。

ビタミンEにはもうひとつ、**脂肪の代謝を高める**作用があります。脂肪の代謝がうまくいかないと、肝臓には処理しきれない脂肪がたまって、脂肪肝を引き起こす原因にもなりかねません。事実、脂肪肝の人たちの血

◆植物油に含まれるビタミンEの量

植物油名	大さじ1杯（10 g）あたり
ひまわり油	3.9mg
綿実油	2.8mg
紅花油（サフラワー油）	2.7mg
米ぬか油	2.6mg
コーン油	1.7mg
大豆油	1.0mg

「日本食品標準成分表 2015 年版（七訂）」のデータより概算、作成

◆ビタミンEを多く含む食品

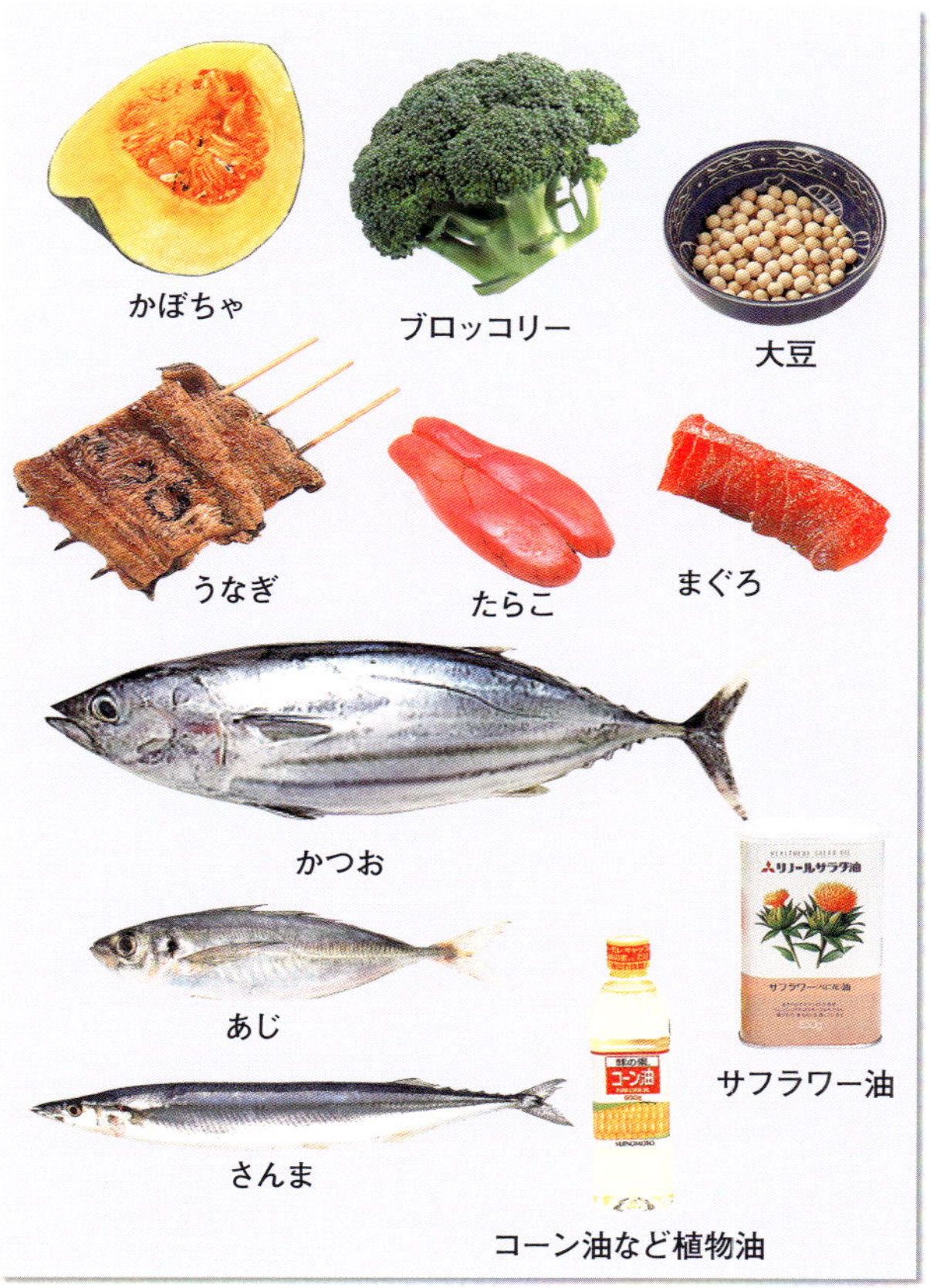
かぼちゃ
ブロッコリー
大豆
うなぎ
たらこ
まぐろ
かつお
あじ
サフラワー油
さんま
コーン油など植物油

液を調べてみると、ビタミンEが減少していることがわかっています。

ところで近年、**薬剤性肝障害**が問題になっています。抗生物質、血圧降下薬、鎮痛消炎薬、便秘薬、抗結核薬などの薬のうち、ある種のものは人によって肝障害を起こすことがあるのです。その原因に先ほどの過酸化脂質が関係していることは、学会の定説となっています。実際、障害のある患者さんの血液を調べてみると過酸化脂質が多く、障害が改善されるとそれが少なくなってきます。いいかえれば、右にあげた薬を飲むときには、サプリメントなどでビタミンEをいっしょに服用すると肝障害を未然に防ぐことができるのです。

肝臓保護のためには、ビタミンEを100mg以上はとらなければ期待するほどの効果は望めません。ビタミンEはとりすぎても過剰症の心配はないので、お酒を飲む機会が多い年末年始などは、サプリメントなどを利用して1日300～600mgはとるとよいでしょう。

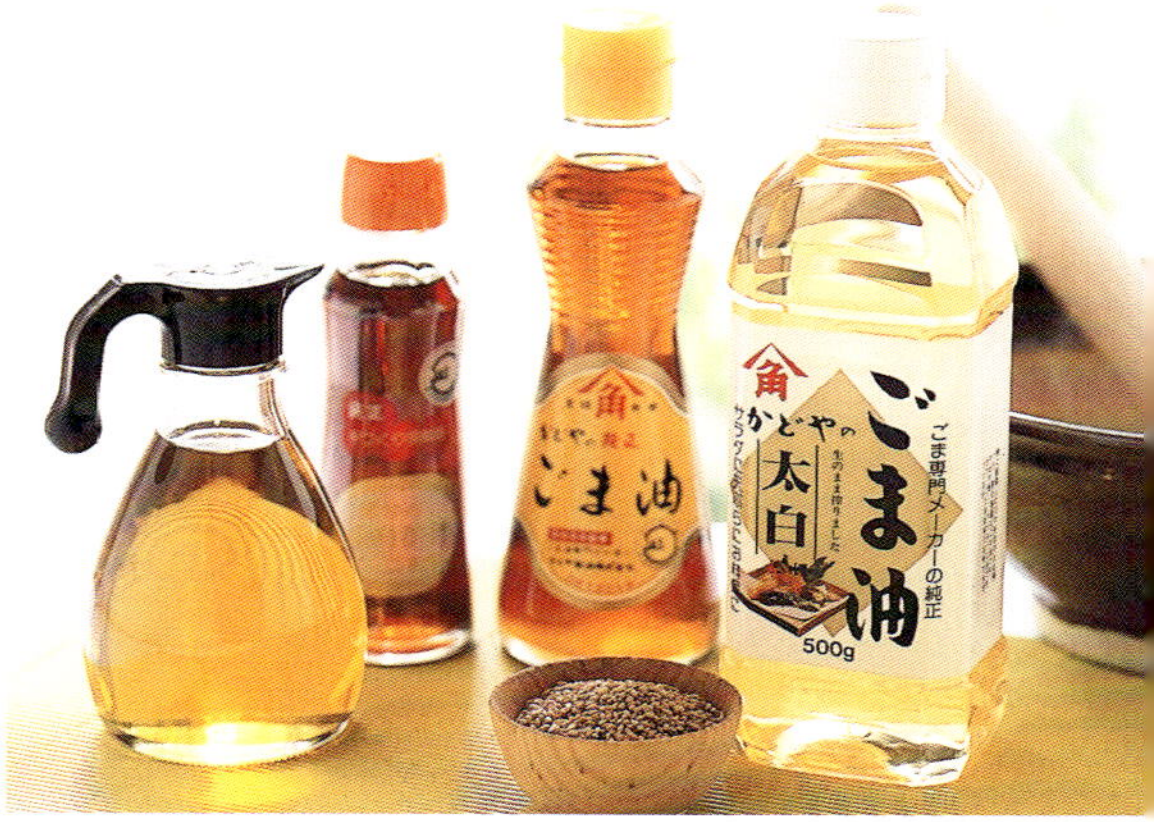

肝臓病を防ぐにはβ-カロテンやビタミンAも不足させないことがたいせつです

ビタミンAにも肝臓を守る作用があります。特にビタミンAになる前の物質である**β-カロテン**（体内でビタミンAに変わる）には、肝臓病の原因となる活性酸素（37ページ参照）を抑える働きがあります。そのうえビタミンAは、肝臓ガンを防ぐ働きも持っています。

ビタミンAが働くのは主に目や皮膚の細胞ですが、貯蔵されるのは肝臓です。アルコールによる肝障害が進行して肝細胞の数が減ってくると、Aの貯蔵場所も少なくなります。そこで、肝機能の低下を防ぐためにもビタミンAを十分補給してあげなくてはなりません。

ビタミンAはレバーやうなぎ、卵黄、バター、牛乳などのほか、β-カロテンとして、色の濃い野菜、たとえばほうれんそうやブロッコリーなどに豊富に含まれています。

なお、急性肝炎のときには、β-カロテンは十分にとってもかまいませんが、ビタミンAは補う程度にしてとりすぎないようにしましょう。

◆ビタミンAを多く含む食品

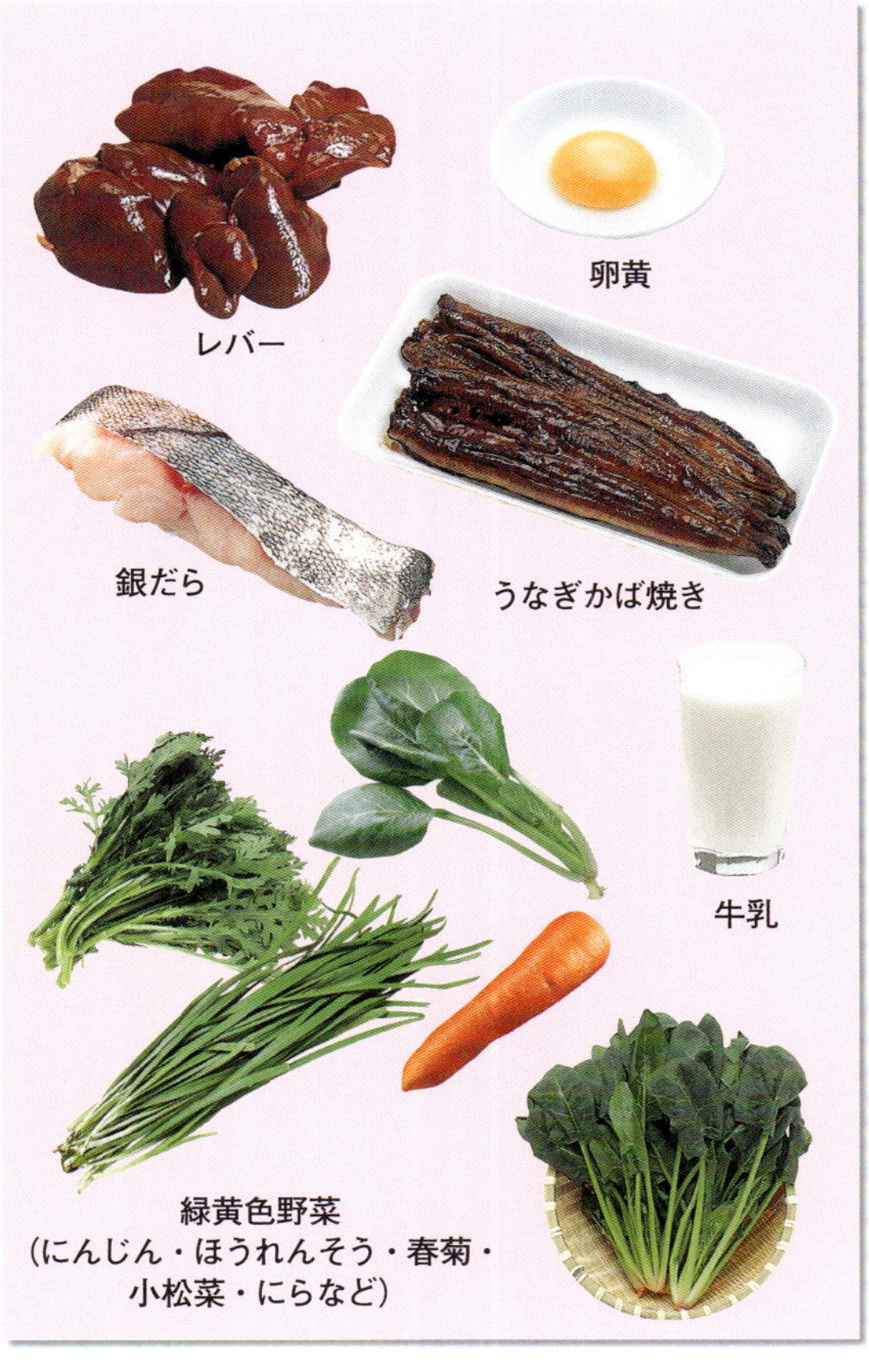

レバー
卵黄
銀だら
うなぎかば焼き
牛乳
緑黄色野菜
（にんじん・ほうれんそう・春菊・小松菜・にらなど）

GOTやGPTの改善にはビタミンUの働きも見のがせません

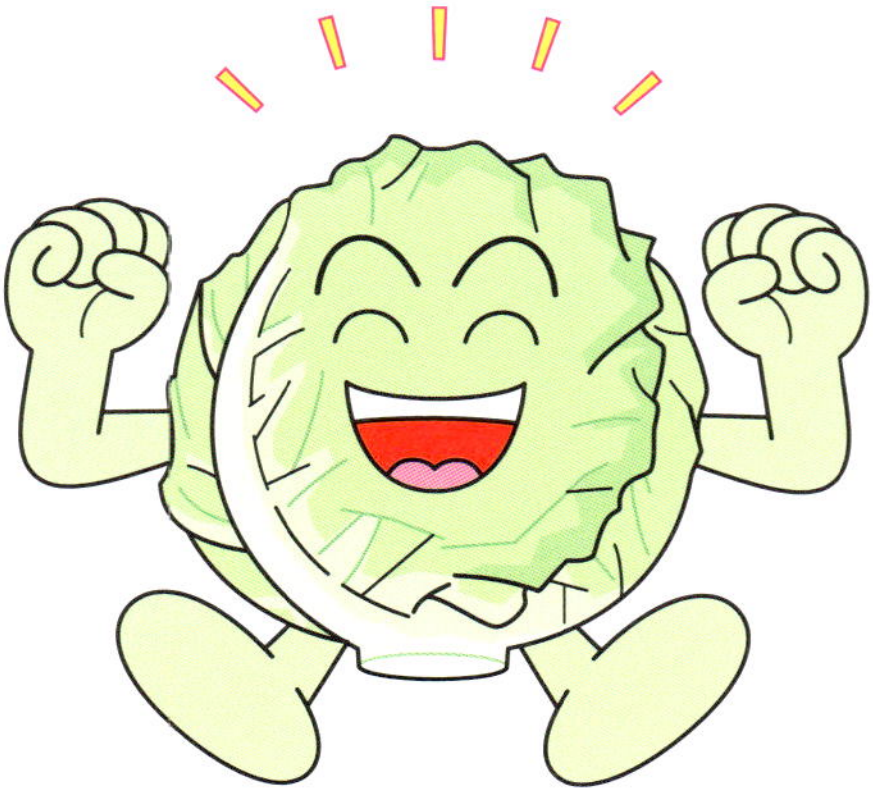

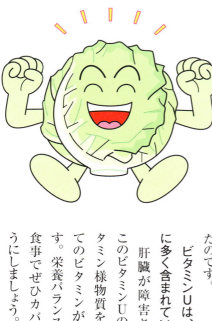

肝細胞の修復を助けるという点では、近年、ビタミン様物質である**ビタミンU**がクローズアップされています。

ビタミンUといえば、「キャベジン」という商品名で胃腸薬として知られていますが、これが肝臓病にも効果のあることがわかってきました。臨床試験で、肝炎の患者さんにビタミンUを与えたところ、GOT、GPTなどの検査値が改善され、肝炎の治療に有効であることが確かめられたのです。

ビタミンUは、キャベツに多く含まれています。

肝臓が障害されると、このビタミンUのようなビタミン様物質を含むすべてのビタミンが欠乏します。栄養バランスのとれた食事でぜひカバーするようにしましょう。

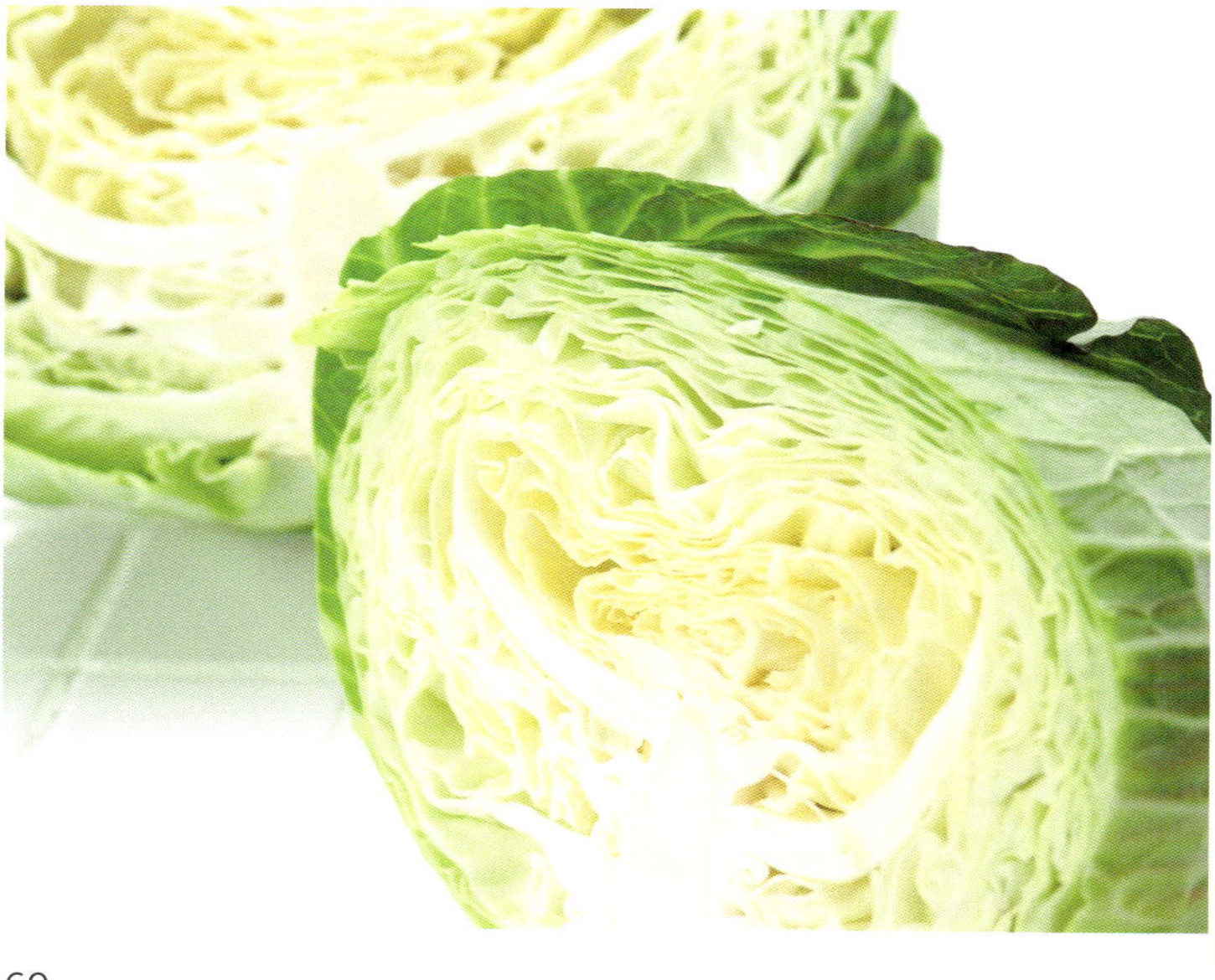

ミネラルも十分にとるようにしますが、場合によってはとりすぎに注意します

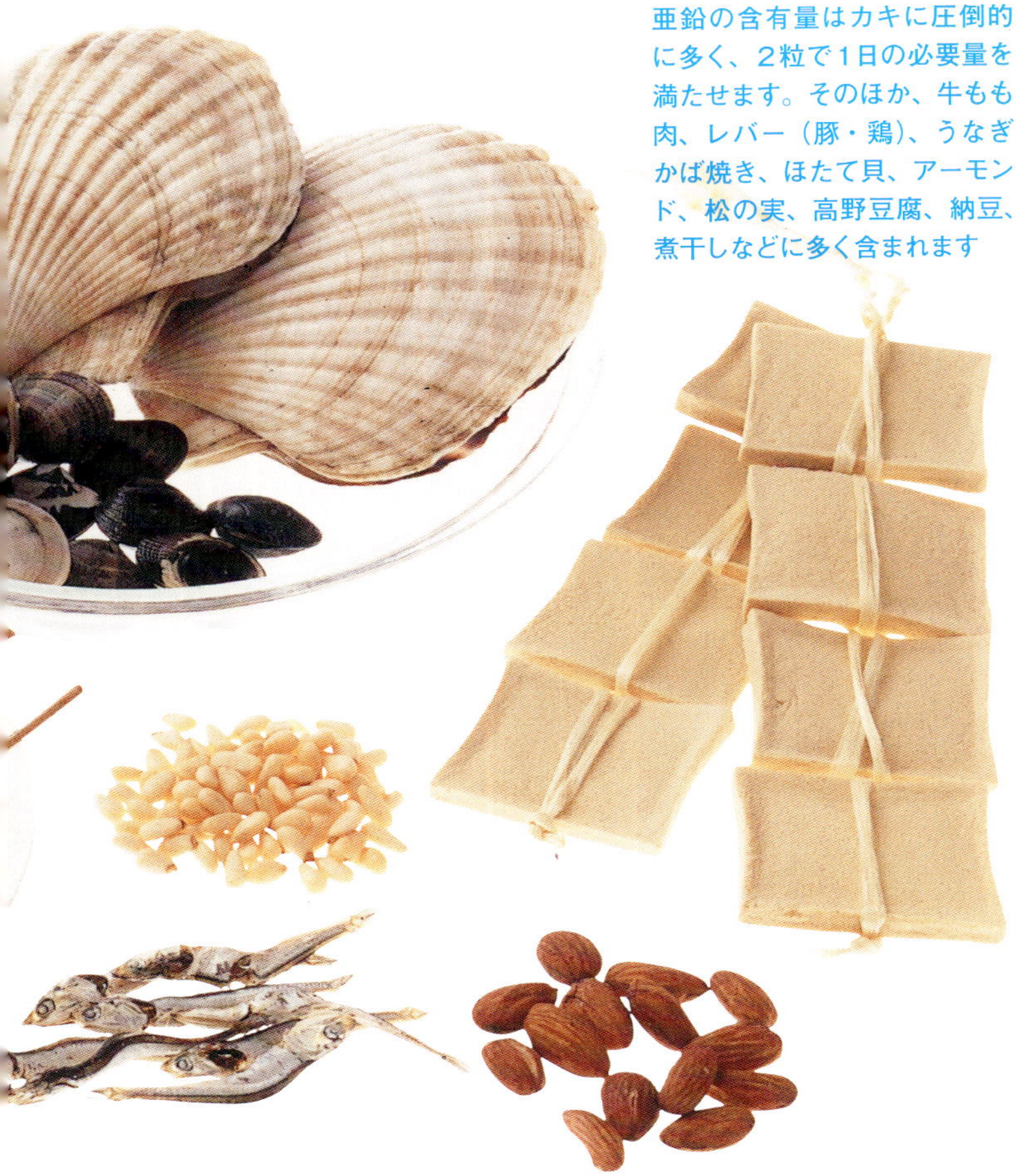

亜鉛の含有量はカキに圧倒的に多く、2粒で1日の必要量を満たせます。そのほか、牛もも肉、レバー（豚・鶏）、うなぎかば焼き、ほたて貝、アーモンド、松の実、高野豆腐、納豆、煮干しなどに多く含まれます

ビタミンとともに忘れてはいけないのが、**ミネラル**（無機塩類）です。鉄やカルシウム、カリウム、マグネシウム、亜鉛、リンなどがあります。ミネラルも、骨や筋肉をつくったり、生理機能を維持するなど、体の働きを正常に保つためのたいせつな栄養素です。さまざまな種類のミネラルが互いに作用し合いながら働いています。体の中では合成されないので、毎日の食事から、いつも適量をとらなければなりません。

なかでも**亜鉛**は、**肝細胞の再生を促し、脂質の酸化を抑えて免疫力を高める働き**があります。肝炎の人は特にしっかりとりましょう。アルコール分解酵素の必須成分でもあるので、

お酒をよく飲む人は意識してとることを心がけたいものです。

　また、ミネラルの一種である**セレン**は、**抗酸化作用**があることから、肝機能を助ける成分として期待されています。ビタミンEとともに働くことで、さらにその抗酸化作用が強くなるといわれています。ただし、毒性の強い成分なので、栄養補助食品などでのとりすぎは避けること。

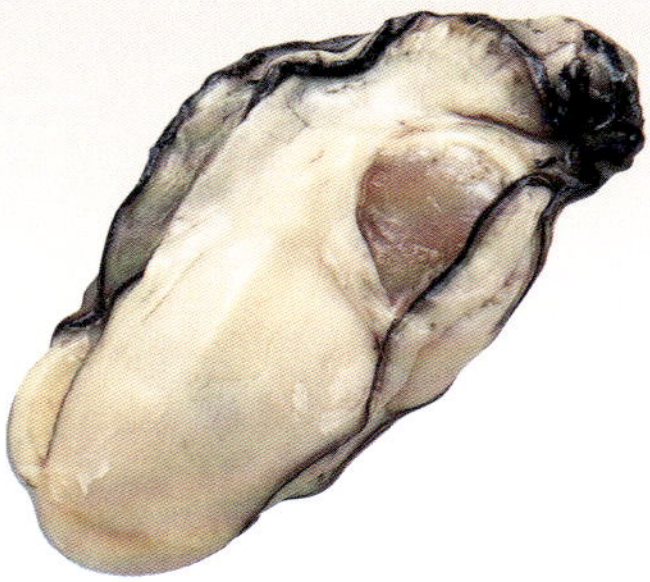

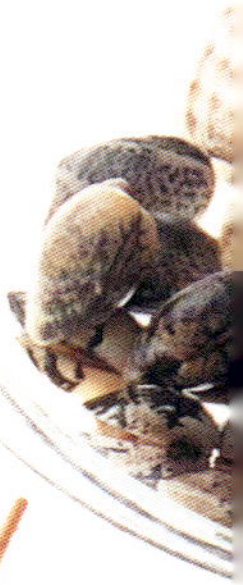

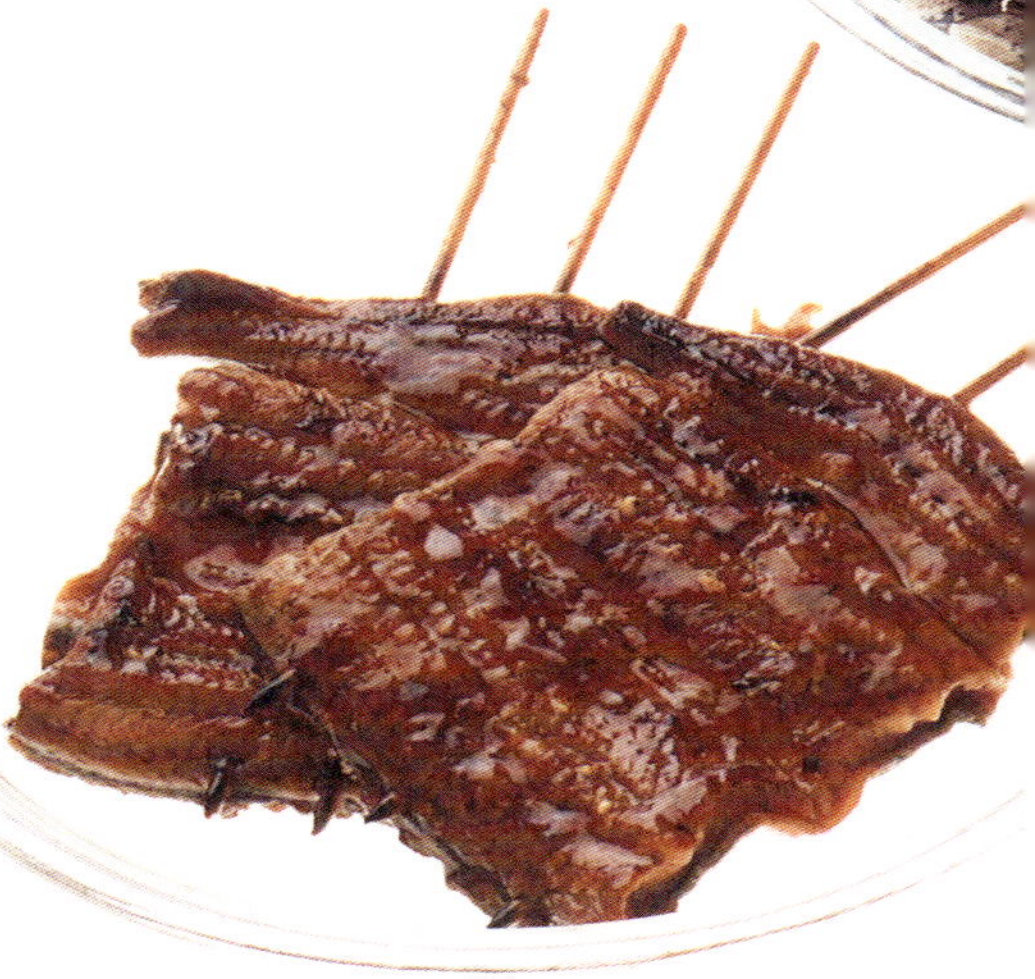

　これらミネラルの補給源として**理想的な食品は**、野菜や果物、海藻類です。毎日、十分な量を意識してとるようにしましょう。

　ただし、**肝炎の人は鉄の摂取量には注意が必要**です。とりすぎた鉄は肝臓に蓄えられますが、これが肝細胞の脂質成分などを酸化させ、病状を悪化させることがわかっています（詳しくは82～84ページ参照）。

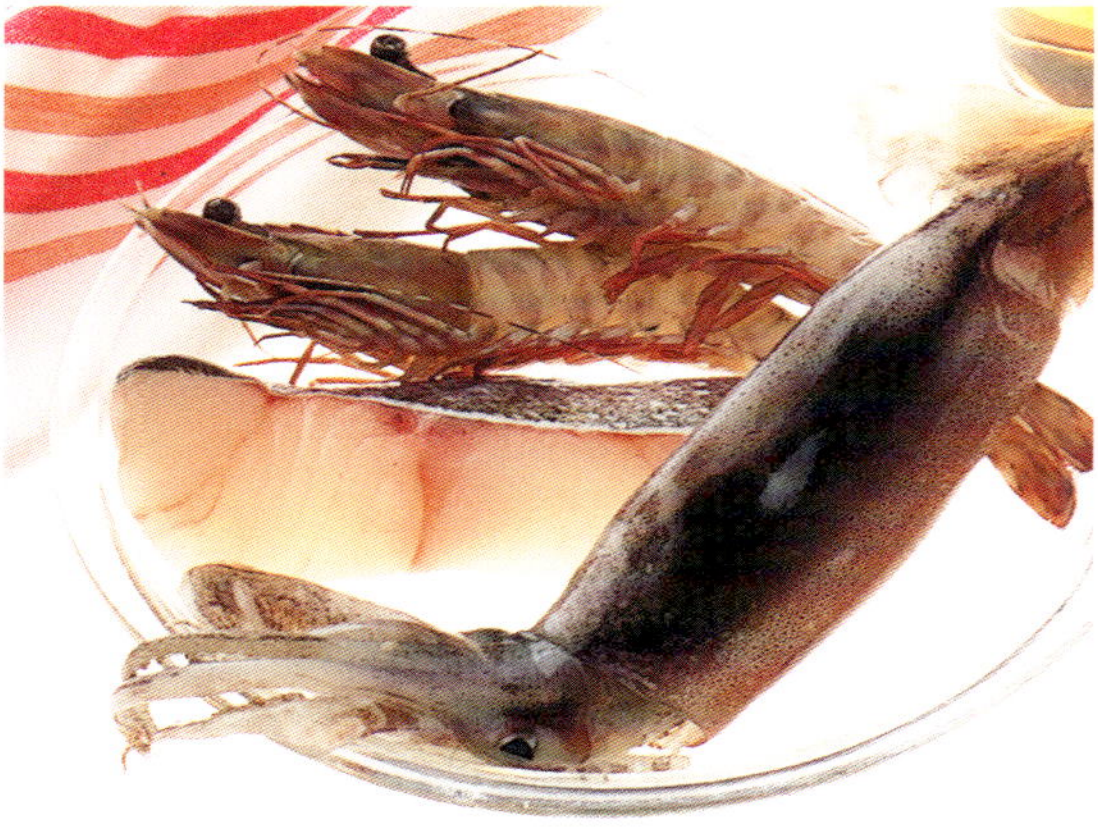

セレンは魚介類、動物の内臓、卵類に多く、次いで玄米などの穀類、肉類、乳製品、ごまなどに多く含まれます。野菜では、長ねぎ、玉ねぎ、ブロッコリー、にんにくなどに多い成分です

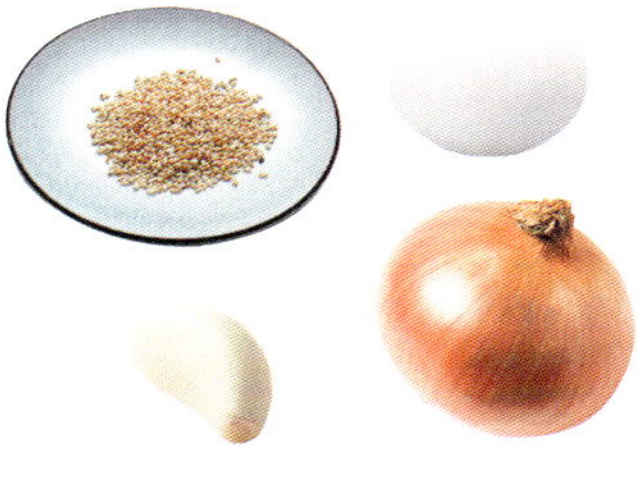

肝臓に負担をかける便秘を解消するために食物繊維を十分にとります

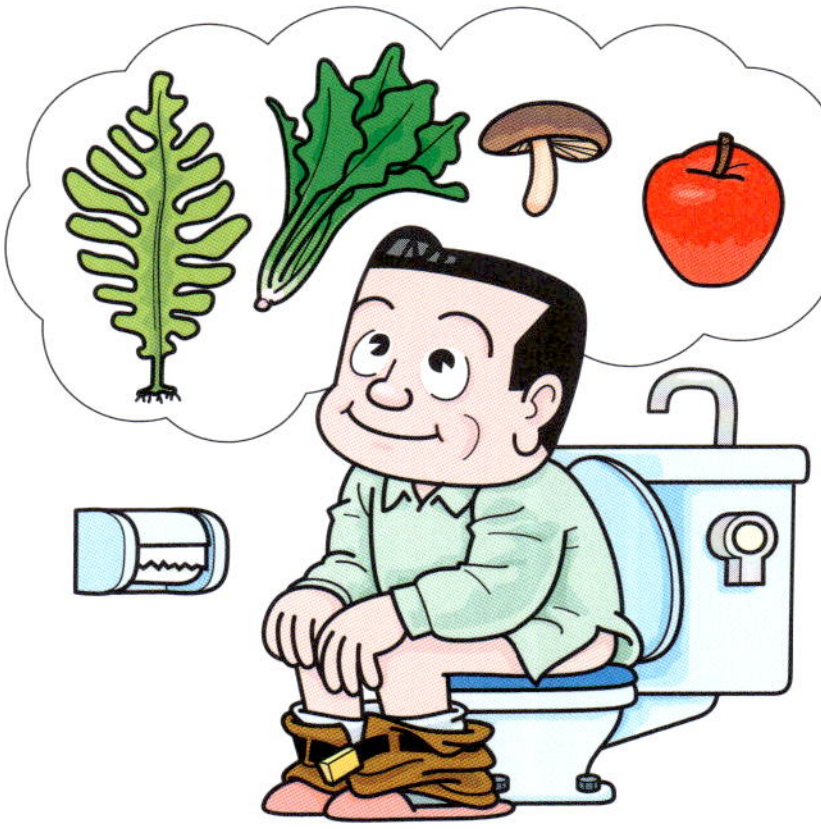

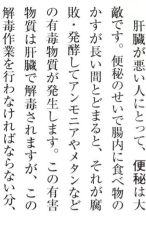

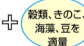

肝臓が悪い人にとって、**便秘**は大敵です。便秘のせいで腸内に食べ物のかすが長い間とどまると、それが腐敗・発酵してアンモニアやメタンなどの有毒物質が発生します。この有害物質は肝臓で解毒されますが、この解毒作業を行わなければならない分、肝臓にはよけいな負担がかかってしまいます。

便秘を防ぐには、まず食物繊維を含んだ食品を十分にとることです。食物繊維は、主に植物性の食品に含まれている消化・吸収されない成分で、腸を刺激して蠕動《ぜんどう》運動を活発にさせると同時に、腸内で水分を吸収して大きくふくらみ便の量をふやして便通を促進してくれます。

そのうえ、食物繊維には、血液中のコレステロール値や血糖値を下げる、高血圧を改善するといった効果もあります。

食物繊維が豊富に含まれている食品は、野菜や果物、豆類、いも類、海藻類、きのこ類などです。

◆1日にとりたい食物繊維の目標量は 25 gです

下に示した食材を少量ずつ多種類組み合わせて1日にとるようにすれば、
25 g前後の食物繊維をとることができます

野菜 350g以上 ＋ いも 100g前後 ＋ 果物 200g程度 ＋ 穀類、きのこ、海藻、豆を適量

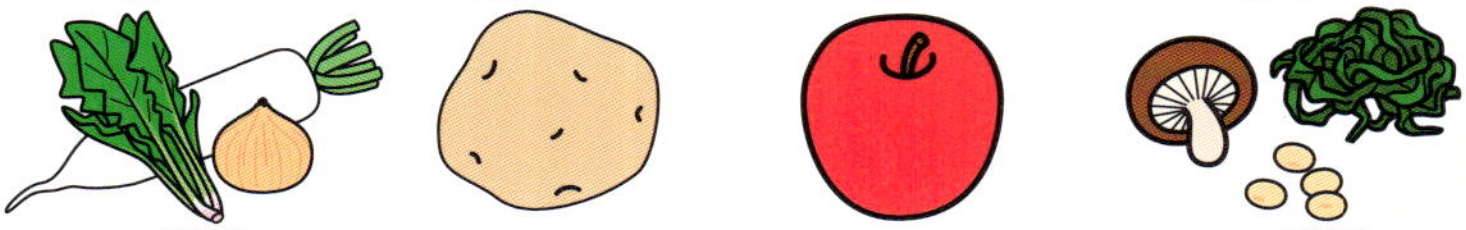

食物繊維25g以上

◆知っておきたい、食物繊維の多い代表的な食品

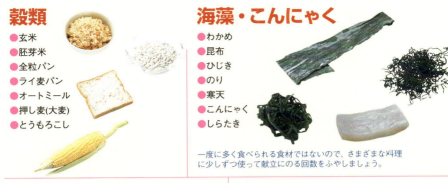

穀類

- 玄米
- 胚芽米
- 全粒パン
- ライ麦パン
- オートミール
- 押し麦(大麦)
- とうもろこし

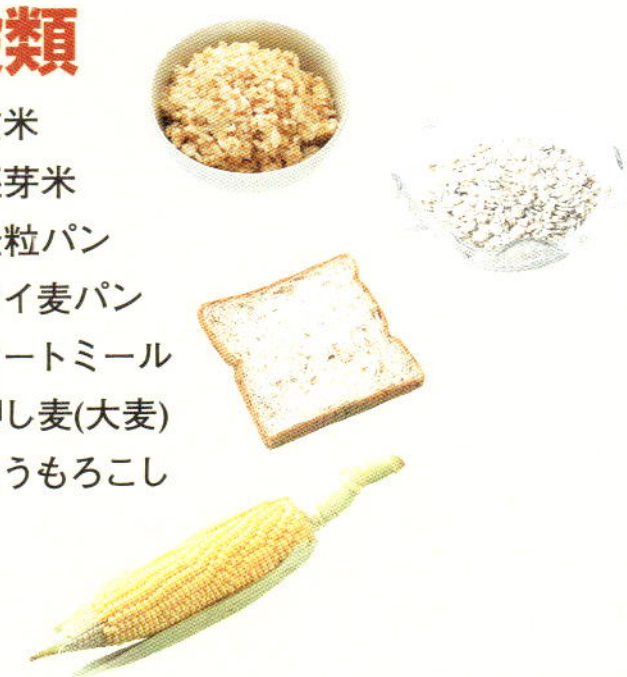

海藻・こんにゃく

- わかめ
- 昆布
- ひじき
- のり
- 寒天
- こんにゃく
- しらたき

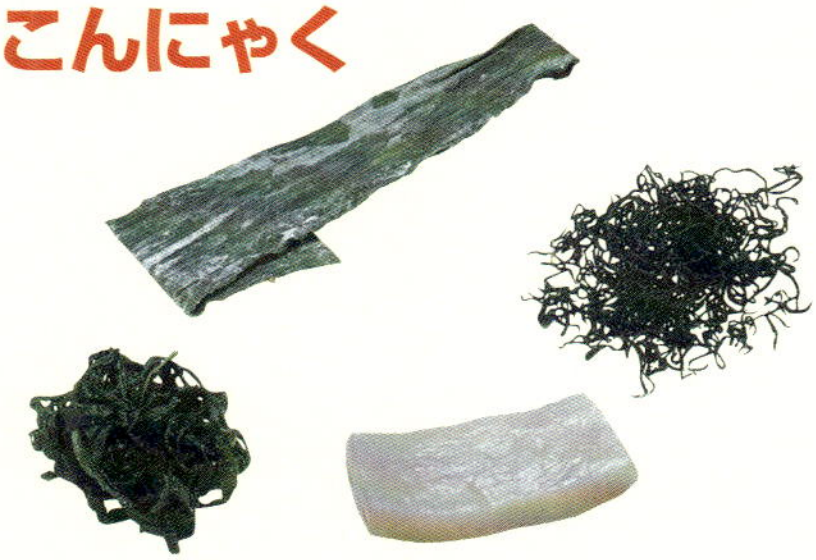

一度に多く食べられる食材ではないので、さまざまな料理に少しずつ使って献立にのる回数をふやしましょう。

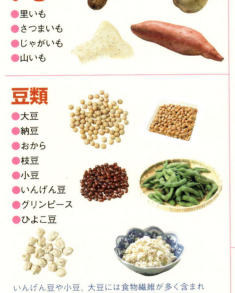

いも

- 里いも
- さつまいも
- じゃがいも
- 山いも

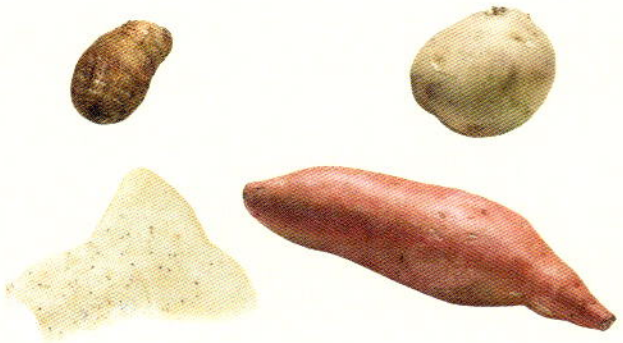

豆類

- 大豆
- 納豆
- おから
- 枝豆
- 小豆
- いんげん豆
- グリンピース
- ひよこ豆

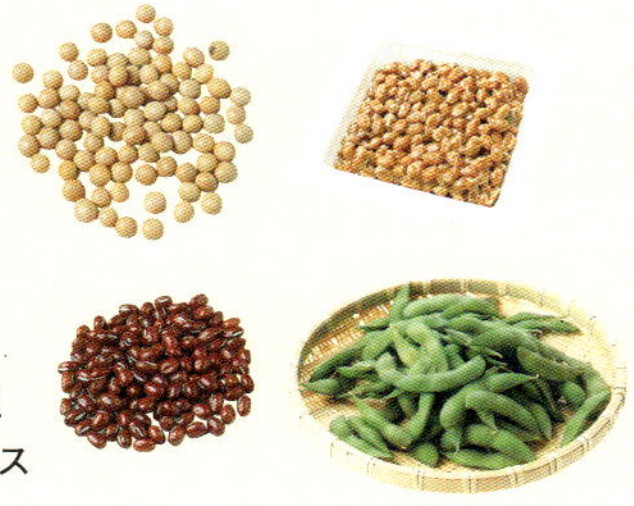

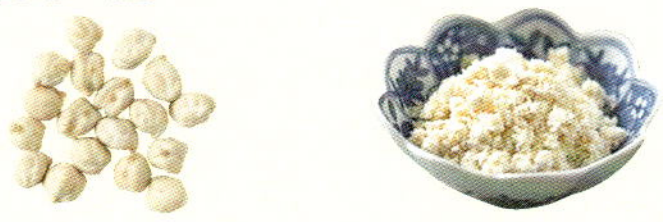

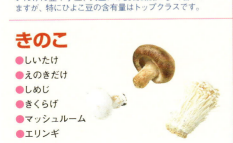

いんげん豆や小豆、大豆には食物繊維が多く含まれますが、特にひよこ豆の含有量はトップクラスです。

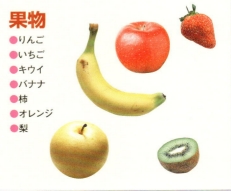

きのこ

- しいたけ
- えのきだけ
- しめじ
- きくらげ
- マッシュルーム
- エリンギ

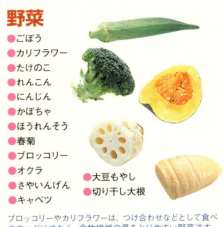

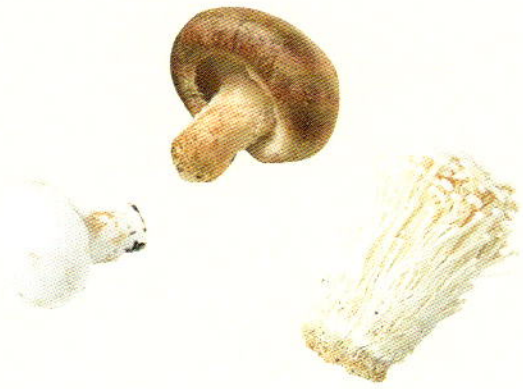

野菜

- ごぼう
- カリフラワー
- たけのこ
- れんこん
- にんじん
- かぼちゃ
- ほうれんそう
- 春菊
- ブロッコリー
- オクラ
- さやいんげん
- キャベツ
- 大豆もやし
- 切り干し大根

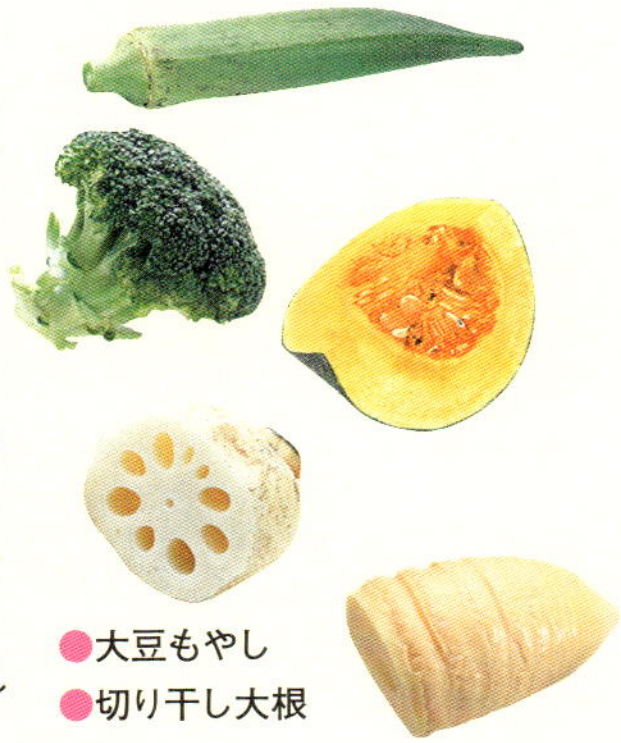

ブロッコリーやカリフラワーは、つけ合わせなどとして食べやすいだけでなく、食物繊維の量をとりやすい野菜です。粘りけのあるオクラやモロヘイヤも食物繊維は豊富なので、献立のもう一品として、おひたしなどの小鉢料理に利用しましょう。

果物

- りんご
- いちご
- キウイ
- バナナ
- 柿
- オレンジ
- 梨

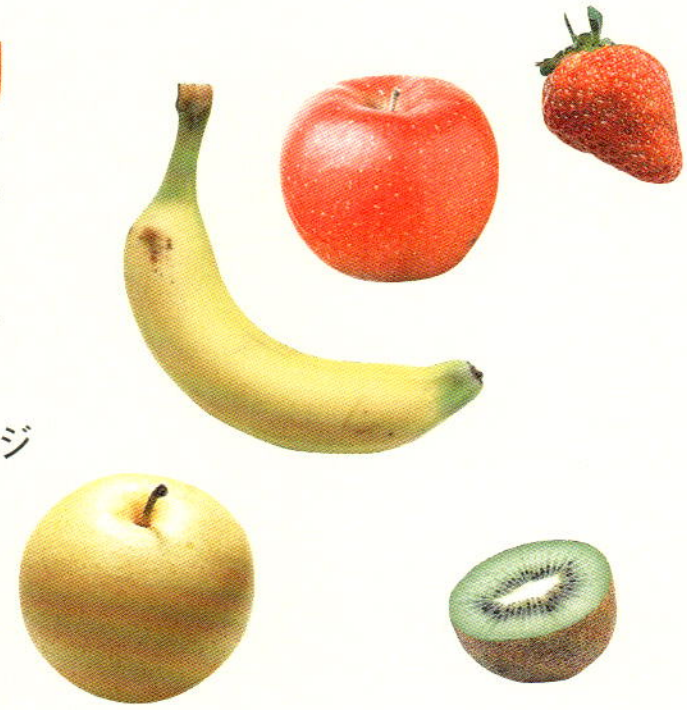

肝機能を高める栄養バランスのとれた食事作りをさらに容易にする目安はこれ

これまで紹介してきた肝機能を高める食事のさまざまな条件を満たしやすく、なおかつ栄養バランスのよい食事にするおおまかな目安として役立つのが、食品をグループ分けした左ページの表です。この表を見れば「どんな食品を」食べればよいかが、ひと目でわかります。また、それぞれの食品グループから1日に「どれほどの量」食べるかの目安として、1日に必要なエネルギー量が2000kcalの場合の分量をエネルギー量で示してあります。

大事なのは、どの食品グループからも選ぶと同時に、できるだけ多種類の食品を選ぶようにすることです。

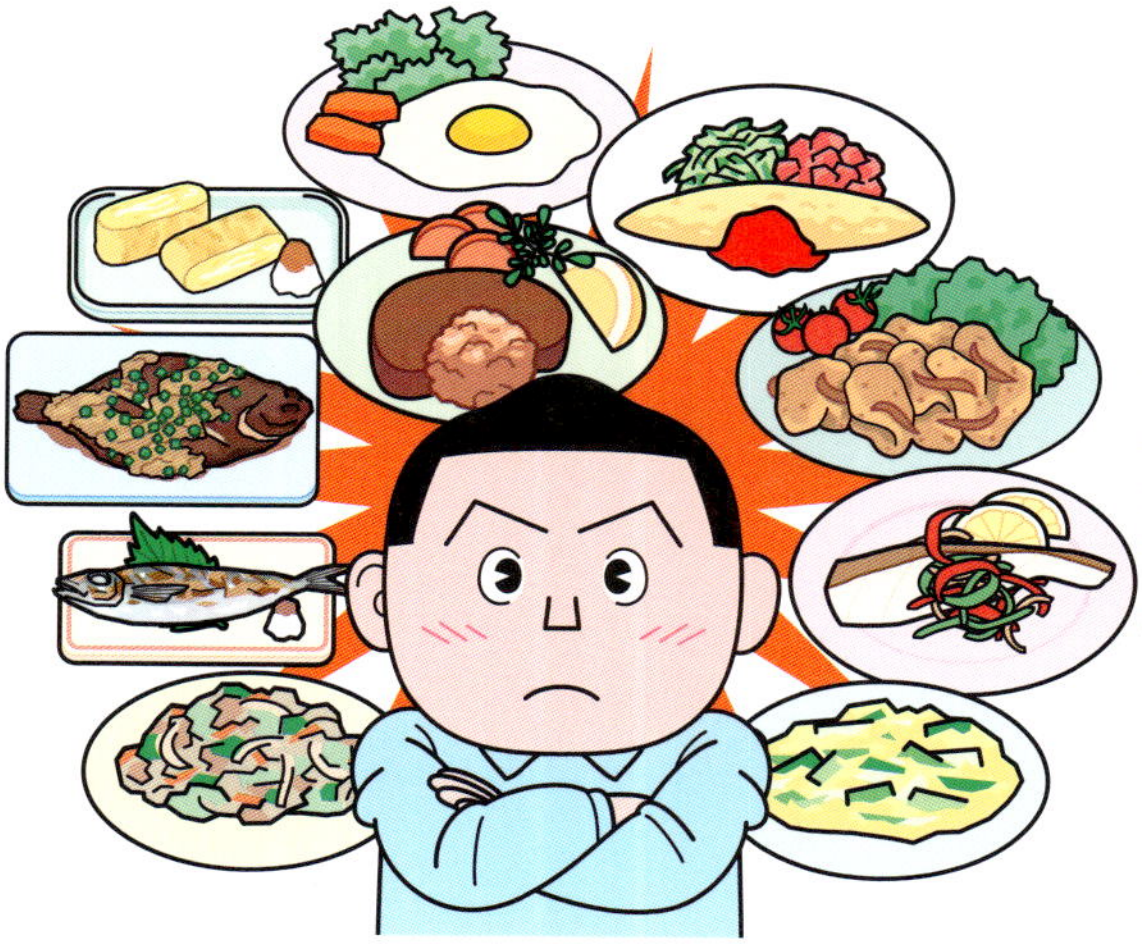

主菜

1日に合計で 350 ～ 400kcal分の魚介、肉、大豆、大豆製品、卵を使ったさまざまな主菜料理をとります

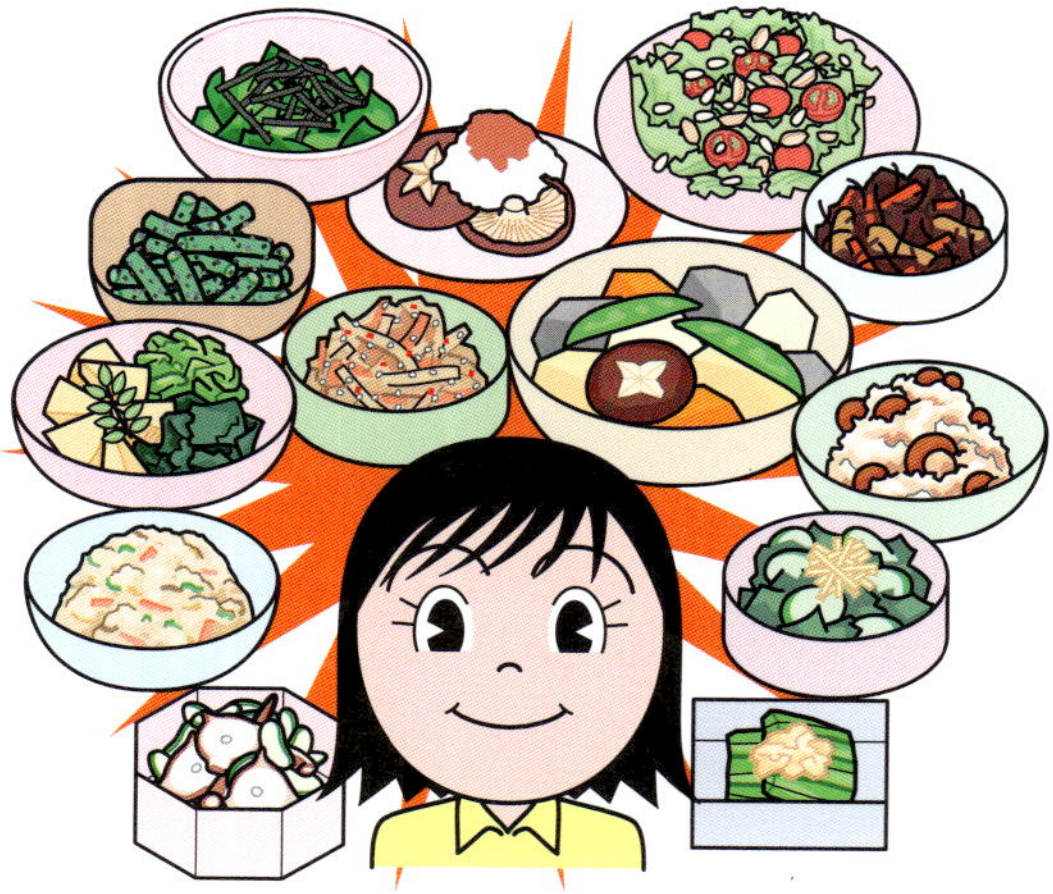

副菜

左ページの副菜の食材を決められた分量使って、さまざまな副菜料理をとるようにします

◆1日に必要なエネルギー量が 2000kcal の場合のバランスのよい食品選びの目安

主　食

❶ご飯・パンなど
900～1000kcal分

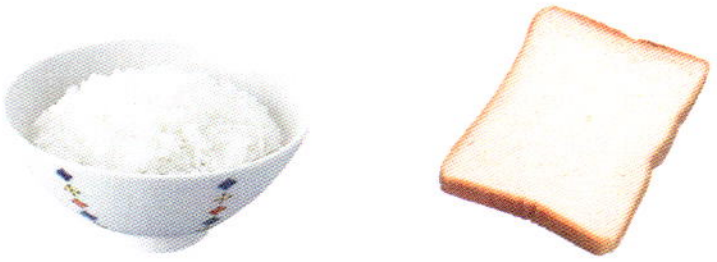

主　菜

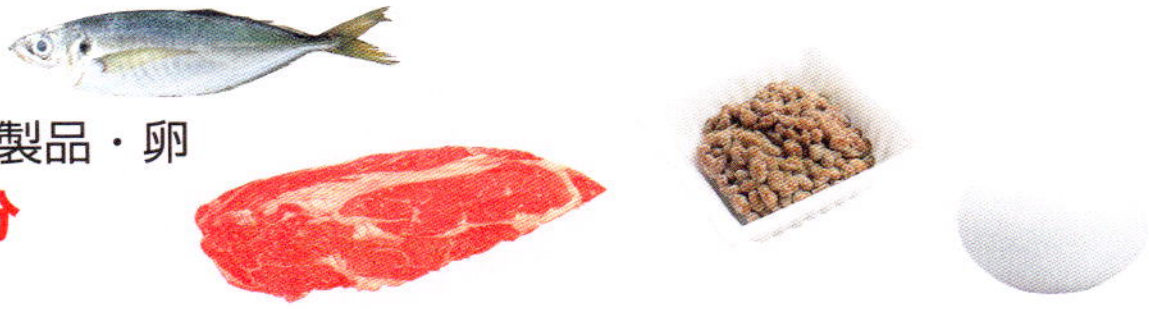

❷魚介・肉・大豆・大豆製品・卵
350～400kcal分

副　菜

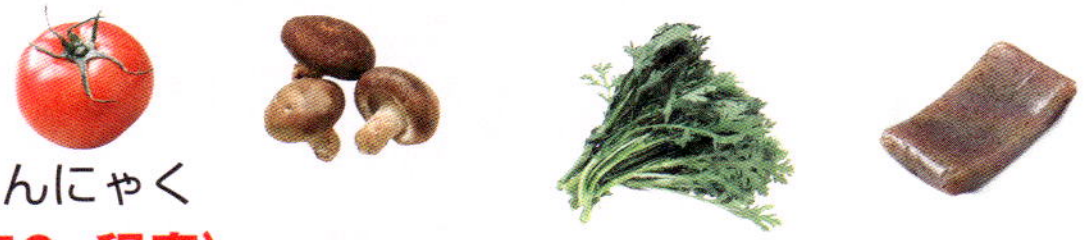

❸野菜・海藻・きのこ・こんにゃく
100～150kcal分（350g程度）

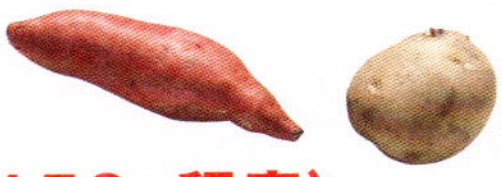

❹いも・豆（大豆以外）
100～150kcal分（100～150g程度）

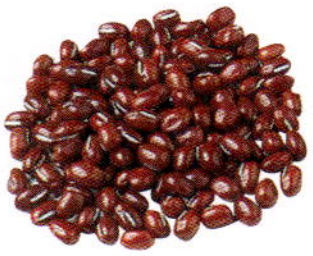

間食などとして

❺牛乳・乳製品
100～150kcal分

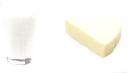

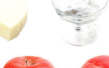

❻果物
100kcal分（200g程度）

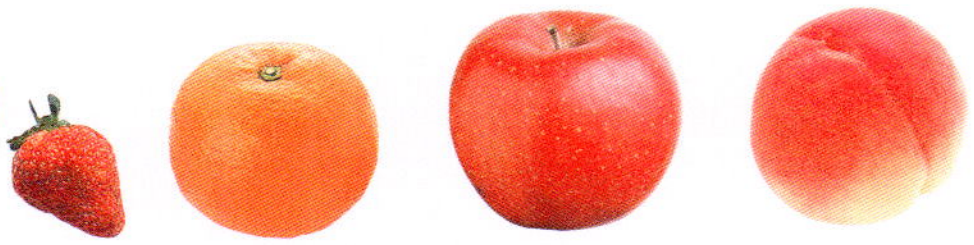

その他

❼調味料・調理油
150kcal分

❽砂糖など
50kcal分

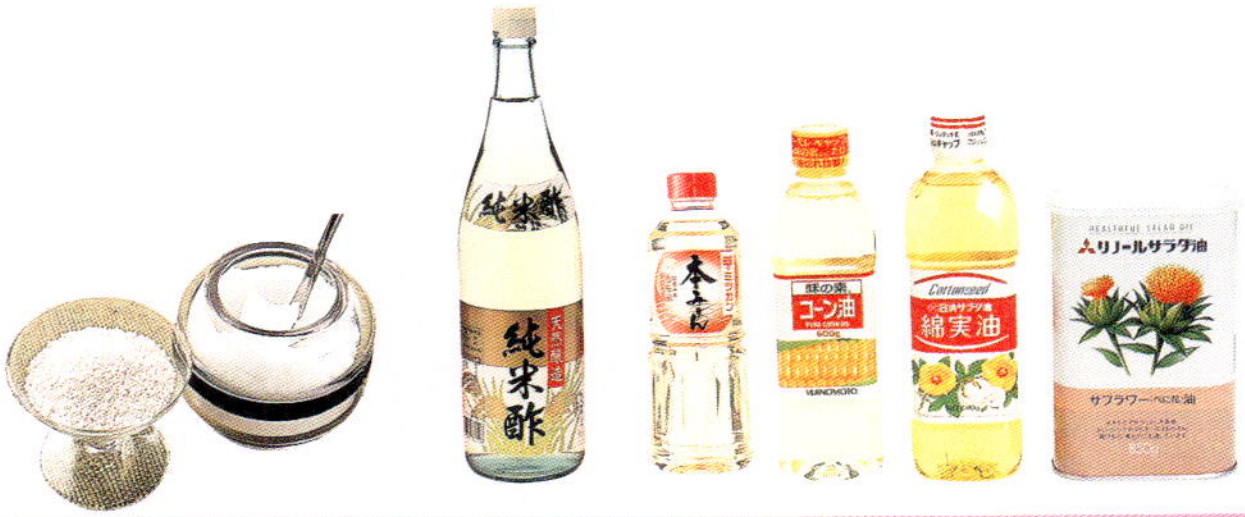

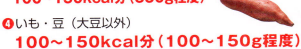

1日に必要なエネルギー量が2000kcalの場合の各種食材の分量の目安

副菜

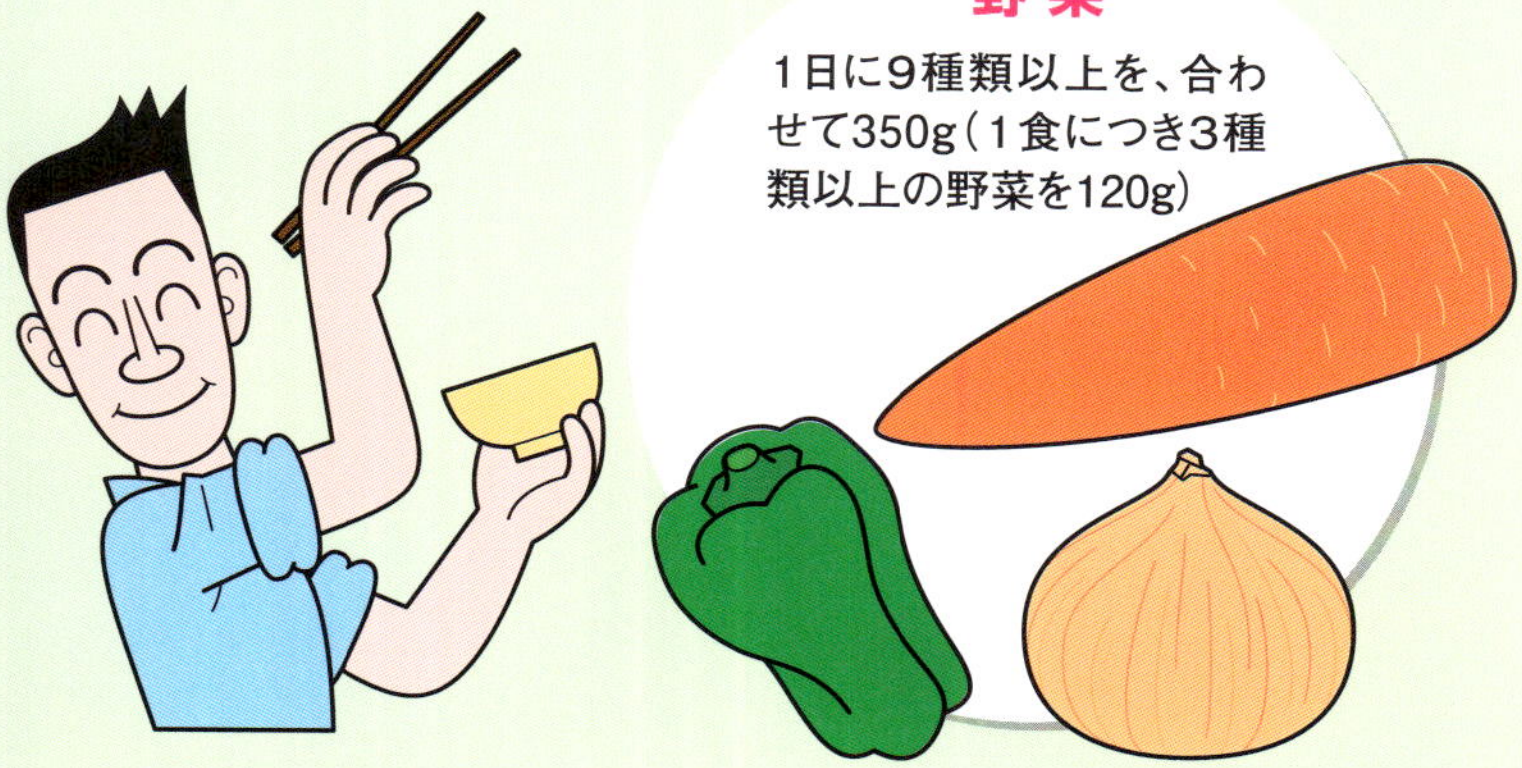

野菜

1日に9種類以上を、合わせて350g（1食につき3種類以上の野菜を120g）

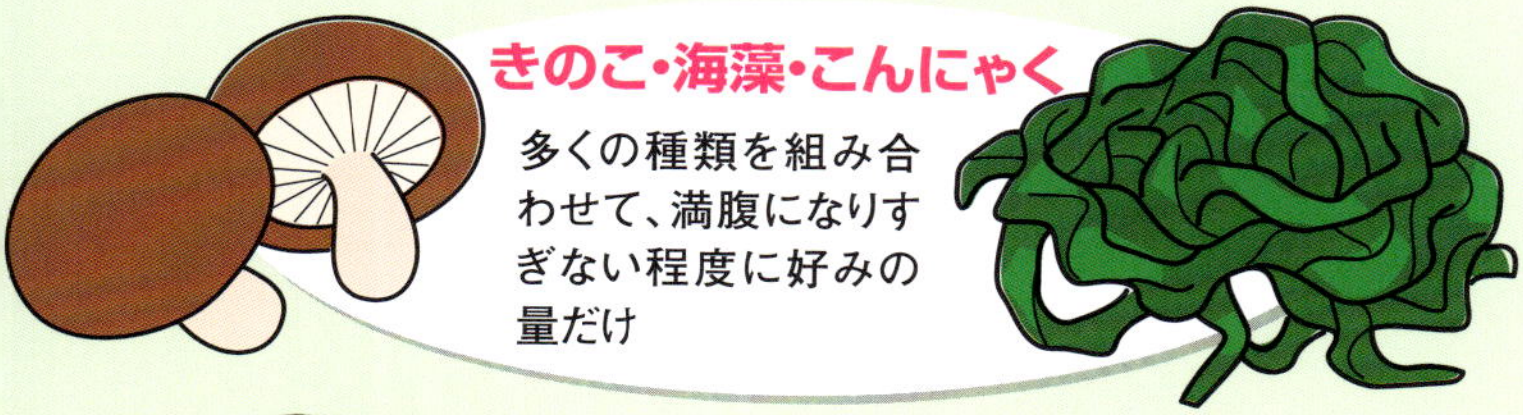

きのこ・海藻・こんにゃく

多くの種類を組み合わせて、満腹になりすぎない程度に好みの量だけ

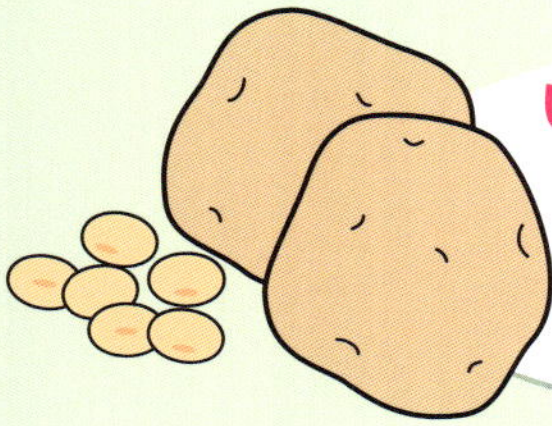

いも類・豆類（大豆を除く）

いも類は卵大の大きさのものを1個。豆類は、ゆで豆なら大さじ山盛り1杯、乾燥豆なら大さじ1杯分

ここに示した食品とそれぞれの分量を1日にとると、おおよそ栄養のバランスのとれた2000kcal分になります。

1日に必要なエネルギー量は個々人ごとに異なるので、ここに示した目安を利用するときは、2000kcalと自分の1日に必要なエネルギー量との差を、75ページの「バランスのよい食品選びの目安」を参考に調整してください。

おかず

主 菜

次の4種類の食材を朝・昼・夕に振り分けて食べます。

なお、この中からどれか1種類を減らせば、1600～1700kcalに適した主菜の量になります。

肉 類

薄切り肉なら、丸めてみて卵ぐらいの大きさのものを1枚。ただし、バラ肉やベーコンは避けます

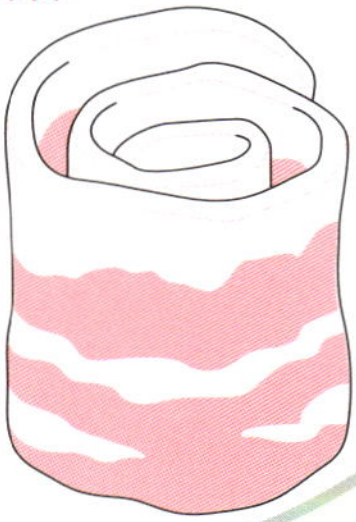

魚介類

魚の切り身なら1切れ

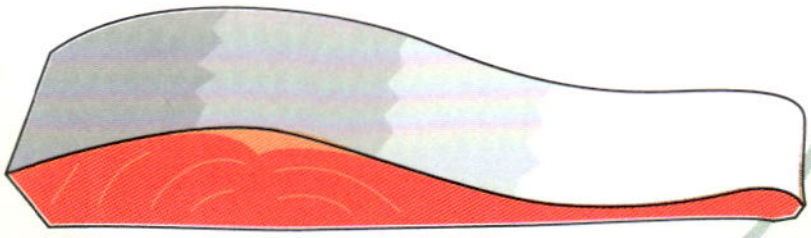

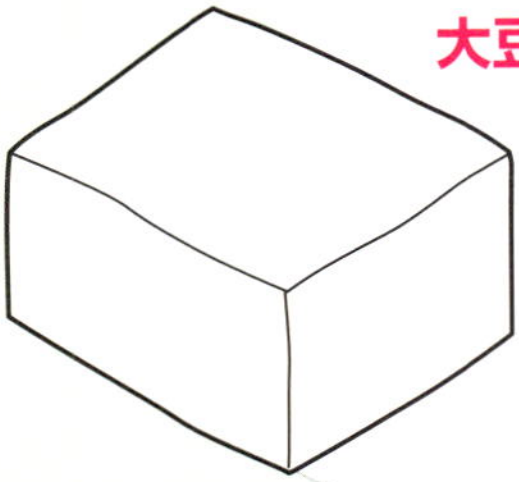

大豆製品

大きめの豆腐なら$\frac{1}{4}$～$\frac{1}{3}$丁、小さめの豆腐なら$\frac{1}{2}$丁

卵

鶏卵1個
（約50gのもの）

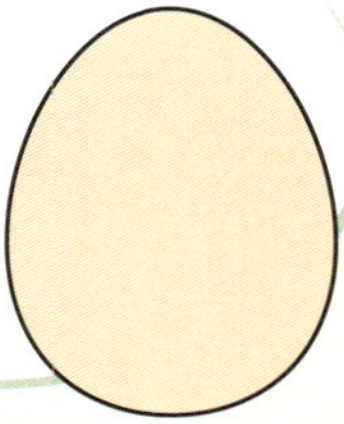

※牛乳や果物は、食後にとってもよいし、朝・昼・夕の食事でとらずに間食としてとってもよい
※調理などに使う油の量はできるだけ控えめにする
※マヨネーズやドレッシング類の使用はできるだけ避ける

※砂糖の使用は控えめにする
※水やお茶などのエネルギーのない飲み物を、代謝をよくするために1日1.5～2ℓを目安にとる

牛乳

牛乳1本
（200mℓ）

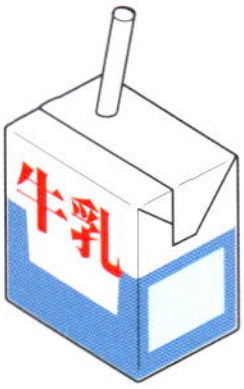

果物

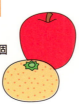

1日に
1～$1\frac{1}{2}$個
食べる

主食

毎食、必ず適量を食べるようにします
（78～79ページ参照）

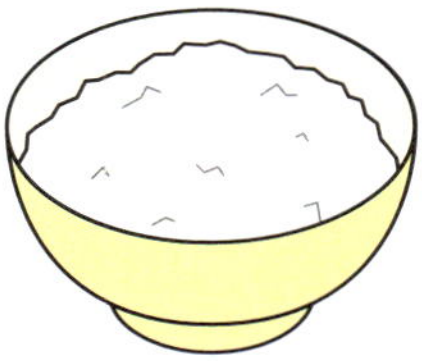

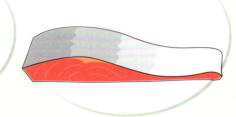

毎食、自分の1日に必要なエネルギー量に合った適正な分量の主食をとることが大事です

私たちが主食としているご飯やパン、めん類は重要なエネルギー源であるだけでなく、食物繊維を含み、ビタミンEなどの供給源でもあります。

3度の食事ごとに、自分の食事量（1日に必要なエネルギー量）に合った適正な分量を必ずとるようにします。

精白米や精製した小麦粉で作った白いパンより食物繊維やミネラルを多く含む玄米やライ麦パン、全粒パンの利用もおすすめです。

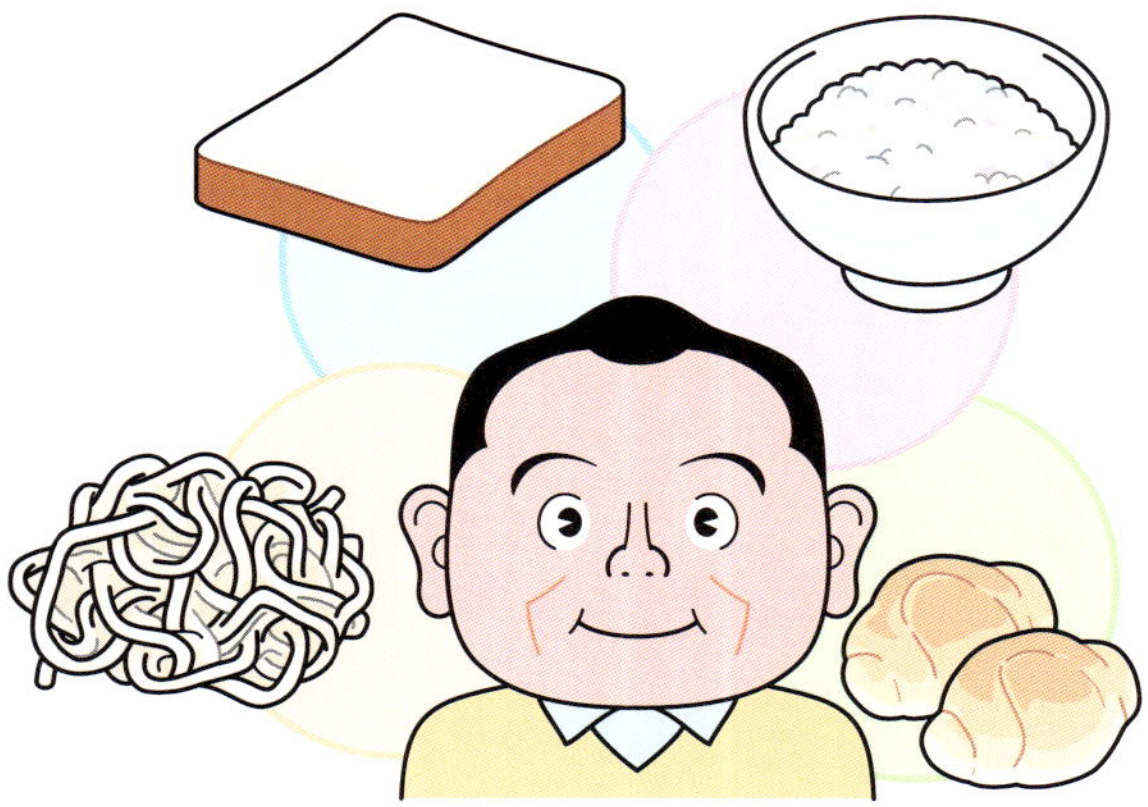

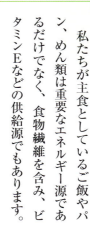

	バターロール なら	ゆでうどん なら
	$2\frac{1}{2}$個（75g）	1玉（240g）
	3個（90g）	$1\frac{1}{4}$玉（300g）
	$3\frac{1}{2}$個（105g）	$1\frac{1}{3}$玉（320g）
	4個（120g）	$1\frac{1}{2}$玉（360g）

◆1日の適正な食事量あたりの、とるべき主食量の目安

1日の食事量	1日の主食量	1食あたりの主食量
1400 kcal	770 kcal	約 260 kcal
1600 kcal	880 kcal	約 290 kcal
1800 kcal	990 kcal	約 330 kcal
2000 kcal	1100 kcal	約 370 kcal

◆主食は毎食この量をとるようにします

1日に必要なエネルギー量	ご飯なら	玄米ご飯なら (麦ご飯、五分づき米のご飯なども同量)	食パンなら (ライ麦パンも同様)
1400 kcal	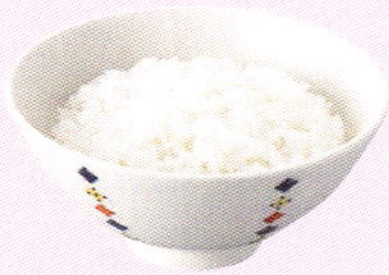 150g	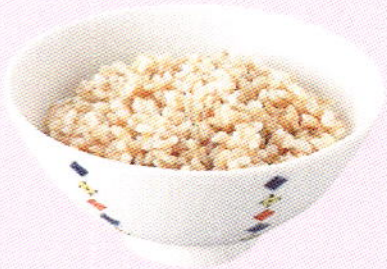 150g	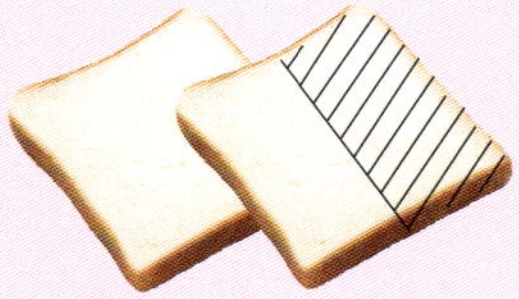 6枚切り$1\frac{1}{2}$枚(90g)
1600 kcal	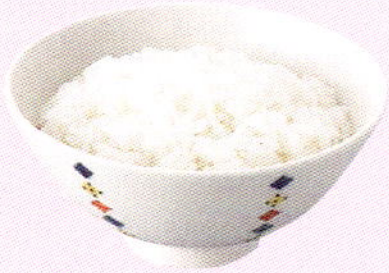 180g	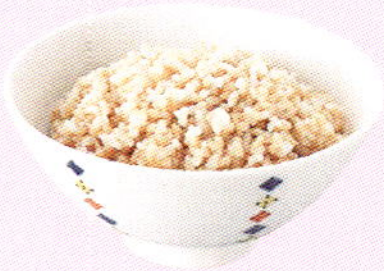 180g	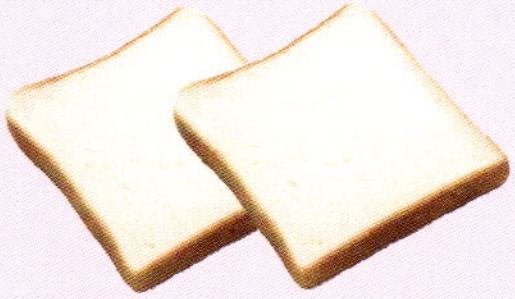 6枚切り2枚(120g)
1800 kcal	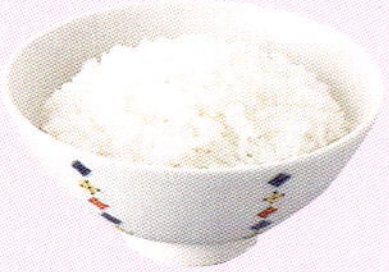 200g	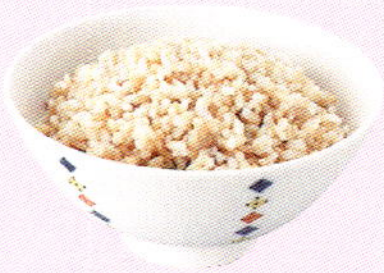 200g	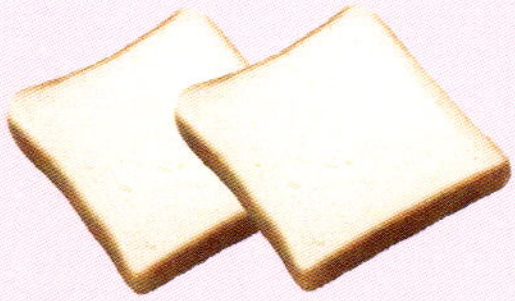 6枚切り2枚(120g)
2000 kcal	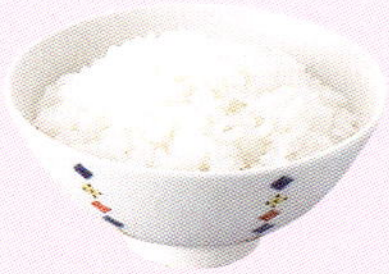 220g	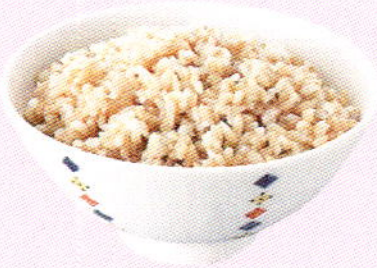 220g	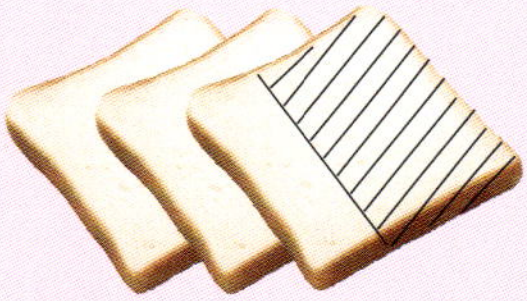 6枚切り$2\frac{1}{3}$枚(140g)

肝臓を守るには規則的な食事が大事。朝食はしっかりとり、夕食は控えめにします

肝臓を守るには食事を規則的にとることがたいせつです

肝臓を守るには、バランスのとれた食事をとることがたいせつですが、それと同時に「どのように食べるか」にも気を配る必要があります。

まず、**規則的に食事をとる**ことが大事です。朝食抜きで飛び出して、昼は出先で立ち食いそば、その不足分を夕食でドカ食いしたり、また、夜遅くまで飲み食いしてはすぐ寝たり、絶え間なく間食したり……こうした不規則な食事では、肝臓を傷めかねません。

人間の体はリズムに従って機能しているため、不規則な食事で体のリズムを狂わせると、肝臓の働きにも異常をきたして、さまざまな障害が起こってくるのです。

1日3度の規則正しい食事は健康を維持するためにも必要ですが、肝臓病の食事療法の場合は、特にこのリズムを大事にしたいものです。

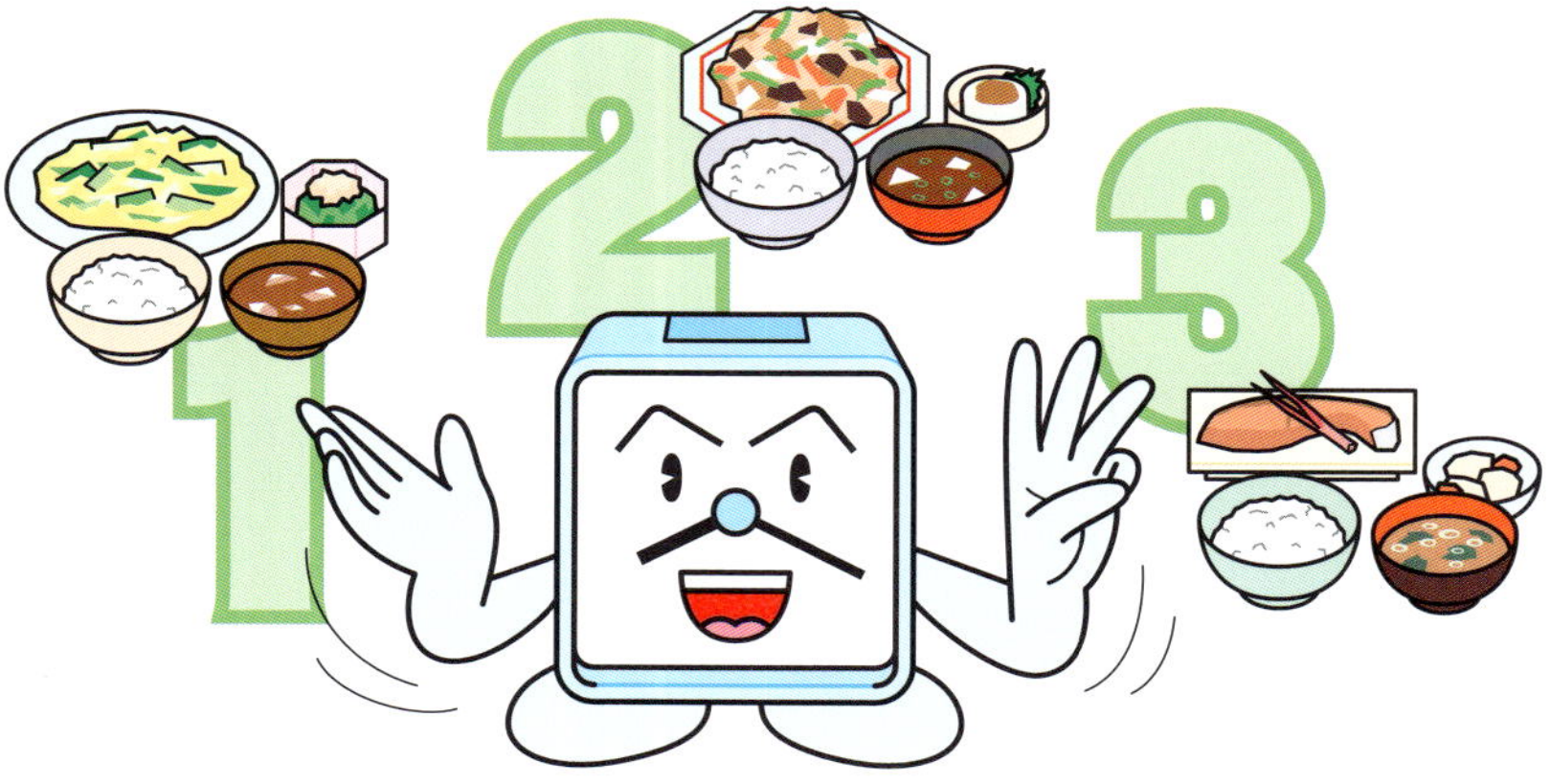

朝食はしっかり食べるようにしましょう

規則的な食事の第一歩は、**朝食をしっかりとること**。一般に、朝食は簡単にすませ、夕食をたっぷりとるというのが、食生活の基本パターンのように思われています。しかし、肝臓に心配がある人は、朝食をしっかり食

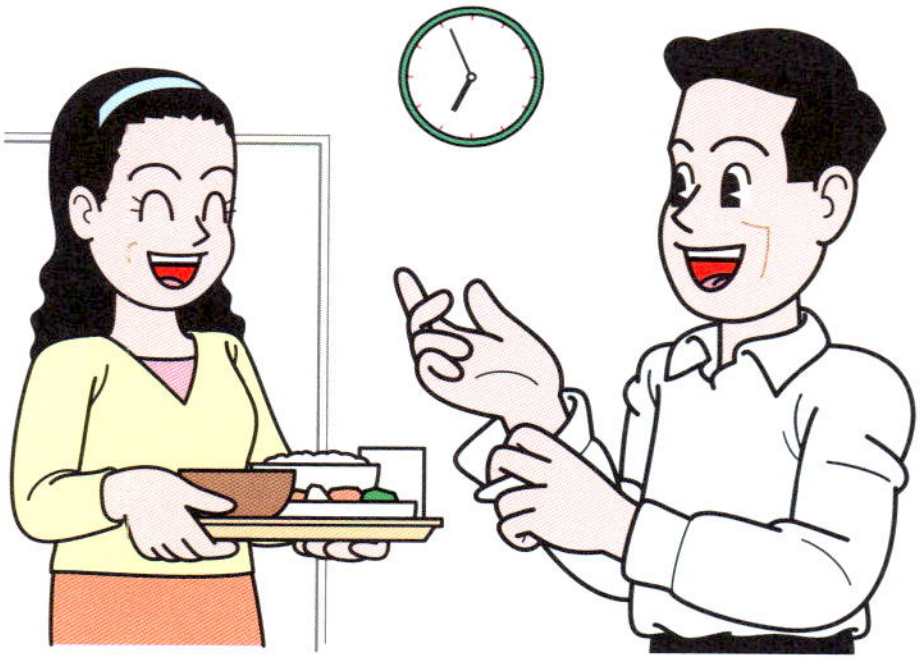

べる習慣を身につけることがたいせつです。朝食でとる炭水化物が、その日の活動をスタートさせ、支える活力源になるからです。

朝食をとらないと、午前中にエネルギーが不足するため、せっかく肝臓に蓄えたグリコーゲンをブドウ糖に分解して血液中に送り出し、全身の筋肉や臓器などのエネルギーにしなければなりません。すると、肝臓を機能させるグリコーゲンが不足して、肝臓の働きが悪くなるのです。

また、朝食を抜くと、昼食に、めん類などの炭水化物が多い食事をとりたくなるものです。そんな偏った食事ではタンパク質やビタミンが不足しがちになり、さらに肝臓の働きに負担をかけることになります。

夕食は控えめに、寝る3時間以上前にとりましょう

ただ、いくら朝食が大事とはいっても、朝、目覚めてすぐには食欲がわかないことが多いものです。

その第一の理由は、睡眠不足が考えられます。睡眠不足の原因は、睡眠時間の短さだけではなく、眠りの深さにも関係があります。胃の中に、前日の夕食で食べたものが残っていると、深い眠りの妨げになるのです。

胃に入った食べ物の消化時間は、ご飯なら2時間強、ステーキなら4時間以上です。そこで、夕食は、就寝の3時間以上前が望ましいことになります。

どうしても遅い時間に食事をしなければならなくなったら、あまりボリュームのあるものをとらないことです。クッキーや牛乳などで軽くすますか、できるかぎり消化のよいものを食べるようにしましょう。

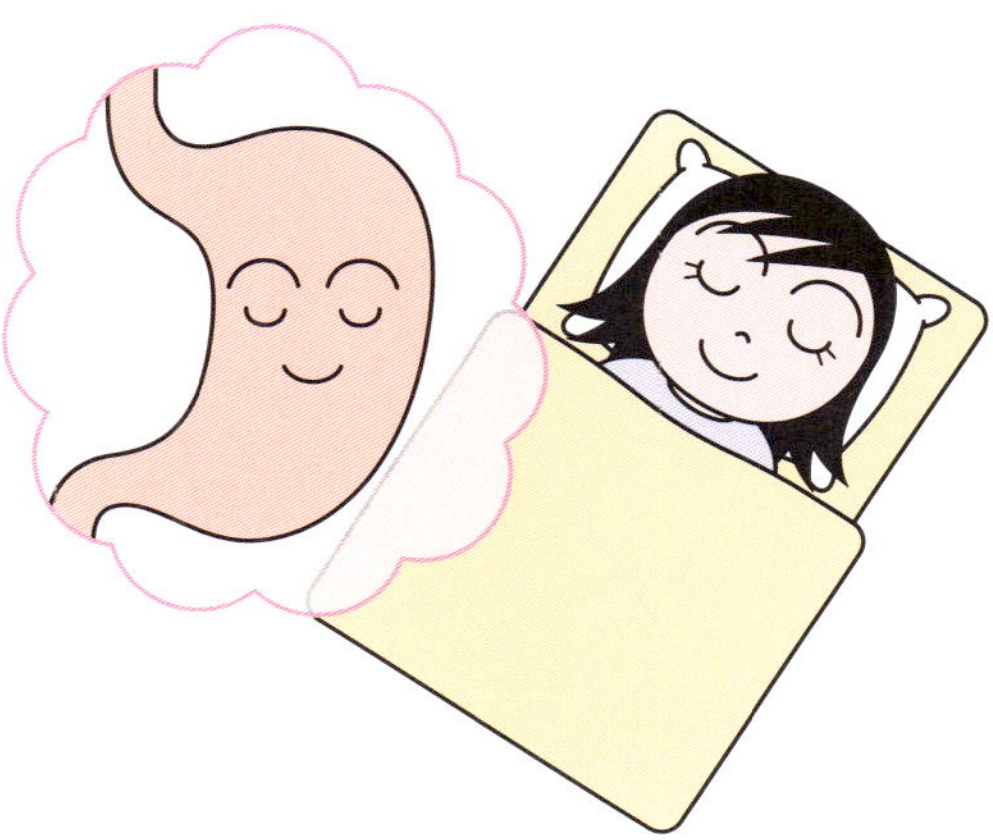

慢性的に肝臓に炎症を起こしている人は、食事からとる鉄の量を控えめにしましょう

健康な人や貧血ぎみの人にとっては、鉄は積極的にとりたいミネラルです。しかし、肝機能に異常がある人にかぎっては、食事のうえで鉄の摂取をある程度は控えたほうがよいとされています。

特に注意が必要なのは、慢性の肝障害、特にC型慢性肝炎やNASH（非アルコール性脂肪性肝炎）の患者さんです。

食事でとった鉄は肝臓に蓄えられ、必要に応じて使われますが、こうした患者さんでは、肝臓内に鉄が非常にたまりやすくなっており、それが炎症を進行させる原因になります。

肉・卵

赤い色の肉ほど鉄の量が多くなる。豚肉、鶏肉は少なめ

食品名	目安量（正味重量）	鉄含有量
豚レバー	1食分(60g)	7.8mg
鶏レバー	1食分(60g)	5.4mg
牛レバー	1食分(60g)	2.4mg
牛もも肉(赤身)	1食分(80g)	2.2mg
卵黄(鶏卵)	Mサイズ1個分(20g)	1.2mg
コンビーフ(缶詰)	1食分(30g)	1.1mg

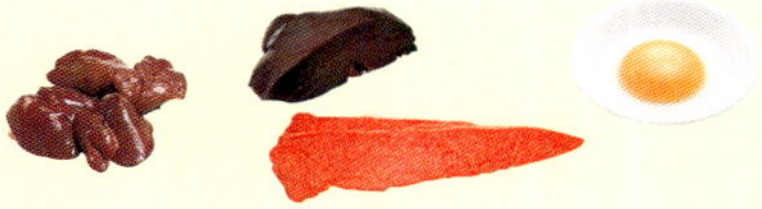

魚介

魚の頭やはらわたは鉄が多くなる。かつお、まぐろなど赤身の魚は多く、白身魚は少なめ

食品名	目安量（正味重量）	鉄含有量
あさり水煮缶詰	1食分(50g)	19.0mg
あさり佃煮	大2個(30g)	5.6mg
ほっき貝	1個(70g)	3.1mg
赤貝(むき身)	2個(40g)	2.0mg
どじょう	6尾(40g)	2.2mg
はまぐり佃煮	2～3個(30g)	2.2mg
さんま	1尾(140g)	1.8mg
かつお(切り身)	1切れ(100g)	1.9mg
あさり(むき身)	1食分(50g)	1.9mg
いわし丸干し	2尾(40g)	1.8mg
カキ(むき身)	6個(90g)	1.7mg
いわし(まいわし)	1尾(70g)	1.5mg
かつお(角煮)	4～5個(20g)	1.2mg
まぐろ(めばち赤身)	刺し身5～6切れ(80g)	1.1mg
しじみ(殻つき)	15個(15g)	1.2mg

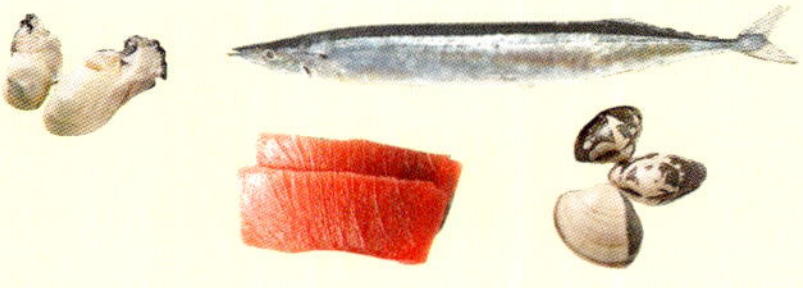

「日本食品標準成分表 2015年版（七訂）」より作成

どういうことかというと、肝臓に慢性的な炎症があり、その肝臓に鉄が大量にたまると、活性酸素の生成と消去のバランスがくずれて活性酸素が大量に発生し、肝細胞が酸化による損傷を受けやすくなって、それがいっそう炎症を悪化させるのです。

このため、C型肝炎やNASHの症状の進行を防ぐのに、鉄制限食が有効です。また、アルコール性肝炎の人も、鉄のとりすぎには注意が必要です。

鉄制限食として、鉄の摂取は1日に6mgまでに抑えることが推奨されていますが、鉄をまったくとらないわけにはいきません。鉄を制限しようとすると、ほかのビタミンやミネラルも不足しがちになるからです。

慢性の肝障害がある人で、医師から鉄を控える食事をするようにと指導されたときは、しろうと判断でかってに鉄制限食を行ったりせずに、管理栄養士に相談し、そのアドバイスを受けるようにしましょう。

ふだんの食事では、鉄の多い食品を知っておき、とりすぎないように注意することで十分です。

◆鉄分を多く含む食品

野菜・海藻・きのこ

非ヘム鉄が多く含まれるため、とりすぎに要注意

食品名	目安量(正味重量)	鉄含有量
干しひじき(鉄釜)	1食分(10g)	5.8mg
小松菜	1食分(70g)	2.0mg
菜の花	1食分(70g)	2.0mg
きくらげ(黒・乾燥)	1人分(5g)	1.8mg
京菜	1食分(70g)	1.5mg
ほうれんそう	1食分(70g)	1.4mg
根三つ葉	1食分(70g)	1.3mg
春菊	1食分(70g)	1.2mg
青のり	小さじ1杯(1g)	0.8mg

豆・豆製品

食品名	目安量(正味重量)	鉄含有量
厚揚げ	1人分=大1/2枚(120g)	3.1mg
がんもどき	中1個(80g)	2.9mg
大豆(乾燥)	大さじ2杯(30g)	2.8mg
豆乳	カップ1杯(210g)	2.5mg
納豆	1パック(50g)	1.7mg
いんげん豆(乾燥)	大さじ2杯(25g)	1.5mg
高野豆腐	1枚(15g)	1.1mg
そら豆(生)	10粒(38g)	0.9mg
枝豆	20さや(30g)	0.8mg
きな粉	大さじ1杯(8g)	0.6mg

その他の食品

食品名	目安量(正味重量)	鉄含有量
干しそば(乾燥)	1人分(100g)	2.6mg
ポップコーン	1食分(50g)	2.2mg
ミルクチョコレート	1枚(50g)	1.2mg
松の実	大さじ1杯(10g)	0.6mg
ごま(いり)	大さじ1杯(7g)	0.7mg
干しあんず	4個(30g)	0.7mg

なお、こうした患者さんは、ビタミンCをとりすぎないこともたいせつです。ビタミンCには鉄の吸収を促進させる効果があるからです。積極的にとるのは控えて、ごく普通にとるようにしましょう。

◆鉄をとりすぎないようにするための食生活のコツ

1 フッ素樹脂加工や銅製の器具を使い、鉄製は使わない

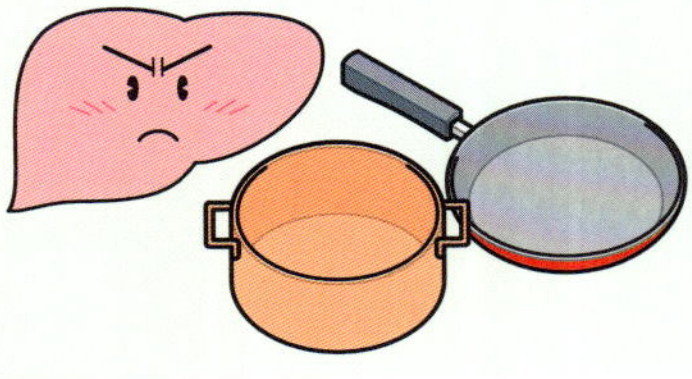

2 赤身の魚より白身の魚を食べる。また、肉も、赤身は控えめにする

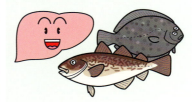

3 肉はレバーなど内臓は食べない。魚も、はらわたや頭は食べない

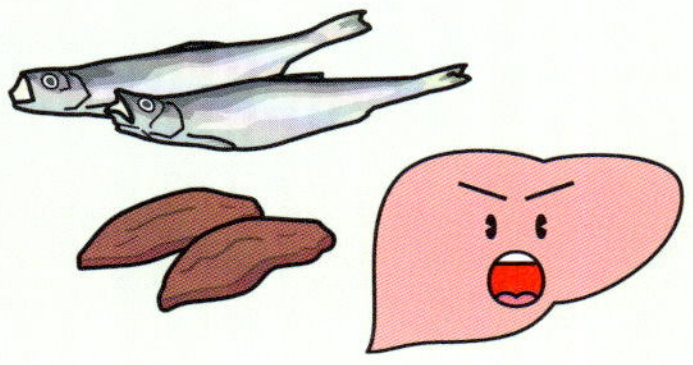

4 海藻類や、小さな貝類は控えめにとる

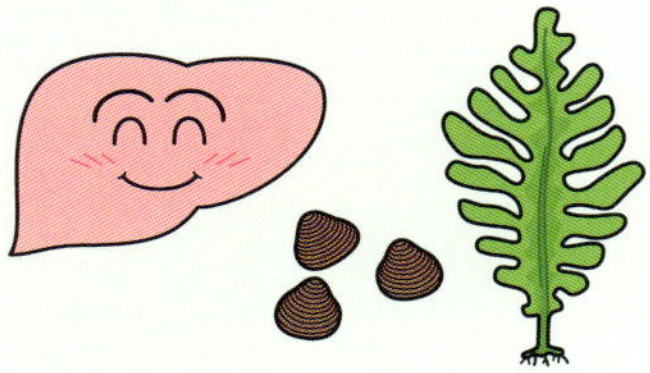

5 果物は、食後しばらくたってから食べる

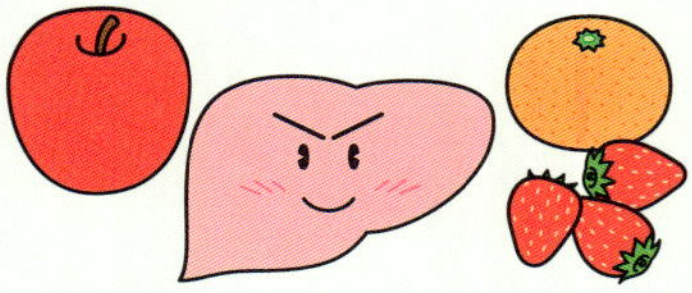

果物に含まれるビタミンCやクエン酸は鉄の吸収をよくする働きがあるため。

6 コーヒーやお茶は食事といっしょにとるか、食後すぐにとる

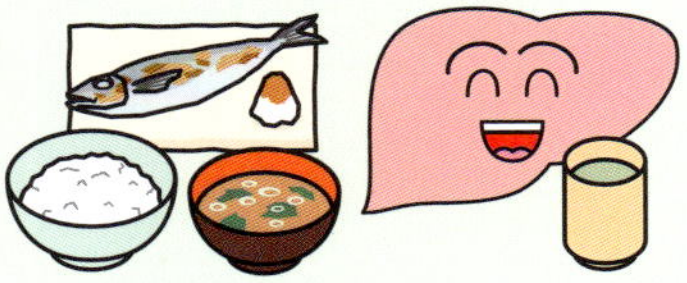

お茶などに含まれるタンニンは、鉄の吸収を妨げます。

ミネラルとしての鉄にはヘム鉄と非ヘム鉄があります

ミネラルとしての鉄とひと口にいっても、ヘム鉄と非ヘム鉄の２種類があります。肉や魚などの動物性食品に含まれる鉄がヘム鉄で、比較的吸収されやすく（吸収率は約30％）、一方、非ヘム鉄は、緑黄色野菜や大豆・大豆製品などの主に植物性食品に含まれ、消化・吸収されにくい（吸収率は約５％）という特性があります。また、ヘム鉄は酸素の運搬役である赤血球のヘモグロビンに含まれ、体内の鉄の約65％を占めています。それに対し、非ヘム鉄は貯蔵鉄として肝臓や脾臓に蓄えられています。こうしたことから、C型肝炎やＮＡＳＨの患者さんは、非ヘム鉄が多く含まれる緑黄色野菜のとりすぎには注意が必要です。

Part 3

身近な食品で肝臓を強化する知恵と、その効果をいっそう生かす食べ方

肝臓強化に必要な良質のタンパク質をとるのにおすすめの食品は魚です

タンパク質食品はこの優先順位でとるのがおすすめ

肝細胞の働きを高め、傷んだ肝臓を修復するためには、良質のタンパク質を多く含んだ食品をとることが欠かせません。そんなタンパク質食品を積極的にとりたい優先順位で並べてみると、下のランク表のようになります。

牛肉や豚肉は、良質のタンパク質が多く、脂肪代謝に不可欠なビタミンB群も豊富に含まれています。それにもかかわらず、この表で順位が低いのは、脂肪をかなり含んでいて消化吸収の面で劣ることによります。

同じ脂肪でも、鶏卵の黄身や大豆には、肝臓に有効なレシチンと呼ばれるリン脂質がたっぷり含まれています。肝機能を回復させるためには、まず肝細胞の細胞膜の働きを正常に戻すことが肝心ですが、この肝細胞の膜は90%がレシチンでできており、そのレシチンの補給に鶏卵や大豆は適しているのです。

魚は2つの点で肝臓によいタンパク質食品です

ところで、食品に含まれる脂肪の多くは、グリセリンに脂肪酸がついた物質です。脂肪の成分の実に90%はこの脂肪酸です。脂肪酸にはさまざまな種類があり、大きく飽和脂肪酸と不飽和脂肪酸に分けられ、不飽和

◆積極的にとりたいタンパク質食品の優先順位

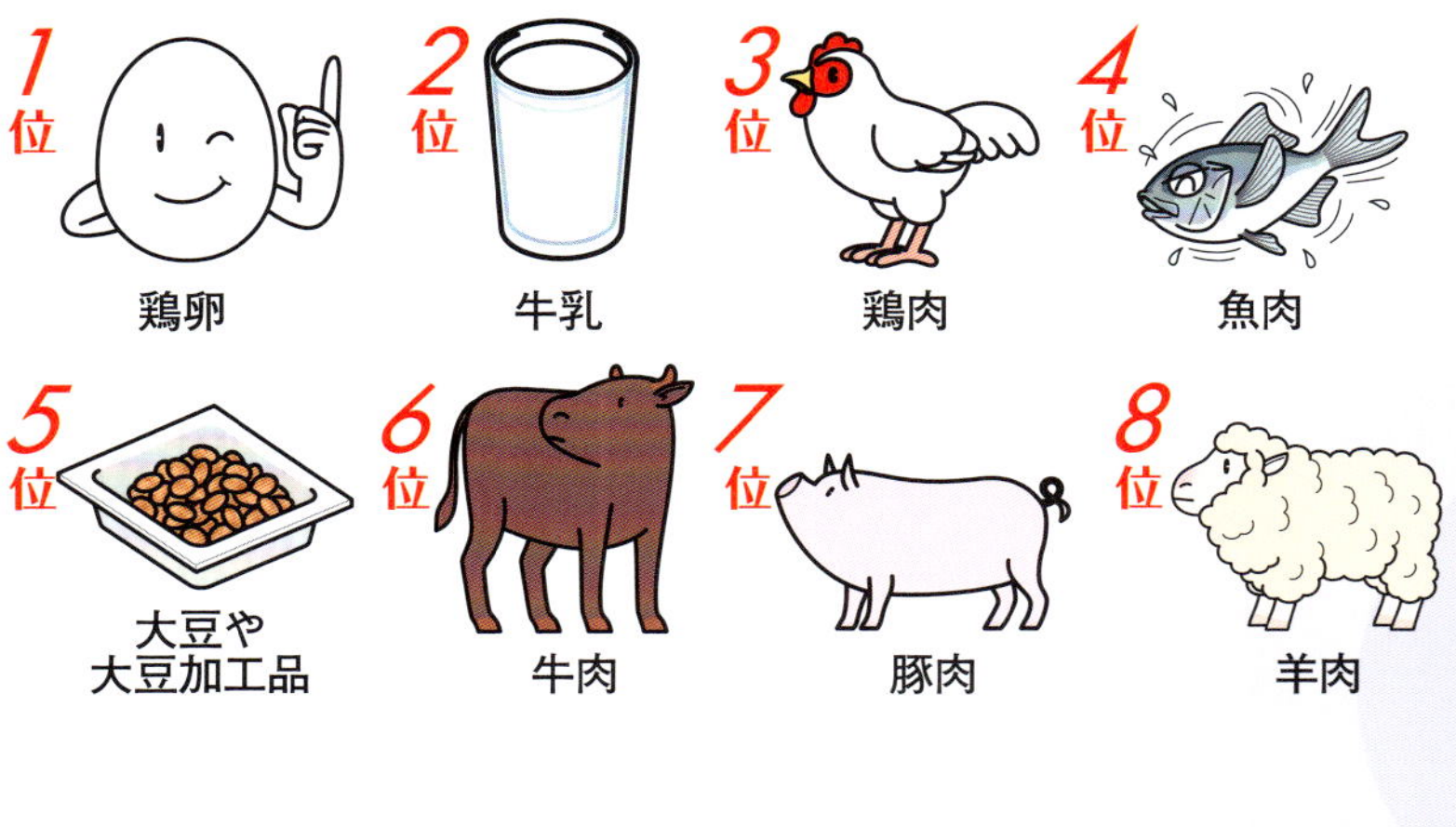

1位
鶏卵
2位
牛乳
3位
鶏肉
4位
魚肉
5位
大豆や
大豆加工品
6位
牛肉
7位
豚肉
8位
羊肉

脂肪酸は、さらに多価不飽和脂肪酸と一価不飽和脂肪酸の2種類に分けられます。

実は、どんな肝臓病にかかっても、肝臓内には飽和脂肪酸がふえ、多価不飽和脂肪酸が減るという変化が見られます。**魚肉や大豆には、多価不飽和脂肪酸がとりわけ豊富で、その補充に役立つ**のです。多価不飽和脂肪酸は鶏肉にも多く含まれています。

もうひとつ、魚肉が牛肉や豚肉よりも順位が高い理由は、**タウリン**という含硫《がんりゅう》アミノ酸が豊富な点にあります。

タウリンには、❶肝臓でコレステロールを胆汁酸につくりかえる代謝をスムーズにし、胆汁の分泌を促進する、❷破壊された肝細胞の細胞膜の再生を促し、細胞膜の働きを正常化する、❸カルシウムの働きを調節し心機能を高め、肝機能を維持する、といった働きがあります。つまり、傷んだ肝臓を修復するのに必要な効能を持っており、肝臓病によい成分なのです。

実際タウリンは、1988年には肝臓病や心臓病の治療薬として認められ、臨床的にもウッ血性心不全や高ビリルビン血症のある肝障害の治療に広く使われてすぐれた効果をあげています。

ただ、ある食品から**タウリンをとるときには、同時にその食品に含まれるコレステロール量にも注意したい**ものです。コレステロールが多すぎると肝細胞の細胞膜をかたく変質させ、細胞膜の正常化の妨げになるからです。

食品に含まれるタウリン（T）がコレステロール（C）の何倍含まれているか、つまりT／C比が2.0以上であれば、血中LDLコレステロール値を低下させる作用があって、肝臓にもよいと考えられます。

◆食品によってタウリンがコレステロールの何倍含まれているか（T／C比）がわかる表

数値が高いほど、肝臓にはよい効果があります

食品名	T／C比
あじ	3.6
まだい	2.8
さば	2.7
さんま	2.6
にしん	2.3
かつお（全体）	3.0
かつお（血合いのみ）	8.0
かつお（普通肉のみ）	0.1
ぶり（全体）	3.9
ぶり（血合いのみ）	2.1
ぶり（普通肉のみ）	0.4
めばちまぐろ（赤身）	1.0
めばちまぐろ（中とろ）	0.2
カキ（殻つき）	18.4
カキ（パック入り）	11.4
はまぐり	13.0
あさり	8.0
ほたて貝柱（冷凍）	13.3
ほたて貝柱（缶詰）	5.0
するめいか	2.2
まだこ（ゆで）	5.6
大正えび（生）	2.5
毛がに（ゆで）	5.4
牛肉（肩ロース）	0.6
豚肉（肩ロース）	0.8

（辻啓介、矢野誠二　1984）

魚を食べると、含まれているEPAやDHAの働きで脂肪肝の予防にも役立ちます

魚の脂肪には、EPA（エイコサペンタエン酸）やDHA（ドコサヘキサエン酸）という多価不飽和脂肪酸がたっぷり含まれています。

多価不飽和脂肪酸は、脂肪肝を予防する働きを持っています。肝臓での中性脂肪の合成を抑えてくれるのです。つまり、多価不飽和脂肪酸をとっていると、肝臓にたまっている中性脂肪は減り、これが脂肪肝を防いでくれることにつながるのです。

こうした働きをしてくれる多価不飽和脂肪酸の代表格がEPAとDHAです。

肝臓での中性脂肪の合成が減るのですから、肝臓から放出される中性脂肪を減らし、代謝の結果として、いわゆる**悪玉とされるLDLコレステロールをも減らしてくれます。**

EPAやDHAは、魚の中でも特にいわしやさば、さんま、あじなど背中の青い〝**青背の魚**〟に多く含まれています。

魚は良質なタンパク質の供給源でもあるので、脂肪肝の予防や肝臓の健康維持のためにも、**毎日最低でも1切れ食べる**といったように、努めて魚を食卓に上らせるようにしましょう。

ただし、EPAやDHAは脂がのっている魚ほど豊富ですが、エネルギーも高くなります。いくら体によいからといって、脂がのった魚の食べすぎは禁物です。エネルギーのとりすぎを招き、逆効果になりかねません。

一度にたくさん食べるのではなく、**1食にとる量は適量にして（正味量で70～80g程度）、1日1回はとるよう**にしたいものです。

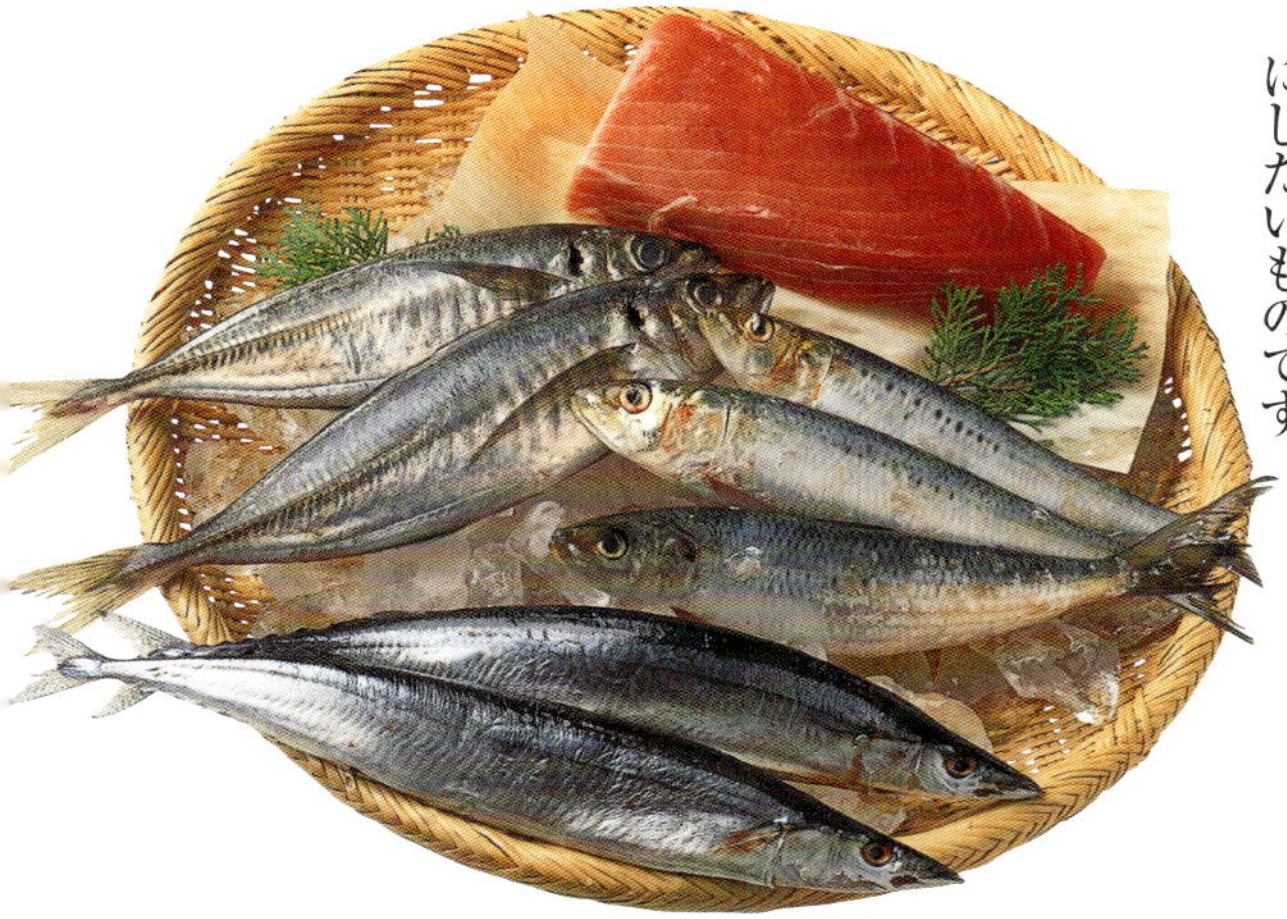

◆ＥＰＡとＤＨＡの合計量が多い魚介と、可食部100ｇあたりのそれぞれの含有量

ＥＰＡとＤＨＡの合計量が多い順に配列してあります

食品名	概　量	ＥＰＡ量	ＤＨＡ量	脂肪酸総量
本まぐろ（トロ）	刺し身５～６切れ	1.5g	3.2g	22.7g
さば（ノルウェー産）	大１切れ	1.6g	2.3g	21.4g
きんき	１尾	1.5g	1.5g	18.9g
ぶり	刺し身５～６切れ	0.9g	1.7g	12.7g
はまち（養殖）	刺し身５～６切れ	0.9g	1.7g	12.9g
さんま	１尾	0.8g	1.6g	18.5g
たちうお	小１切れ	1.0g	1.4g	17.0g
さば（水煮缶詰）	約$\frac{1}{2}$缶	0.9g	1.3g	9.0g
うなぎ（かば焼き）	１串	0.7g	1.3g	18.6g
銀鮭	１切れ	0.7g	1.2g	8.7g
まさば	大１切れ	0.7g	1.0g	12.2g
にしん	$\frac{2}{3}$尾	0.9g	0.8g	12.7g
いわし（まいわし）	大１尾	0.8g	0.9g	6.9g
身欠きにしん	２本	0.8g	0.6g	14.1g
かつお（秋穫り）	刺し身５～６切れ	0.4g	1.0g	4.9g
ほっけ開き干し	$\frac{1}{2}$尾	0.9g	0.5g	7.2g
さわら	１切れ	0.4g	0.9g	7.7g
はたはた	５尾	0.5g	0.7g	4.5g
あなご（生）	小２尾	0.6g	0.6g	7.6g
まだい（養殖）	１切れ	0.3g	0.6g	6.2g
あじ（まあじ）	小２尾	0.3g	0.6g	3.4g
はも	２切れ	0.2g	0.6g	4.2g
にじます	大１尾	0.1g	0.6g	3.6g
すずき	１切れ	0.3g	0.4g	3.3g
鮭（しろざけ）	１切れ	0.2g	0.4g	3.2g

「日本食品標準成分表2015年版（七訂）　脂肪酸成分表」より作成

小魚には、脂肪肝を改善し、肝機能検査の成績をよくする特効成分が含まれています

頭からまるごと食べられる小魚には、私たちの健康や生活習慣病予防に役立つ成分がいろいろ含まれています。それらの成分のひとつで、近年特に注目を集めているのが**エラスターゼ**です。

エラスターゼとは、牛や豚の膵臓でつくられる酵素の一種。それがぜん注目されるようになったのは、血管の弾力性を保つと同時に、脂肪やカルシウムの沈着を防いで動脈硬化を予防するなどといった、さまざまな作用があることが次々に明らかにされてきたからです。老化や生活習慣病を予防してくれる有効な成分というわけです。実際、心臓病、脂質異常症、肝臓病、糖尿病などに効果のあることがわかって、治療にも使われ始めています。

このエラスターゼ、酒飲みにとって見のがせない成分でもあります。**エラスターゼには脂肪の分解を促す働き**があるのです。この働きによって、肝臓の細胞に脂肪がたまって起こる**脂肪肝が改善される**ことがわかっています。また、**肝細胞が線維化して肝硬変になるのを予防する**働きのあることも、実験によって確認されています。現

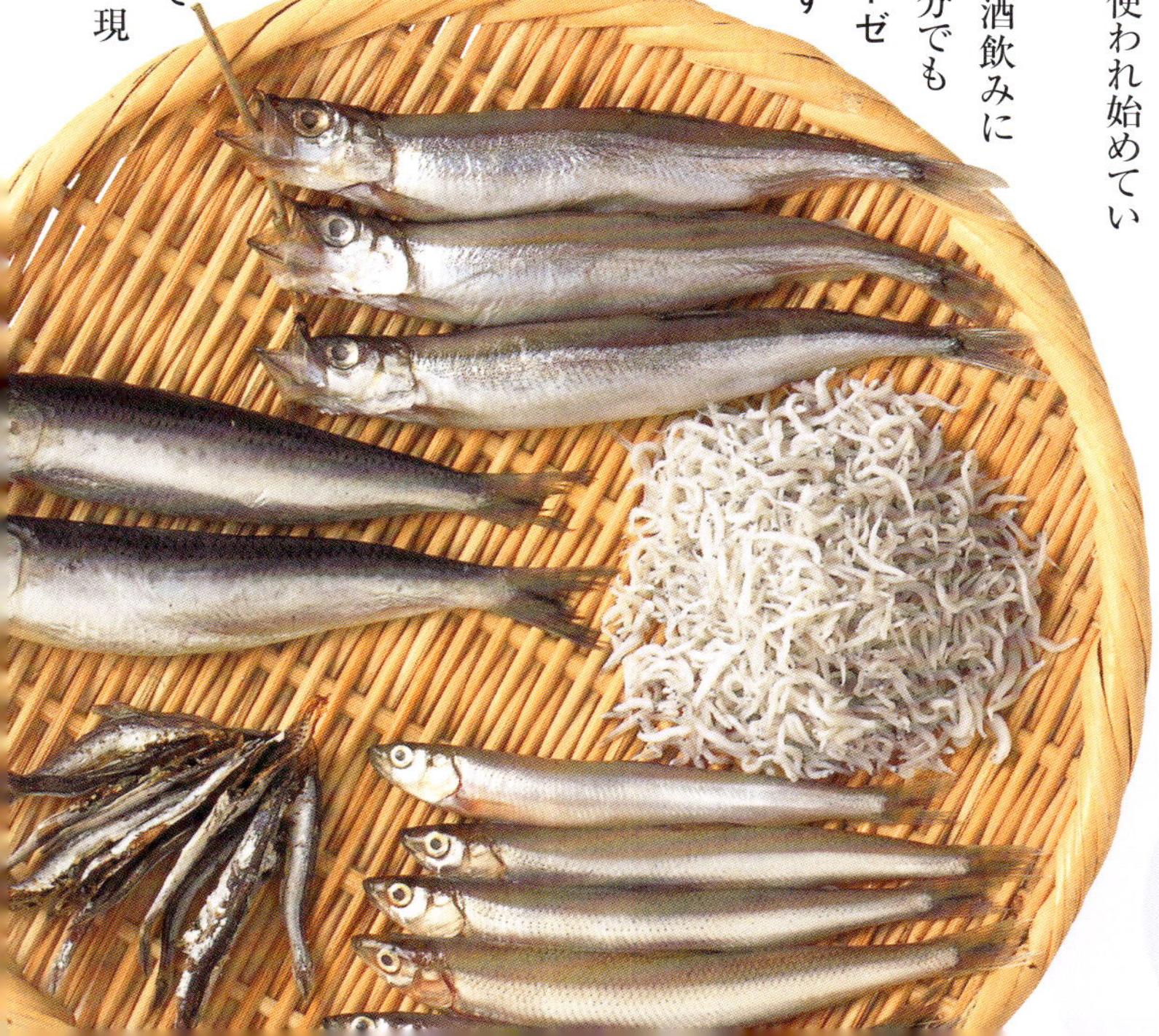

に、慢性肝炎の患者さんにエラスターゼを与えたところ、肝機能検査の成績がよくなり、病状が改善されるのも確認されています。

現在、治療薬として使われているエラスターゼは、豚の膵臓から抽出し製剤化されたもの。ですから、その効能を得るためには、豚の膵臓を食べればよいわけです。ところが、豚の膵臓はさまざまな有効成分の宝庫であるため、製薬メーカーがほとんど買い上げてしまい、なかなか入手することができません。

そこで、身近な代用食品としてぜひおすすめしたいのが、小魚類です。わかさぎやししゃもなど内臓ごと食べられる小魚には、エラスターゼに似た物質が含まれているからです。おつまみにはもちろん、おかずにするなど、上手に食卓に上らせたいものです。

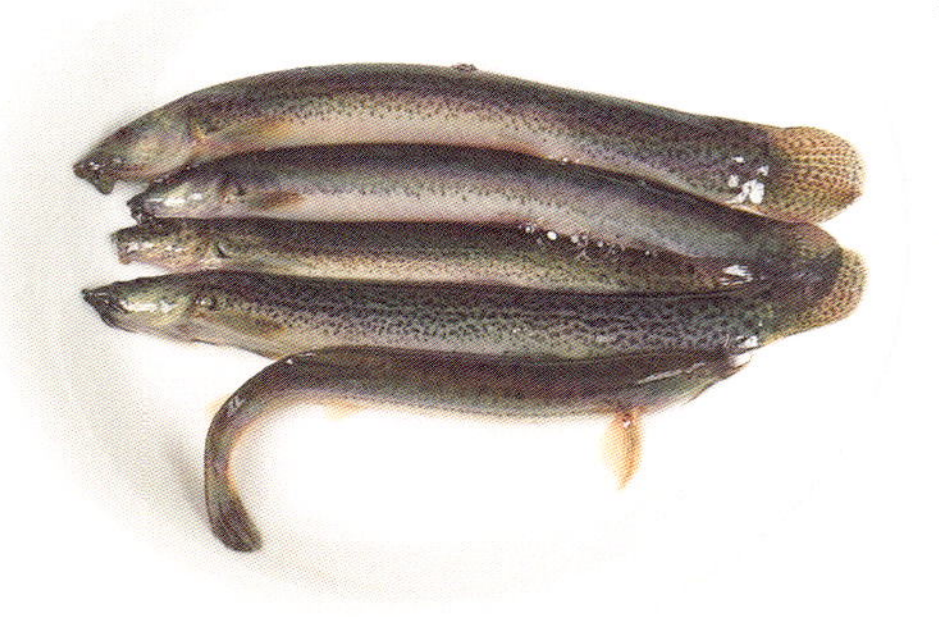

◆まるごと食べられるこんな小魚に肝臓を守る特効成分が含まれています

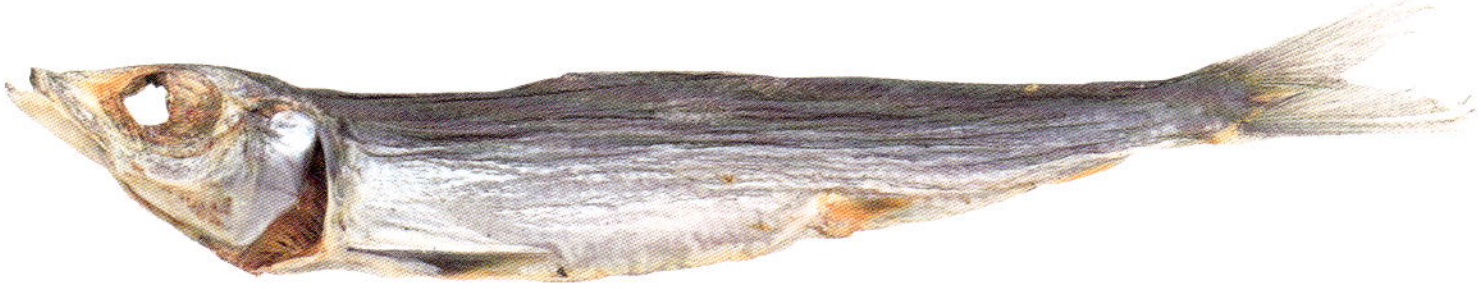

うるめいわし

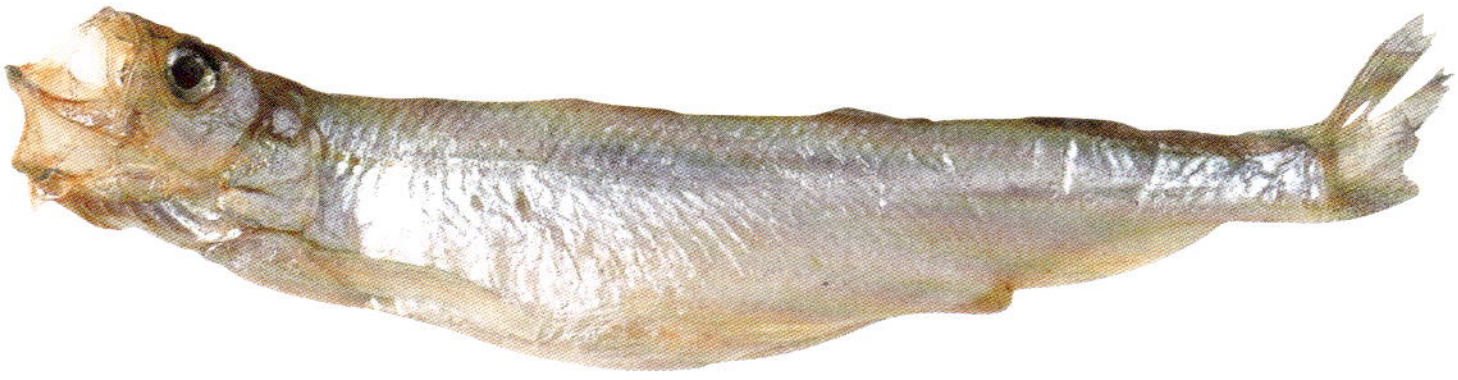

ししゃも

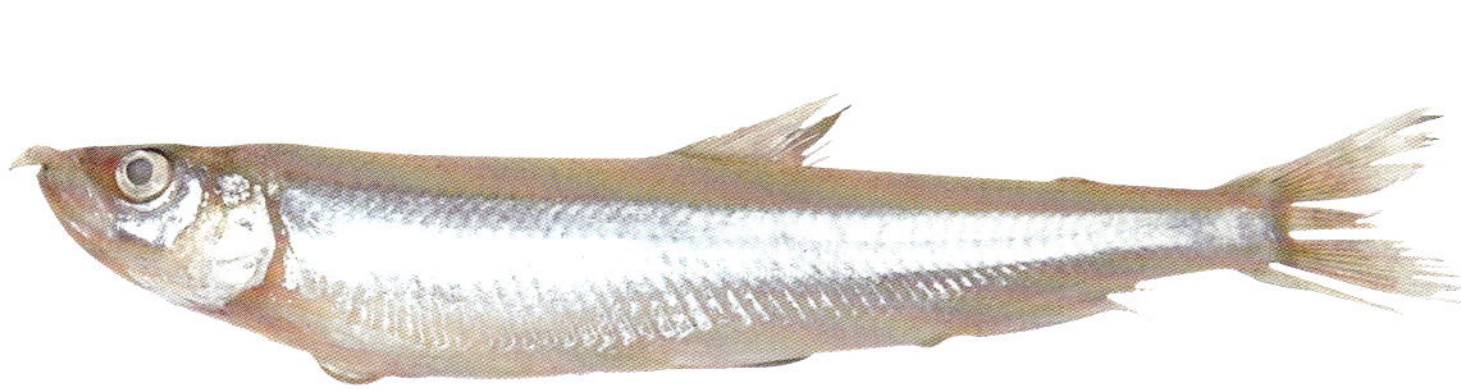

わかさぎ

脂肪肝の予防には、肝臓の脂肪を運び去り、肝臓を守る成分の多い血合いの多い魚がおすすめ

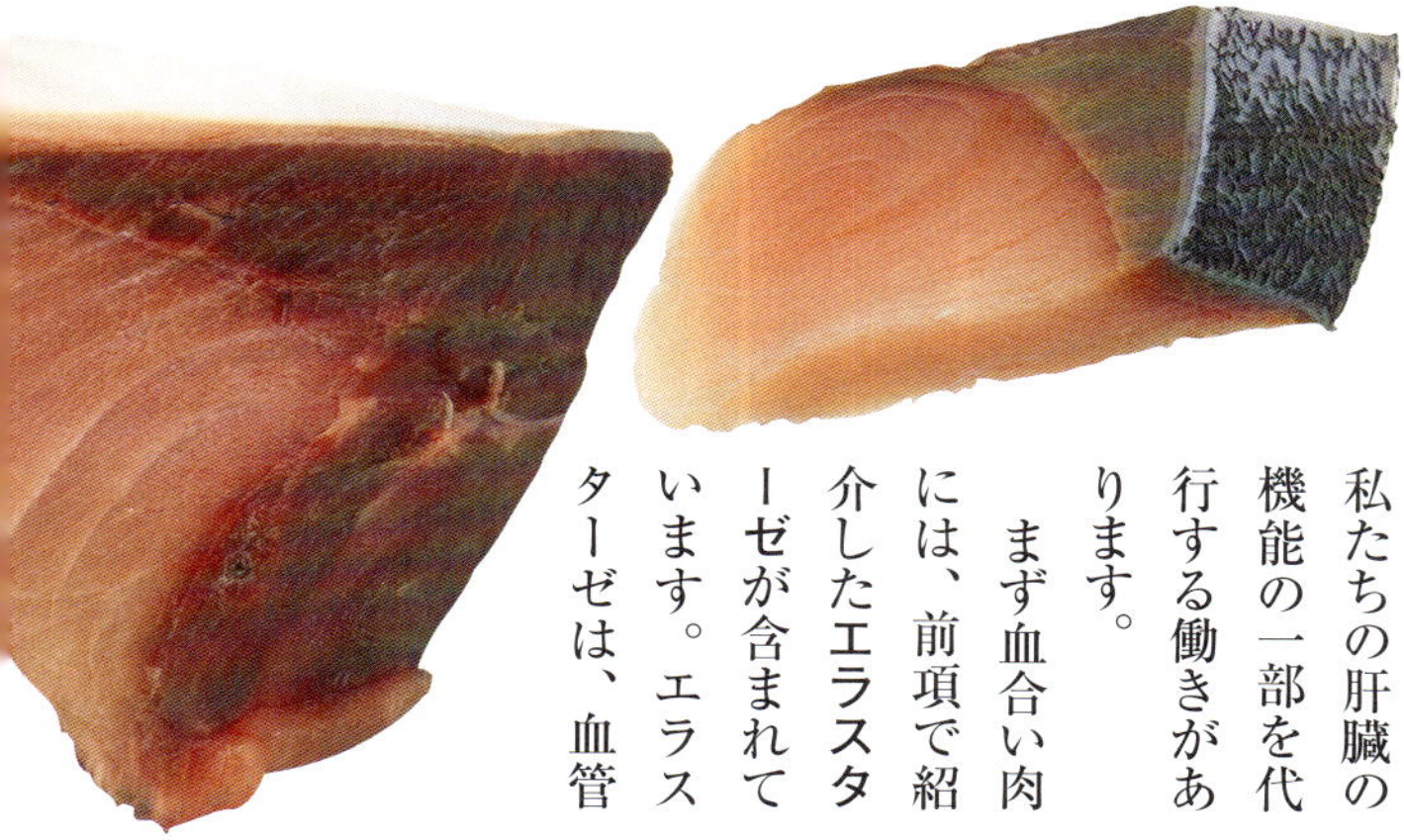

魚の血合い肉には、栄養満点といわれるレバーと同等の栄養価があり、私たちの肝臓の機能の一部を代行する働きがあります。

まず血合い肉には、前項で紹介した**エラスターゼ**が含まれています。エラスターゼは、血管を若返らせて動脈硬化や脂肪肝を予防します。ビタミンについては、表にあるように、**ビタミンB1とB2が普通の魚肉部分の6〜10倍も含まれてい**ます。特に注目したいのは、ビタミンB12です。これは植物性の食品にはほとんど含まれず、なかなかとりにくいビタミンです。ところが、**血合い肉には、普通肉部分よりずっと多くB12が含まれており、B1やB2と同様、肝臓の働きを助ける**作用があるのです。

ところで、良質なタンパク質を含んだ食品は、そう多くはありません。たとえば、すぐれたタンパク質源食品のひとつに大豆があげられますが、残念なことに、大豆には良質のタンパク質に含まれているはずの必須アミノ酸の

◆魚の普通肉と血合い肉に含まれるビタミン量の違い（100g中）

ビタミンの種類	魚肉の種類	
	普通肉	血合い肉
B1	25〜180μg	150〜500μg
B2	25〜200μg	250〜1000μg
B6	9〜14μg	6〜10μg
B12	0.3〜1.0μg	4〜20μg
ナイアシン	2〜25mg	7〜12mg
C	1.7mg	2.6mg

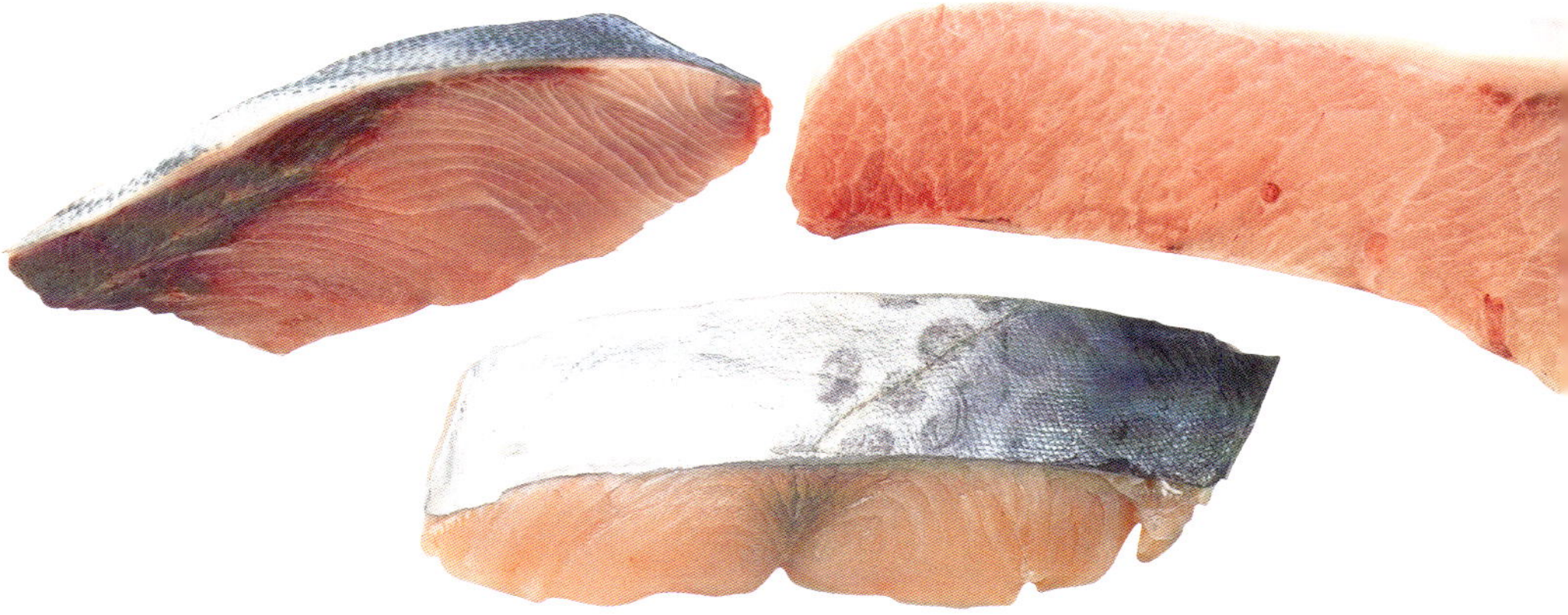

ひとつであるメチオニンが不足ぎみです。ところが、大豆にビタミンB_{12}が豊富な食品を添えると、そのビタミンB_{12}の働きによって、不足ぎみのアミノ酸のバランスが是正されるのです。

　ネズミの実験でも、ビタミンB_{12}の働きが証明されています。白米にはアミノ酸のリジンやスレオニンが不足していますが、これを補ったエサをネズミに与えても、体重増加は17％前後です。ところがビタミンB_{12}を添加すると、増加率は43％にもはね上がったのです。

　これらの知見や実験から、肝細胞が体をつくるのに必要なタンパク質を合成、処理する過程で、ビタミンB_{12}が、非常に重要な役割を果たしていることがわかります。つまり、**肝臓の働きを活発にして病気を防ぐには、常に質のよいタンパク質をとるように心がけると同時に、ビタミンB_{12}を含んだ食品をいっしょにとる**のが、より効果的であるということです。そして、この2つを兼ね備えた食品が、血合いの多い魚肉なのです。ちなみに、かれいやたらのような動きの少ない魚より、水面近くをぐんぐん泳ぎ回るかつお、まぐろなどに血合いの部分が非常に発達しています。

　酒飲みの人が脂肪肝になりやすいのは、飲酒量ばかりが多く、きちんとしたつまみを食べないために肝臓の脂肪を運び去る役目をするメチオニンが不足することも一因です。酒の肴に**血合いの多い魚をいっしょにとり合わせれば、〝メチオニンを十分に含んだ良質なタンパク質＋ビタミンB_{12}〟ということで、脂肪肝予防にいっそう効果がアップします。**

　なお、血合い肉は文字どおり血液を多く含んでいるため、当然多くの鉄が含まれます。鉄を控えめにする必要がある人は、適度にとるようにしましょう。

しじみに豊富な特効成分が肝臓の働きを助け、脂肪肝を予防し、肝臓を守ってくれます

しじみには肝細胞を丈夫にするタウリンが豊富です

昔から「肝臓が悪くなったら、しじみのみそ汁を飲むとよい」といわれてきました。それには理由があります。しじみには肝臓を守るために必要なタンパク質やビタミン、ミネラルなどが豊富に含まれているうえに、**タウリン**を多く含んでいるからです。

ここで、肝臓に対するタウリンの作用、特に87ページでふれた「肝細胞細胞膜の再生を促す」という働きを詳しく見てみましょう。

タウリンは分子の中に硫黄を含む含硫アミノ酸の一種です。アミノ酸は、私たちの体をつくるタンパク質の材料ですが、なかにはタンパク質から遊離して体内で重要な働きをしているアミノ酸もあります。タウリンはこうした遊離アミノ酸の一種です。

私たちの体をつくる細胞の細胞膜は、二重構造のデリケートな脂の膜でできています。細胞はこの膜を通して老廃物を外に出し、必要な栄養をとり込んでみずみずしさを保っています。この細胞膜の要所要所にはタンパク質やアミノ酸が組み込まれ、細胞にしっかりした形を与えています。タウリンもそうしたアミノ酸のひとつで、**肝細胞の膜を丈夫にする働き**があるのです。

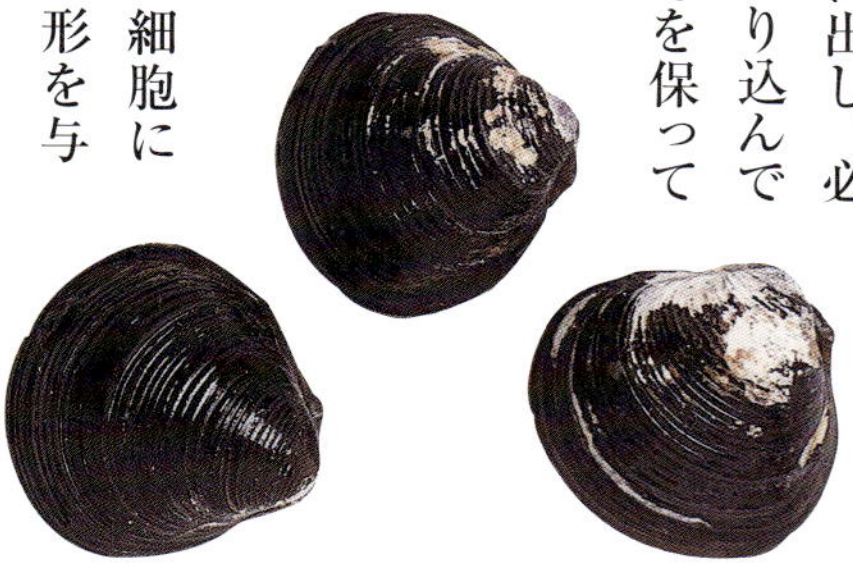

ですから、タウリンを肝臓に十分に補えば、ウイルスやアルコールなどが肝細胞を傷めるのを防ぐことができ、肝炎などで壊れた肝細胞が修復される際にも、肝細胞の、いわば壁を丈夫にする役目をしてくれます。

タウリンはまた、肝細胞でのATPという酵素の合成を高める働きをします。ATPは細胞内でエネルギー源になる物質で、慢性肝炎のときなどに注射でATPを補うと、肝細胞が元気をとり戻し、GOT・GPT値を改善する効果があります。

壊れた肝細胞が新しい肝細胞と置

きかわる際も、ATPが十分になければスムーズに運びません。ATPは肝細胞という家を建て直す力仕事をする大工さんのようなもので、タウリンはその大工さんの数をふやす働きをします。つまり、**タウリンが十分にあれば、ATPがどんどん合成されて肝臓が丈夫になり、元気も出る**というわけです。

しじみをみそ汁でとると、いっそう効果がアップ

ただし、しじみには**コレステロール**がけっこう含まれています。しかし、タウリンには肝臓でコレステロールから胆汁酸への異化作用を促進する働きもあるので、血液中のコレステロールを減らす効果が期待できます。また、しじみにはタウリンとともに不飽和脂肪酸も豊富に含まれるため、**しじみを食べても、血中コレステロール値が高くなる心配はまずありません。むしろ、タウリンと不飽和脂肪酸によって、コレステロール値を低下させる効果のほうが大きい**といえます。タウリンには同様に血液中の中性脂肪を減らす働きもあるので、脂肪肝の予防や改善にも有効です。

ところで、タウリンには水に溶けやすい性質があります。たとえば貝を水で煮ると、タウリンの約30％は煮汁の中に溶け出していることが知られています。また、しじみにはタウリンのほかにも、やはり含硫アミノ酸である**メチオニン**や**ビタミンB_{12}**など、肝臓の働きを助ける成分が豊富に含まれます。いずれも水溶性なので、煮汁の中にはこれらの成分も溶け出していると想像されます。ここに、**みそ汁**のような食べ方の利点が出てきます。みそ汁なら、しじみから溶け出したこれらの有効成分をのがさずとれるのです。また、みその大豆タンパクにも、肝臓を守るコリンなどのビタミンB群が多く含まれており、しじみのタウリンと相まって、いっそう効果が期待できます。

もっとも、しじみのみそ汁は鉄が多いメニューです。鉄制限食を指導されている人や、鉄の摂取を抑えたい人は、とりすぎないようにするのが得策です。

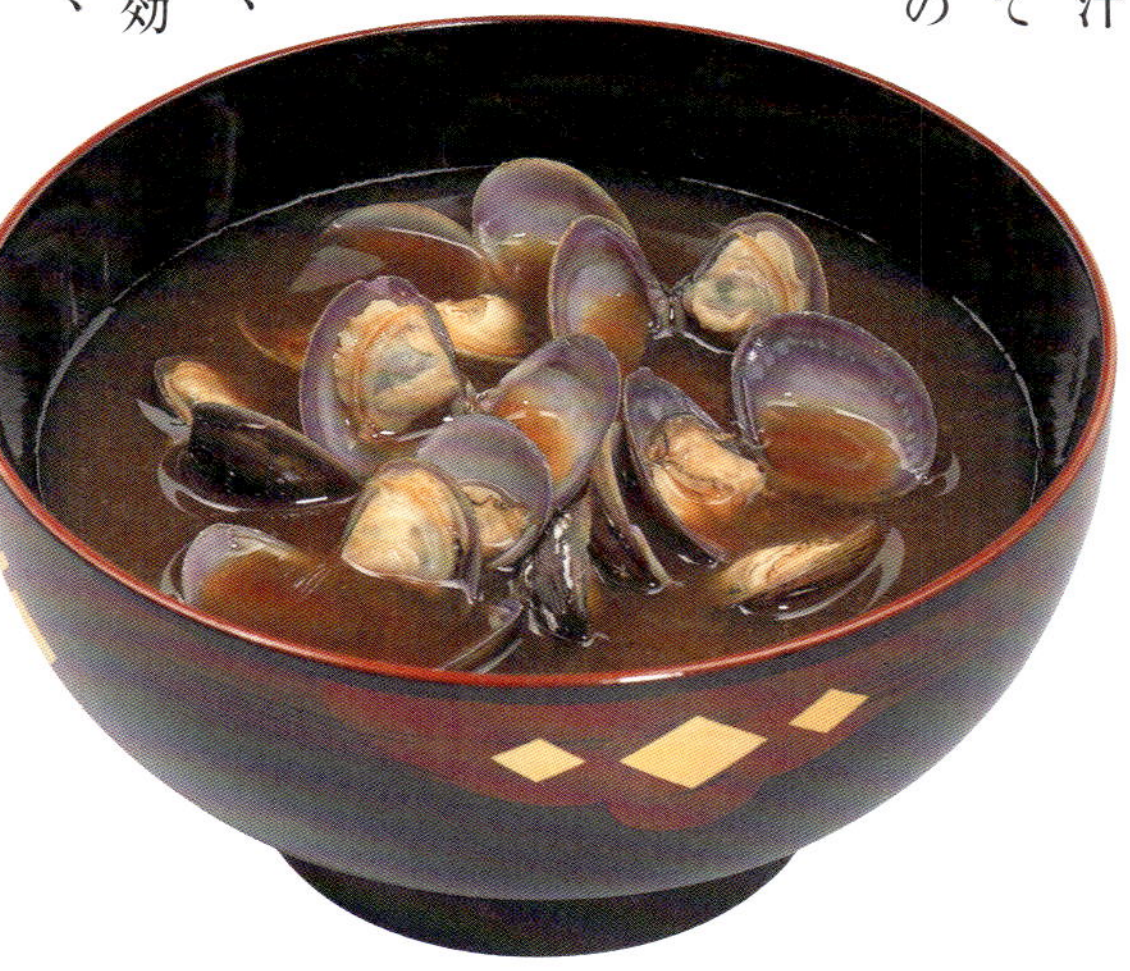

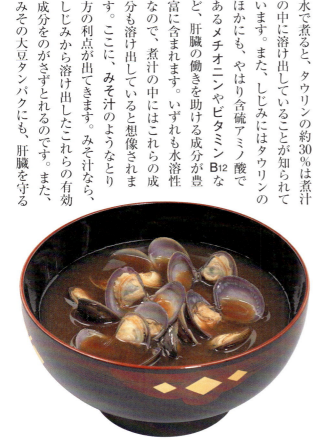

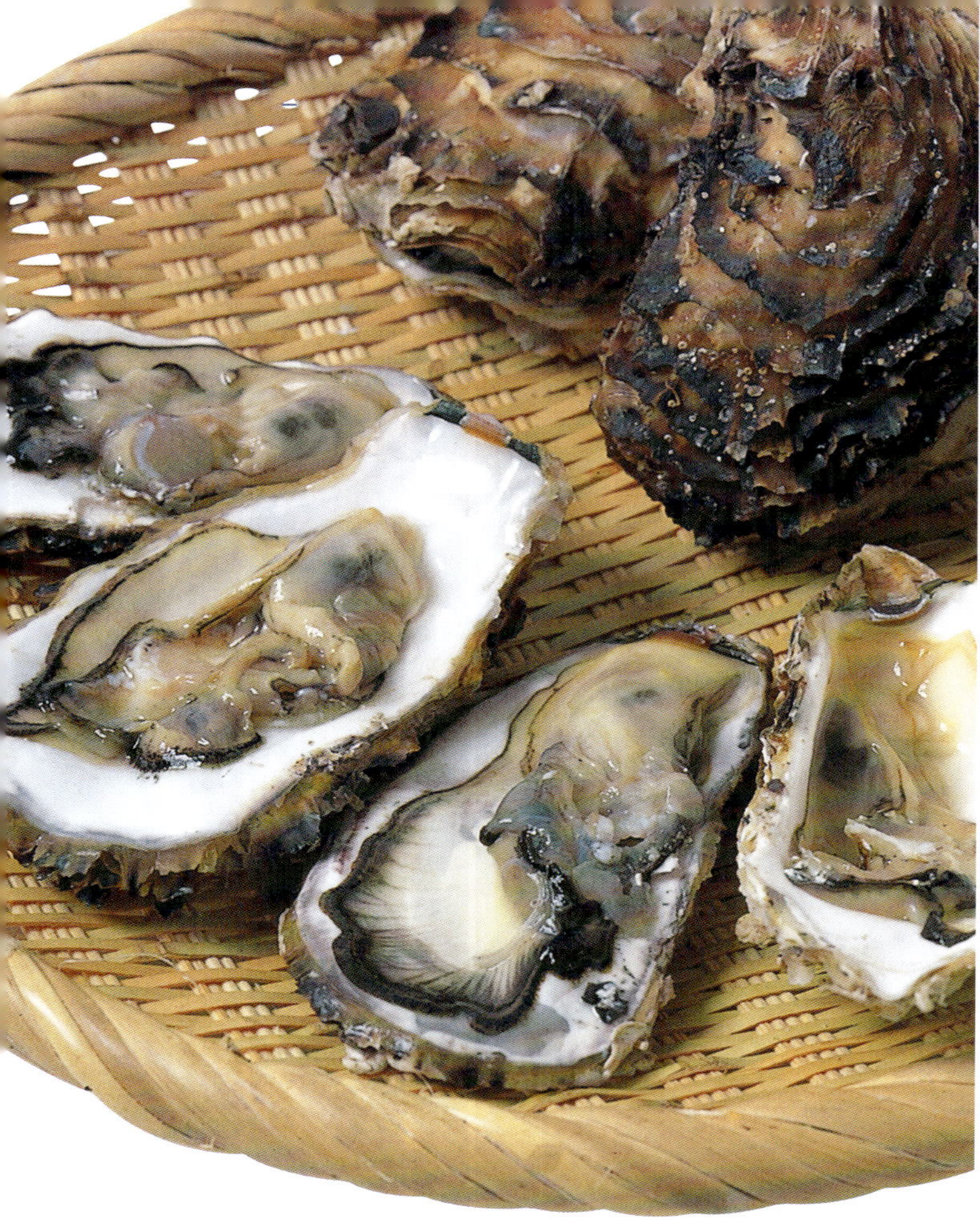

カキに豊富な特効成分が肝機能をしっかり守り、アルコールの害も減らしてくれます

カキには、昔から「カキは酒毒を消す」といわれるほど二日酔いや悪酔いの予防効果があるうえに、アルコールの害から肝臓を守る作用があります。

肝臓は、大化学工場にもたとえられるように、さまざまな物質を「合成」「分解」「解毒」するといった重要な働きをしています。こうした肝臓の働きには、グリコーゲンやアミノ酸が欠かせませんし、各種ビタミンやミネラルをも必要とします。カキには、これらの栄養素が豊富に、しかもバランスよく含まれているのです。

まず、カキ肉に多く含まれる**グリコーゲン**ですが、これは肝臓に力をつける働きをしています。また、グリ

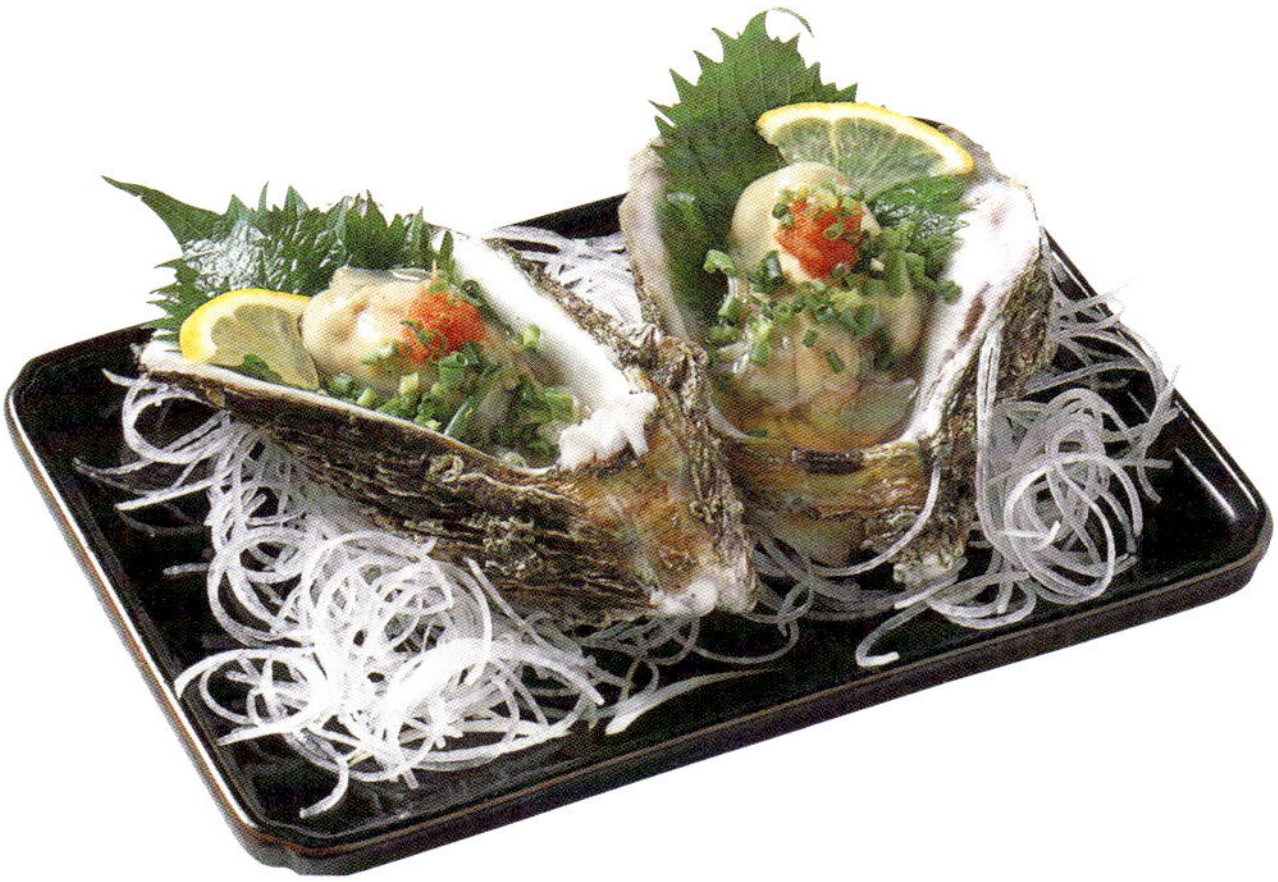

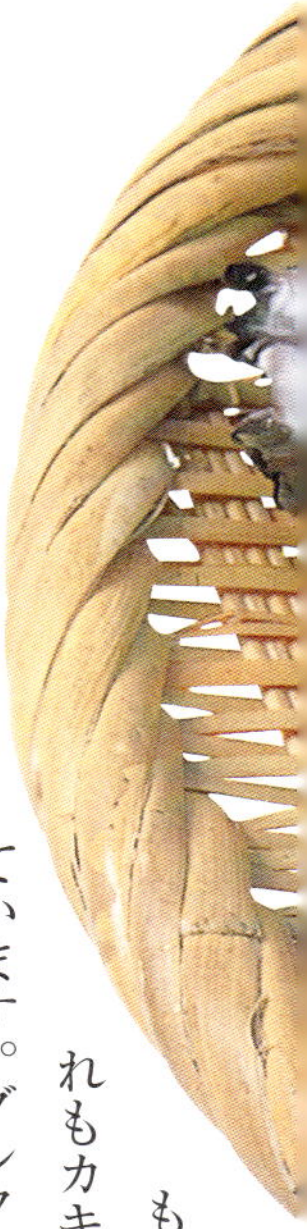

コーゲンは代謝されて、**グルクロン酸**の原料にもなります。グルクロン酸は、肝臓を強くし、解毒作用を持つ物質です。解毒作用といえば**アミノ酸**もかかわっており、これもカキには豊富に含まれています。グルタミン、グリシン、メチオニン、シスチン、タウリンなどといった各種アミノ酸が体内にできた毒素を分解したり、包み込んだりして、体外に運び出す役目を果たしているのです。

さて、肝臓の働きを高めれば、当然、アルコールの害も減らしやすくなり、二日酔いや悪酔いの予防になります。アルコールは体内に入ると、肝臓で分解され、**アセトアルデヒド**という物質に変わります。このアセトアルデヒドが二日酔いや悪酔いを起こす張本人で、肝臓に障害をもたらす有害物質なのです。ところが、カキに含まれているグリコーゲンやアミノ酸、**亜鉛**は、肝臓の働きを高め、解毒作用を促進するので、アセトアルデヒドをすばやく分解して無毒化します。さらに、大酒を飲んで肝細胞が破壊されたときには、アミノ酸はその修復材料にもなるのです。

カキを味わう最高の方法といえば、やはり新鮮な生ガキをポン酢か二杯酢であえて食べる酢ガキにつきるでしょう。熱を加えないため、カキに含まれるビタミン類の損失がありません。ミネラルや**タウリン**なども有効に摂取できます。

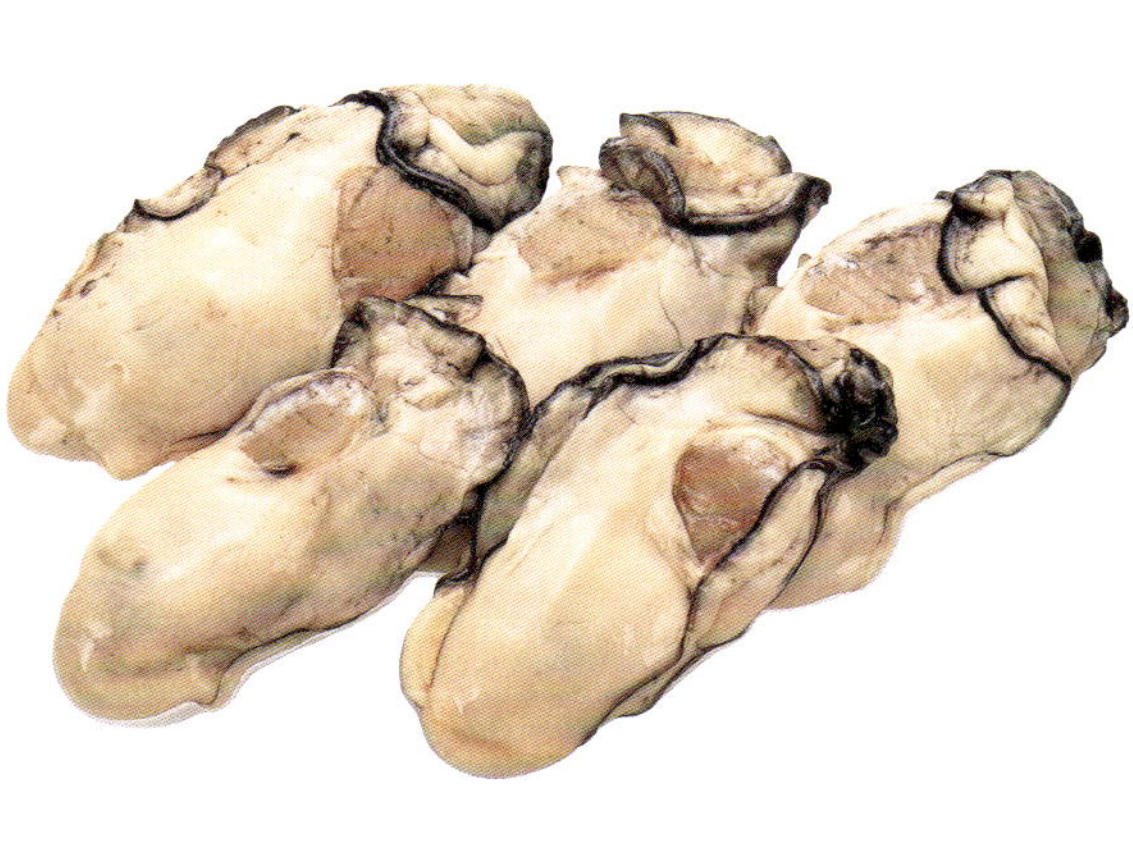

大豆の豊富な栄養成分に加えてビタミンB_{12}もとれる納豆は、肝臓を守るのに最適な食品です

大豆は「畑の肉」と呼ばれるほど良質なタンパク質を多く含み、ビタミンやミネラルにも富んだ低エネルギー食品です。その脂肪分には飽和脂肪酸はあまり含まれず、むしろ脂肪肝を抑える**不飽和脂肪酸**（オレイン酸やリノール酸、リノレン酸など）がたっぷり含まれています。加えて、脂肪を分解する働きを持つ**コリン**や、脂肪の代謝をよくする**レシチン**といった成分も豊富です。つまり、大豆には、肝臓病の人はもちろん、酒飲みの肝臓を守ってくれる栄養成分がたっぷり含まれているのです。

そんな大豆の難点は、消化がよくないこと。煮豆でさえその消化率は65％程度です。

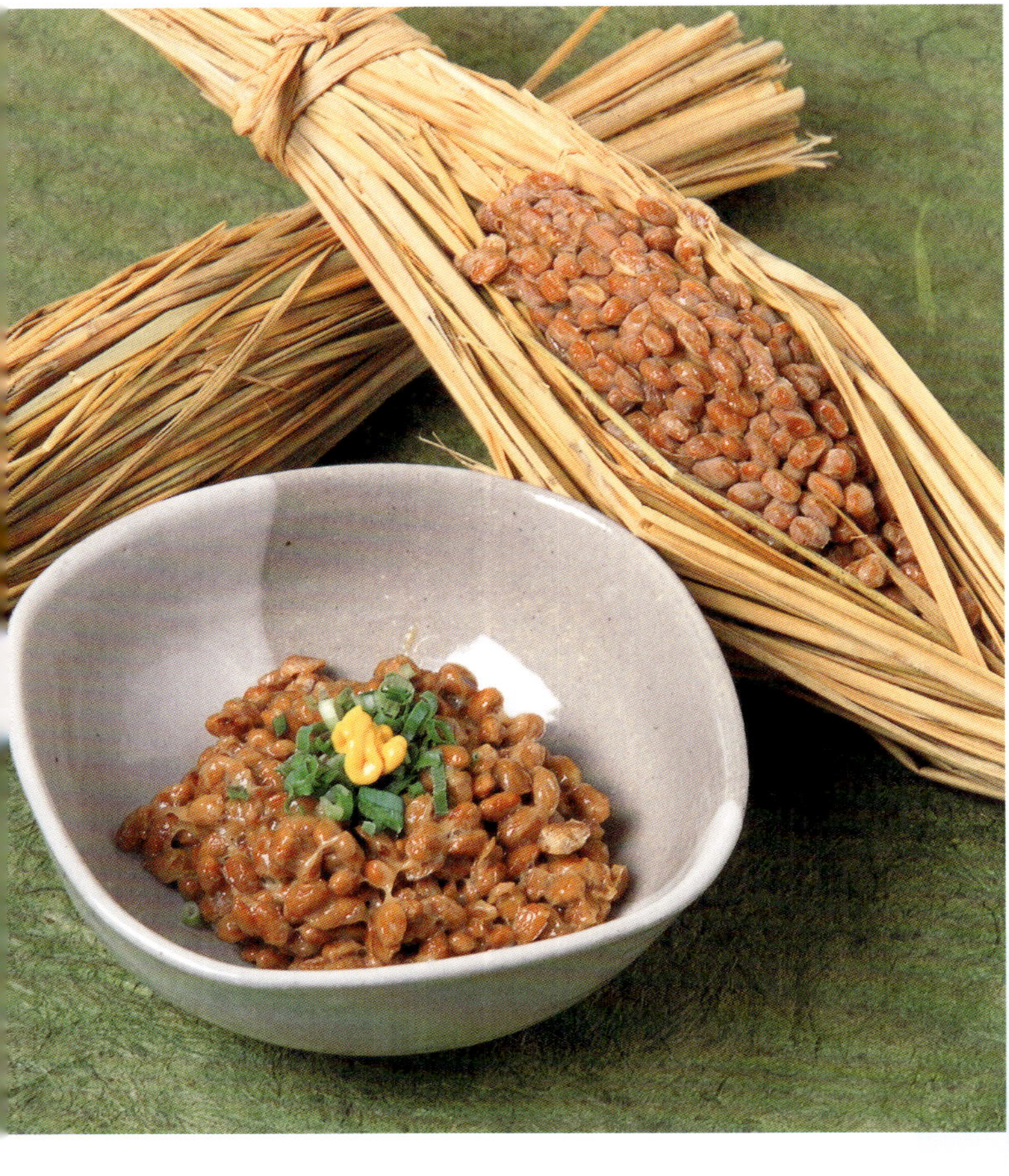

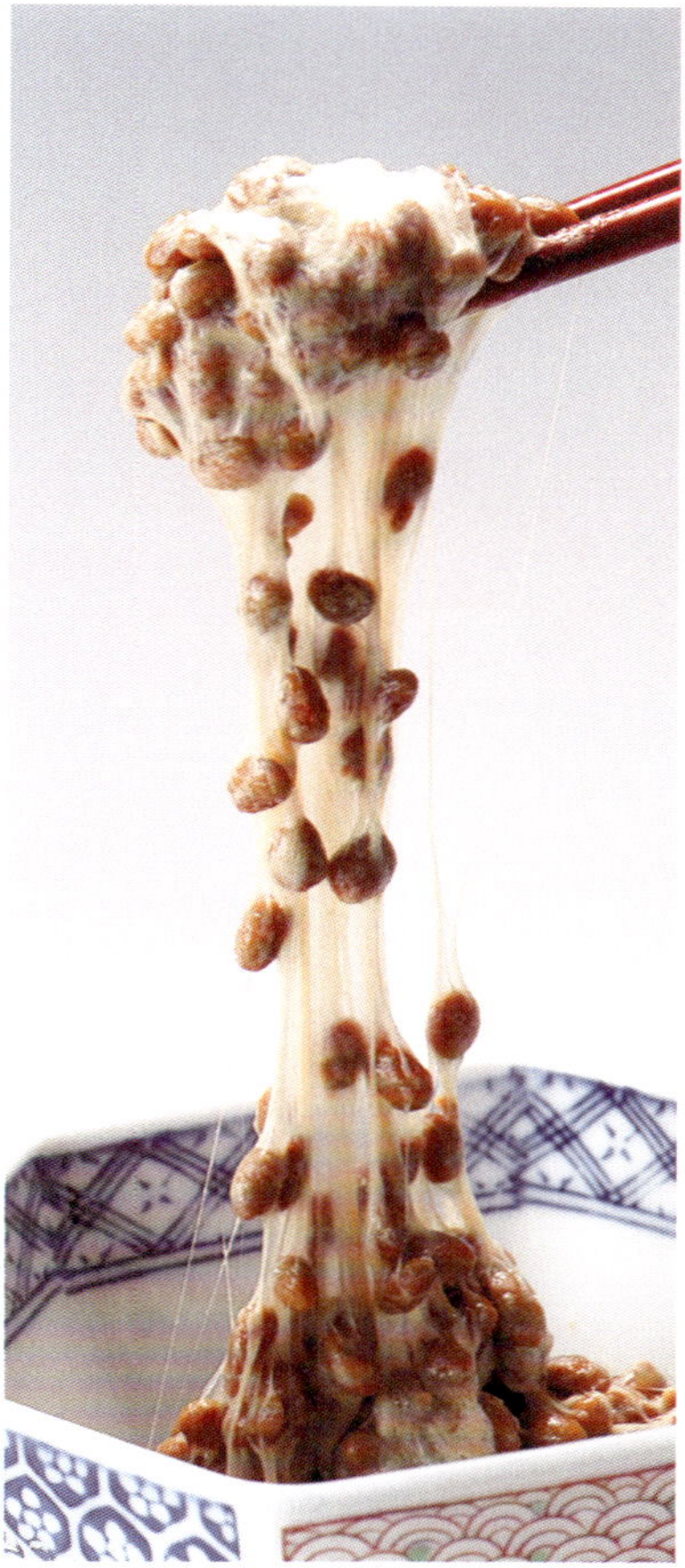

ところが、大豆を原料にした代表的な発酵食品のひとつである**納豆**になると、大豆の優秀な栄養成分はそのままに、消化吸収率も80％以上とぐっと高くなります。これは、発酵の過程でタンパク質が分解され、アミノ酸などに変えられているためです。

納豆の栄養価の高さについてはすでに多くの学者の折り紙つきです。まず**タンパク質**ですが、納豆1パック（約50g）を食べると、約8gのタンパク質がとれます。これは魚肉に匹敵する量で、値段に比しても抜群の経済性です。また肝臓を守る**ビタミンB群**もたくさん含んでいます。たとえばビタミンB_2は、原料である大豆の2倍以上も多くなります。ビタミンEが持つ抗酸化作用などは、このB_2をいっしょにとるとその働きが4倍以上になることがわかっています。

そしてなにより特筆すべきなのは、**ビタミンB12**が含まれていることです。B_{12}は、タンパク質や脂肪、炭水化物の代謝を活発にさせるほか、末梢神経障害や妊娠性貧血などを治す働きを持った、いわば神経と血液を元気にするビタミンです。このB_{12}はもともと動物性食品に多く含まれるもので、大豆にはまったくありません。ところが納豆菌がビタミンB_{12}をつくり出してくれるため、大豆にはないこのビタミンを納豆からとることができるのです。

大豆のタンパク質に加え、ビタミンB_{12}をも含み、消化吸収のよい納豆は、まさに肝臓を守るうってつけの食品といえます。

なお、納豆には、とりわけ酒飲みの胃や肝臓を守ってくれる心強い成分があと2つ含まれています。ムチンとナットーキナーゼという酵素がそれです。ナットーキナーゼは、血栓（血のかたまり）を溶かし、血液をサラサラにする作用を持っています。一方ムチンは、納豆特有のあのネバネバですが、次項や140ページであらためて説明しましょう。

「ごま＋納豆」が肝臓の活性酸素を撃退し、アルコールから肝臓を守って脂肪肝を予防します

納豆もごまも、昔から日本人に身近な食品ですが、この2つの肝機能を高める効果は折り紙つきです。

まず、ごまには、強い抗酸化力を持った**セサミン**という成分が含まれています。肝臓は、活性酸素の害を非常に受けやすい臓器です。肝臓の重要な役割のひとつに、代謝の働きがあります。食事からとった栄養素はすべて肝臓を経由して各組織に運ばれて分解されるのです。実はその過程で、呼吸する酸素の約30%が肝臓で消費されます。そのため、**肝臓では活性酸素が非常に発生しやすく、それが蓄積されると体にさまざまな害を及ぼすことになります。**

そこで、**活性酸素の撃退に働いて**くれるのが、ご**まのセサミン**と、同じくごま**に含まれるビタミンE**です。セサミンとビタミンEをいっしょにとると、相乗効果を発揮してくれるのです。

また、セサミンには、肝臓でのアルコールやアセトアルデヒドなどの有害物質を分解・解毒する作用を高め

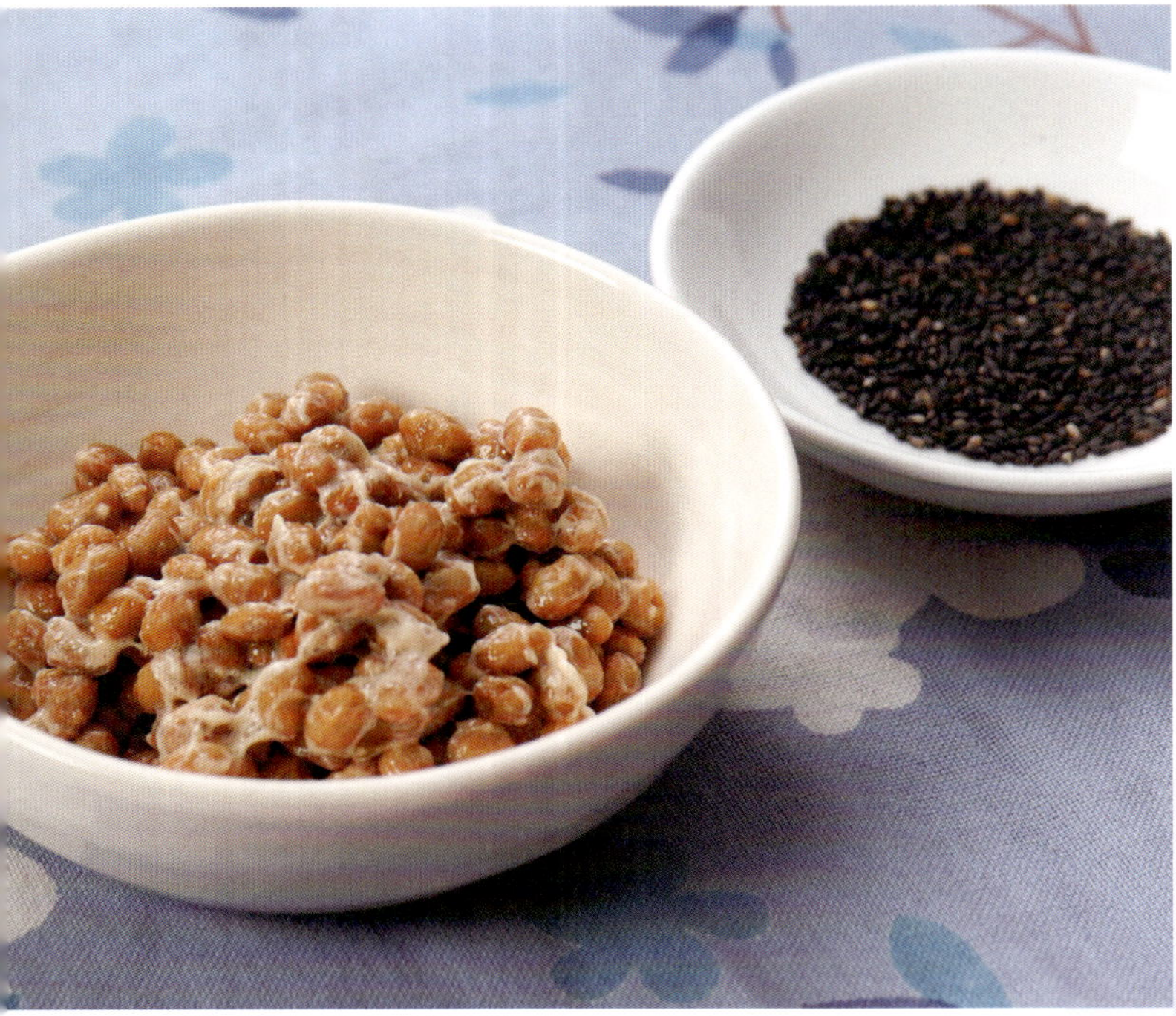

る働きもあります。お酒を飲む前にセサミンをとると、悪酔いせず、酔いがさめるのも早いという調査もあるほどです。

一方、前項でも説明した納豆の効用ですが、納豆に含まれるビタミンB2は脂肪の代謝に欠かせない栄養素であるため、脂肪肝の予防・改善にはうってつけです。

抗酸化作用も強く、肝細胞の細胞膜を破壊する過酸化脂質を中和・分解するので肝炎の予防にもなります。それと納豆独特のネバネバ成分である**ムチン**も肝機能を高めてくれます。ムチンは胃の中に入ると胃壁全体に広がって、アルコールから胃の粘膜を保護すると同時に、アルコールの吸収をゆっくりにして、肝臓のアルコール分解の負担を軽くしてくれるのです。

このようにごまと納豆には、それぞれ肝臓をいたわるさまざまな成分が含まれています。そして、これらの成分を一気にとれる食べ方が「ごま納豆」です。納豆にごまをふりかけるだけながら、肝臓の強い味方になってくれること請け合いです。

ごま納豆の作り方

材料　納豆……1パック
ごま……スプーン1杯

作り方

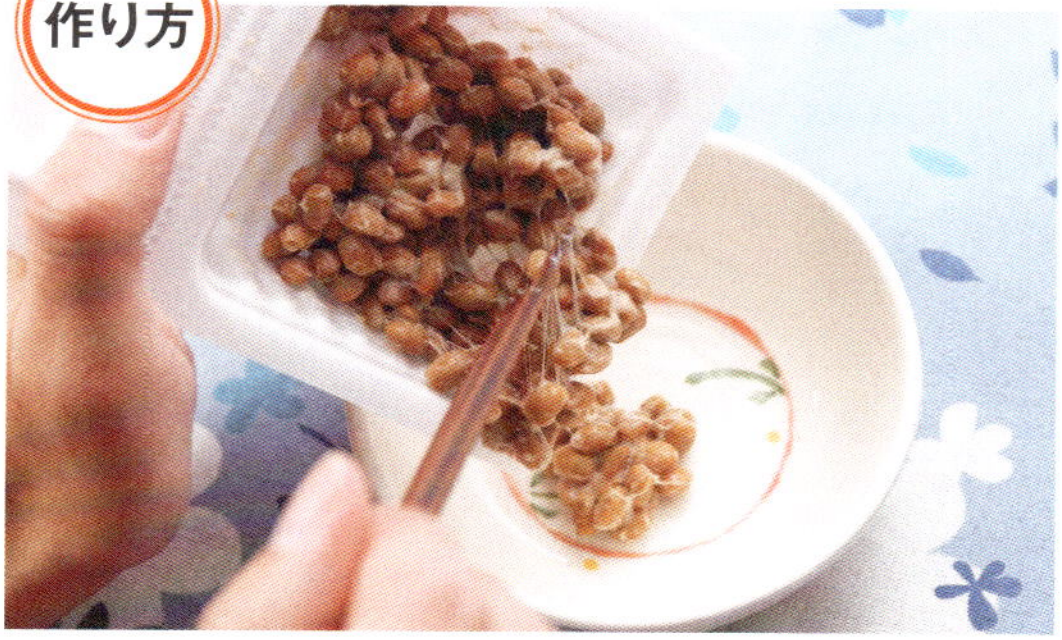

❶ 納豆1パックをよくかきまぜ、皿にあける

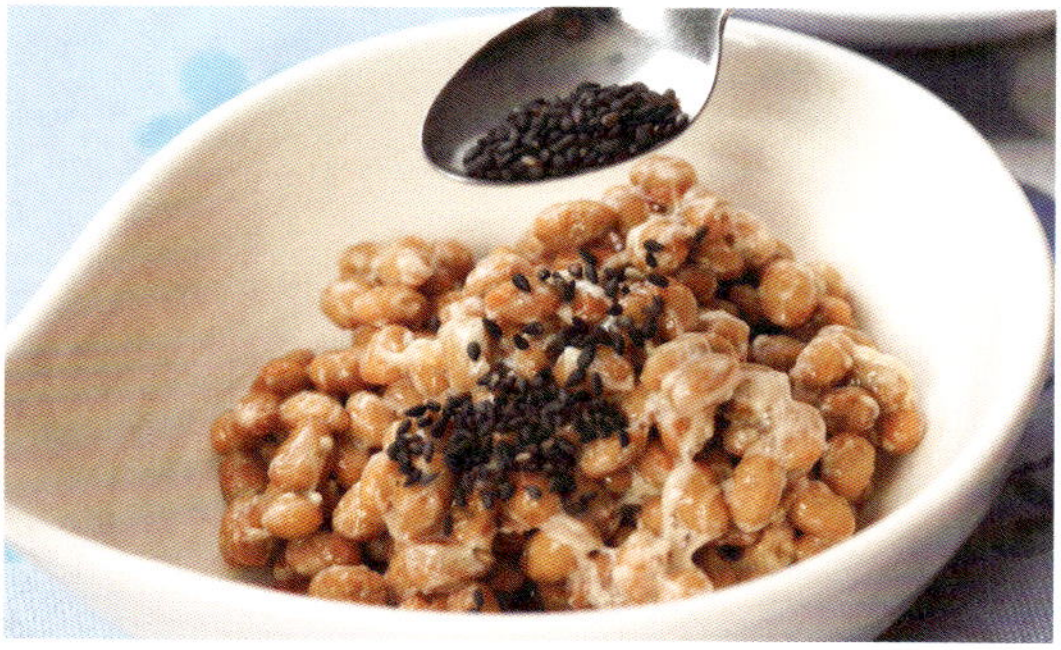

❷ その上からごまをかける

完成！

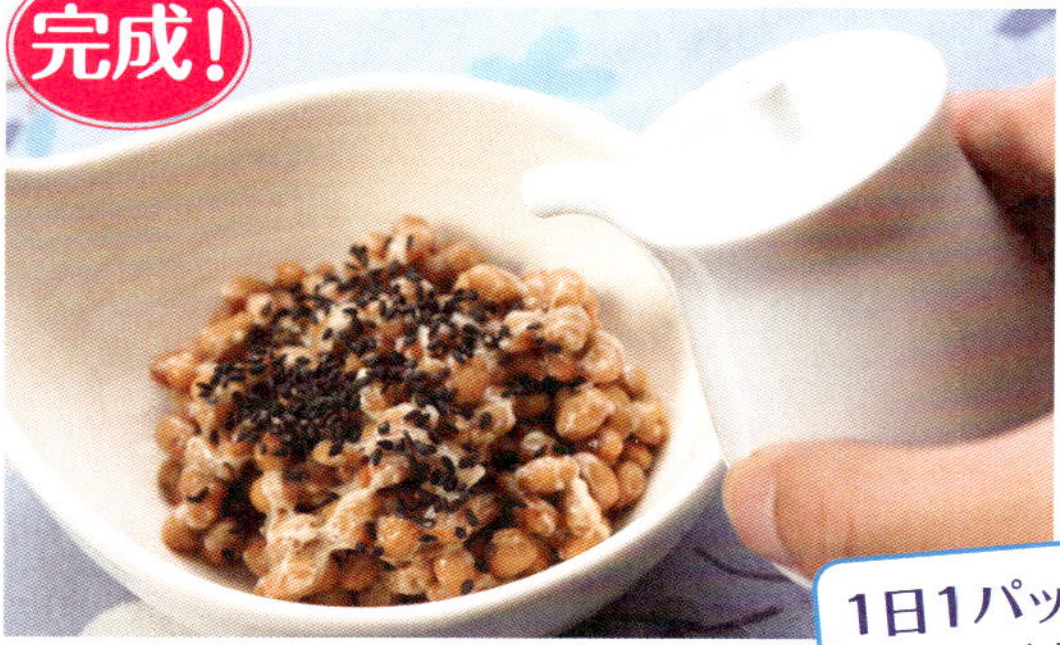

❸ 好みでしょうゆをかけてもよい

1日1パック とるのがよい

みそには肝臓の解毒機能を高め、ガンを予防するすばらしい効果があります

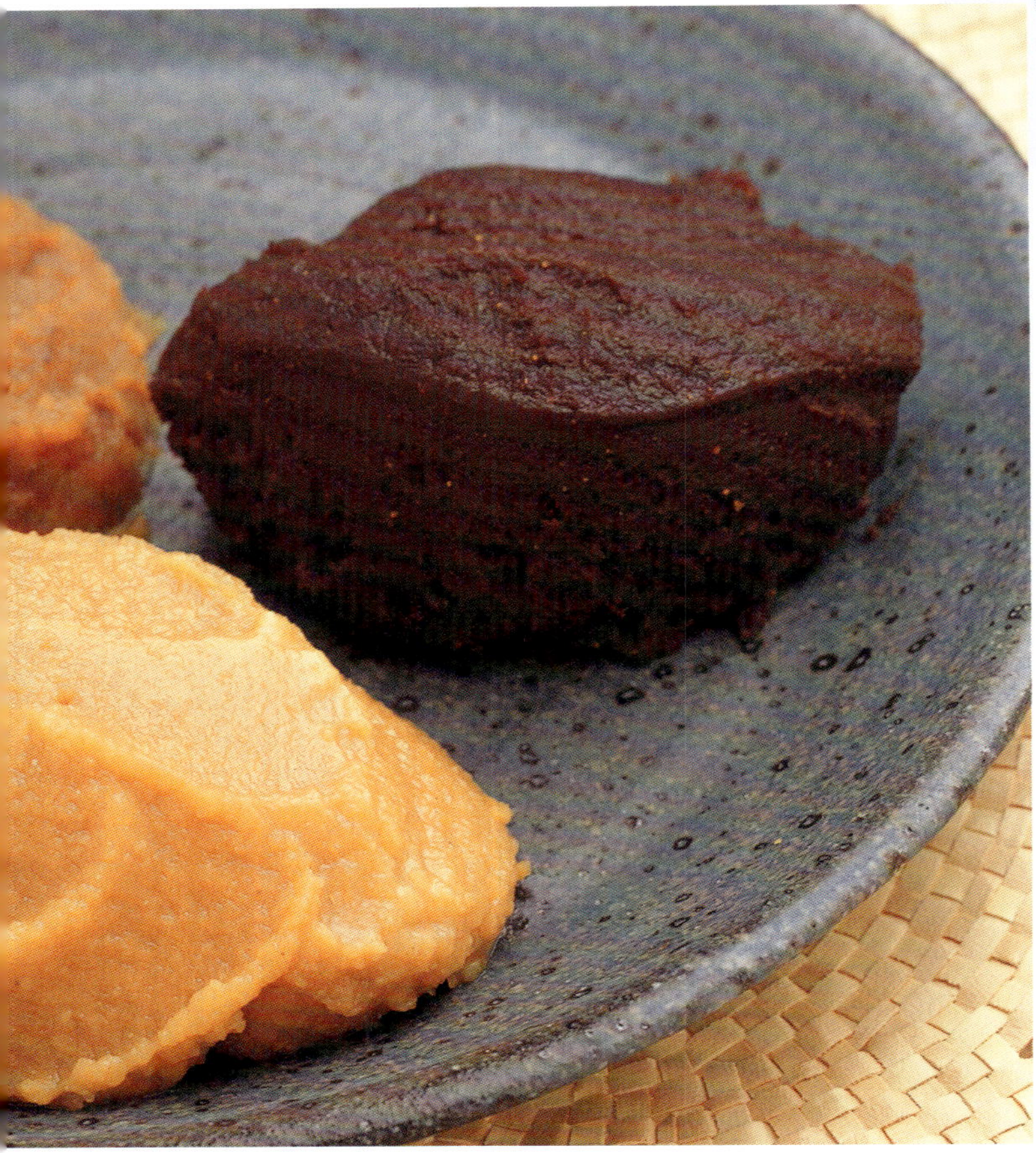

日本が誇る代表的な発酵食品のひとつに**みそ**があります。みそは、味・香り・そして栄養面からいっても、実にすぐれた食品です。

みそには、タンパク質をはじめ、ビタミンやミネラルが豊富に含まれているだけでなく、みそ独自の有効成分も多く含まれています。このため、みその健康効果については、これまでも数多くの研究がなされてきました。そのひとつに、**みそのガン予防効果**があります。

かつて、食塩は細胞の変異を引き起こして、胃ガンの原因になると考えられていました。この理屈からいえば、食塩を多く含むみそ汁を毎日とっている人には胃ガンが多いという

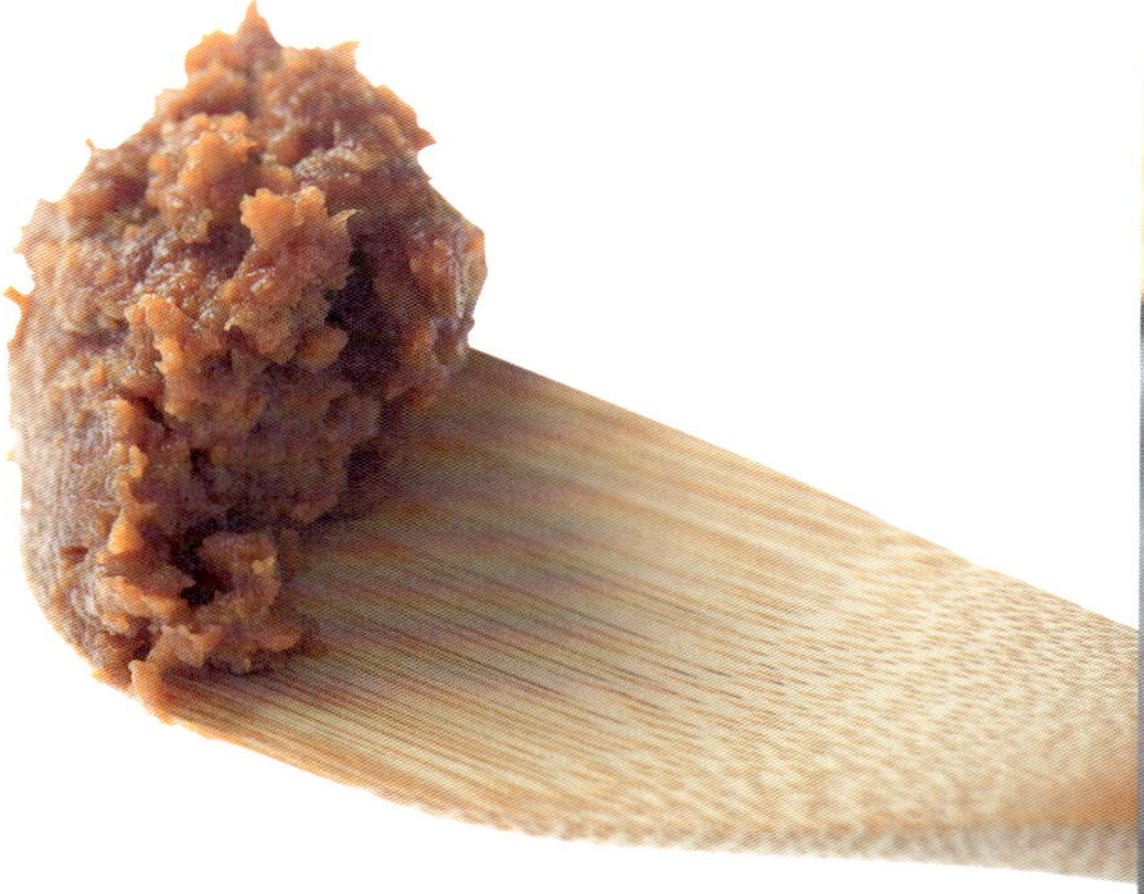

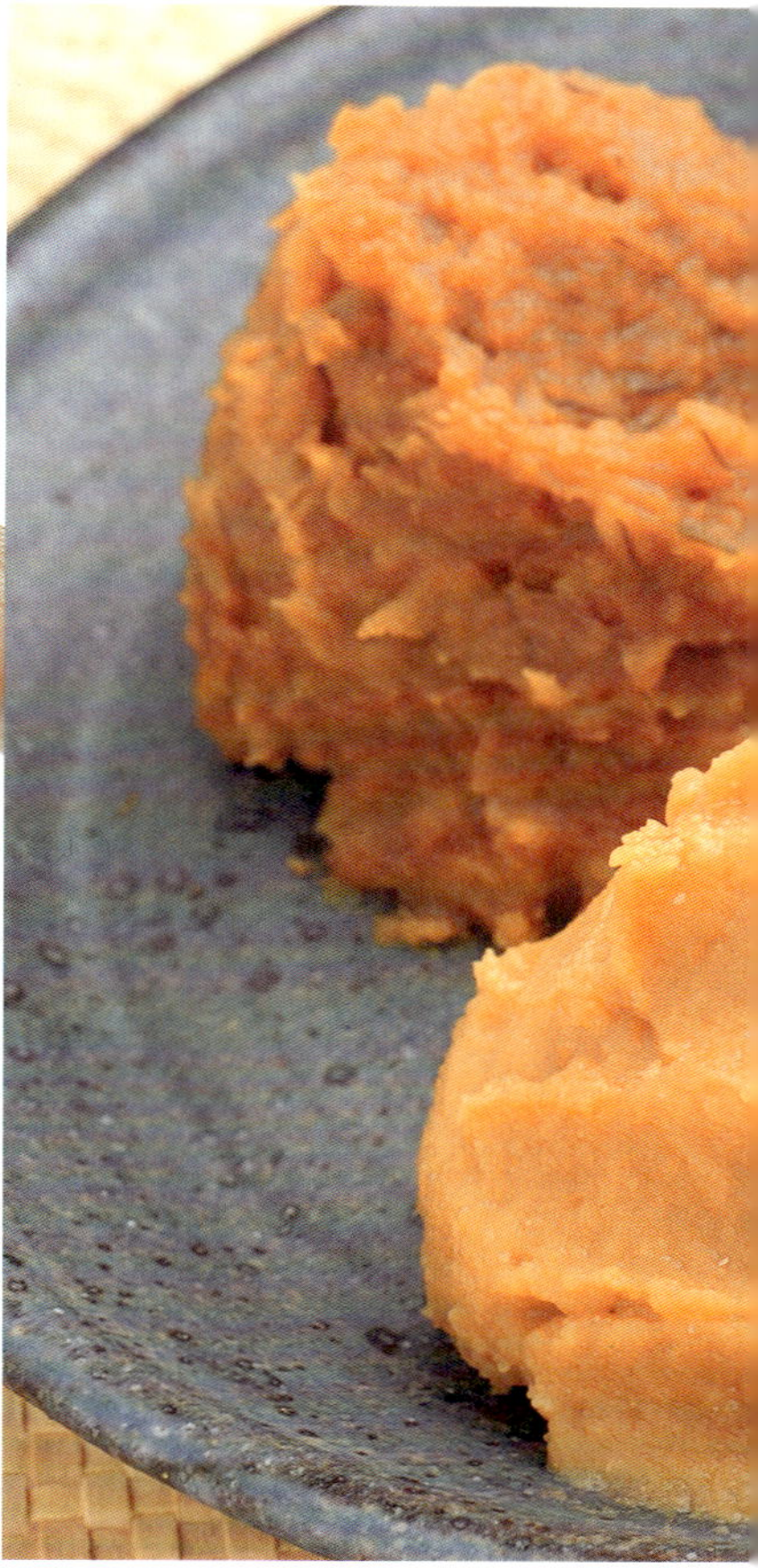

仮説が成り立ちます。

ところが、国立がんセンター研究所の故・平山雄博士によって行われた全国的な調査結果は意外なものでした。みそ汁を毎日飲む人ほど胃ガンによる死亡率は低かったのです。

また、みそ汁を毎日とることで喫煙者のたばこの量が減り、胃ガンの死亡率が大幅に低くなることもわかったのです。しかも、たばこは吸わないがみそ汁をまったく飲まないという人より、たばこは吸うがみそ汁も毎日飲むという人のほうが胃ガンの死亡率は低いのです。

私たちの体には、毎日のように発ガンの原因となる発ガン物質が入り込んできます。それでも、すぐに細胞がガン化しないのは、肝臓に備わった解毒の働きのおかげです。

いいかえれば、**肝臓のこの解毒機能を高めることがガン予防のひとつのカギとなる**のです。

東京農業大学名誉教授の菅家祐輔先生の実験によれば、**発ガン物質が体内に吸収されているときに同時にみそをとると、肝臓の解毒の働きが高まり、ガン予防に役立つ**ことがわかっています。

現在、ガンは日本人の死因の第1位を占めます。私たちはその予防のためにも、食生活にもっと関心を払いたいものです。その一環として、すばらしい働きを持つみそを、みそ漬けや、みそ汁などで毎日の食生活に継続して大いに利用しましょう。

かつお節、みそ、お茶で簡単に作れる「茶節」は、肝臓をいたわるのに最適な食品です

二日酔いの解消に役立つ食品はいろいろあります。たとえば、かつお漁業の町として知られる、鹿児島県枕崎市に古くから伝わる二日酔い解消食品は「**茶節**」です。

作り方はきわめて簡単。湯飲みにみそと、たっぷりのかつお節を入れ、緑茶を注ぐだけです。香りがよく、お酒を飲んだ翌朝の水分補給にもなります。この茶節、実は**肝機能を高める成分が豊富**なのです。

「オサカナスキネ」という言葉をご存じでしょうか。これは、お茶のオ、魚のサ、海藻のカ、納豆のナ、酢のス、きのこのキ、ねぎのネ、この7つの頭文字をつなげたもの。肝機能障害や肥満、脂質異常症といった生活習慣病、そして、それぞれがからみ合ったメタボリックシンドローム（内臓脂肪症候群、26ページ参照）を予防するために積極的にとりたい食品を覚えやすく工夫した言葉です。

これらの食品のうち、納豆を同じ大豆食品であるみそに置きかえれば、茶節には実に「オサカナスキネ」の3つが含まれているのです。

お茶（緑茶）には、その渋み成分である**カテキン**というポリフェノールが含まれています。この茶カテキンには強い抗酸化作用があるだけでなく、血糖値の急速な上昇を抑える働きがあります。血糖値が急に上がると、代謝されずに余った糖は脂肪に変わります。茶カテキンはこれを抑え、肝臓に脂肪がたまるのを防ぐのです。

魚の「サ」にあたるかつお節は、77％が**タンパク質**です。茶節なら、そのタンパク質をまるごととることができます。

みそにはサポニンとイソフラボンという成分が含まれます。**サポニン**は脂肪の代謝を行い、**イソフラボン**は食事中の脂肪分を排出する作用や、基礎代謝を下げない働きがあります。特にみそに含まれる**メチオニン**というアミノ酸は、肝機能を高める働きを持っています。

これらの食品の効用を、一度にとることが期待できる茶節は、肝臓をいたわり肝機能を高めるには、ぴったりの食品といえます。

茶節の作り方

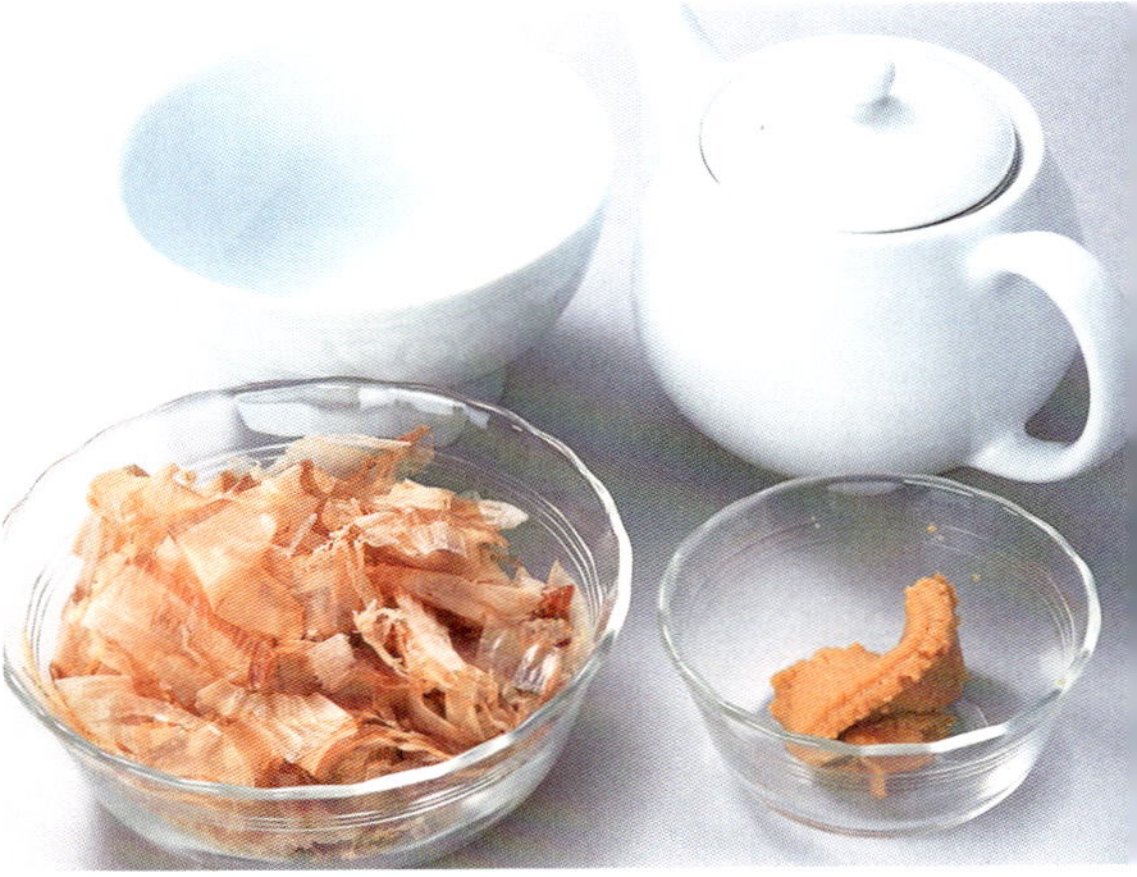

材料

かつお節……10g（2パック）
みそ…………10g（小さじ1.5杯弱）
緑茶…………適宜

作り方

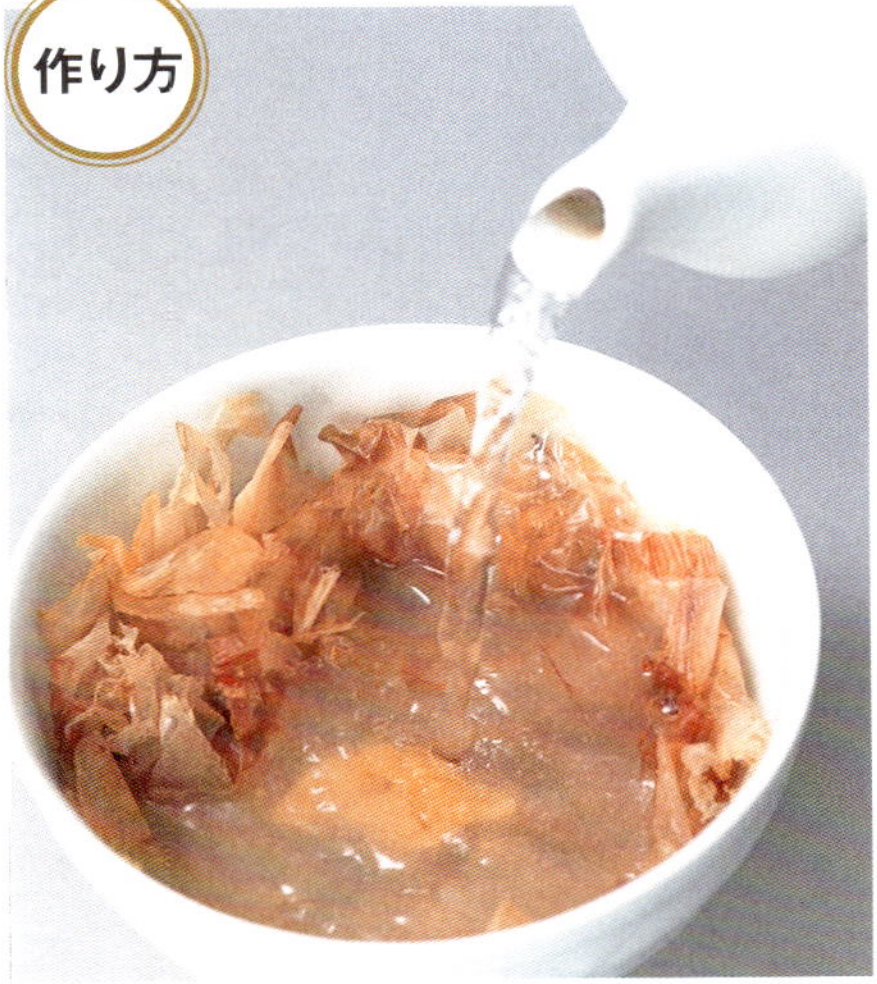

❶ 湯飲みにかつお節とみそを入れ、お茶を注ぐ。**これだけ**

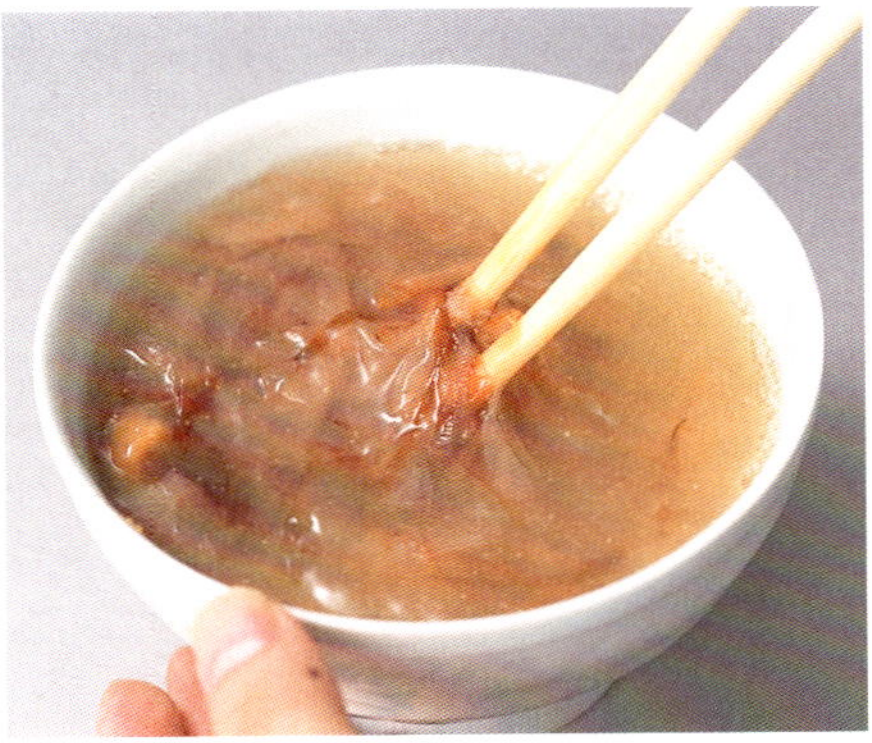

❷ よくかきまぜていただく。かつお節もそのまま食べる。梅干しやしょうがを薬味に入れてもおいしい

プラスワン!

こんな食べ方もあり!

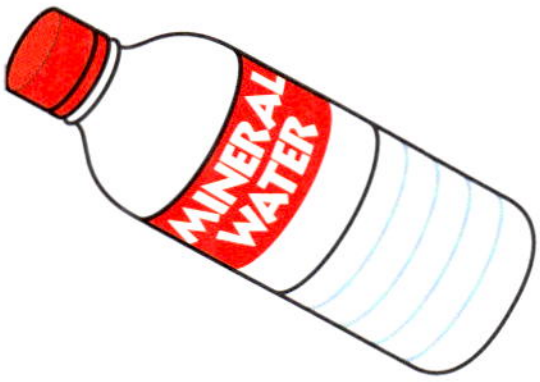

愛用のミネラル水を加える

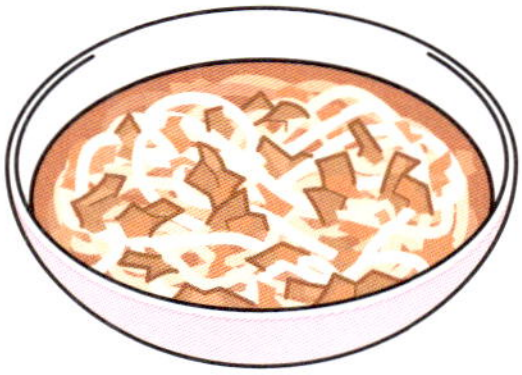

湯にといて即席うどんスープに

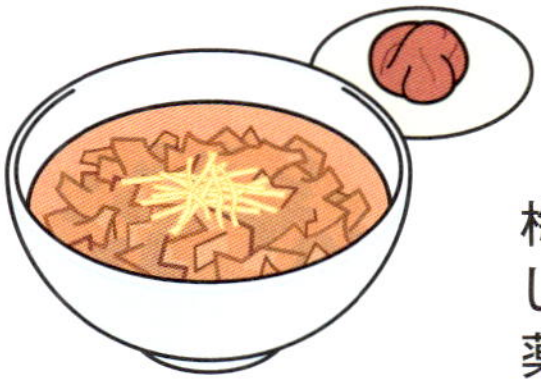

梅干しやしょうがを薬味に

しいたけに含まれる多糖体成分は免疫力をアップさせて、肝炎に大きな効果を発揮します

身近な食品のひとつである**しいたけ**は、近年の科学的研究によって、ガンや肝炎、糖尿病などに対しても大きな効果を示すことがわかってきました。

しいたけの成分を抽出したエキスを臨床研究に使って、さまざまなガンの患者さんに投与したところ、抗ガン作用や延命作用が認められました。その成分は**レンチナン**と名づけられ、現在では医療現場でガン治療薬として広く使われています。

また、**シイタケ菌糸体エキス**（L・E・M）についても、B型・C型の慢性肝炎の代替・補完療法に使われ、日本消化器病学会や日本癌学会などで、その有効性が発表されています。実際、隠れた肝炎や肝臓ガンなどの予防や治療剤として、臨床医が使っています。

さて、レンチナンですが、これはしいたけに含まれるβ-グルカンなどの多糖体のひとつです。多糖体は、本来人間が持っている免疫力を高め、間接的にガンを抑え込む働きがあります。

ガンだけでなく、肝障害の原因の多くは免疫力の低下によるものです。ですから、**免疫力がしっかりと強化されていれば肝炎などさまざまな症状の改善にも効果が期待できる**のです。

実際、しいたけの多糖体はB型、C型のウイルス性肝炎にも効果を発揮します。近年の臨床試験によって、「しいたけに含まれる多糖体は、肝炎ウイルスを減少させる働きがある」ことがわかってきたのです。

肝炎の治療にはインターフェロンという薬品を使うことが多いのですが、どうしても副作用が出てしまいます。しいたけと薬を併用することで、副作用の軽減もはかれることも判明しています。

また、しいたけには**食物繊維**が非常に多く含まれています（もどした干ししいたけ100g中に8～10g）。食物繊維は、腸管を刺激するため、便秘解消に役立ちます。さらに食物繊維は、体内に入ったカビや発ガン物質、ガン細胞の増殖を促す物質やコレステロールを吸着し、排泄する働きも

あります。

こうした効用を生かしながら、肝炎などの病気を予防、改善するためにも、しいたけを毎日食べたいものです。干ししいたけならビタミンDが効率よく摂取できるうえ、もどし汁も利用できます。もどし汁には多糖体が多く溶け出しているので、すぐれた効果を期待できます。1日に必要な量は干ししいたけ2〜3個で十分。毎日食べることで、健康の源になってくれるはずです。

しいたけの食効を手軽にとれる簡単小鉢2品

■焼きしいたけと三つ葉の酢じょうゆ

エネルギー 15kcal
塩分 0.9g

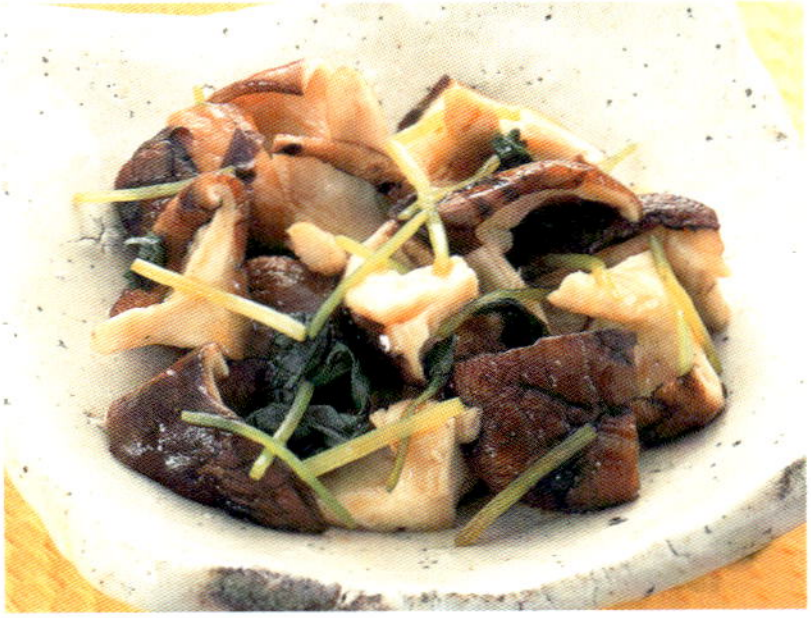

材料（1人分）

生しいたけ……4個
三つ葉…………3本
A しょうゆ ····小さじ1
　酢············小さじ$\frac{1}{2}$

作り方

❶生しいたけは石づきを切り落とし、軸も長いものは半分に切る。
❷①のかさ部分はひだのあるほうを下にし、軸とともによく熱した焼き網にのせ、焼き色がつくまで焼く。裏返してかさ側も同様に焼き、1個を4等分に切る。
❸三つ葉は強火にかけた熱湯でさっとゆで、3㎝長さに切る。
❹ボウルに②と③を入れ、Aを加えてあえる。

■干ししいたけの含め煮

エネルギー 15kcal
塩分 1.4g

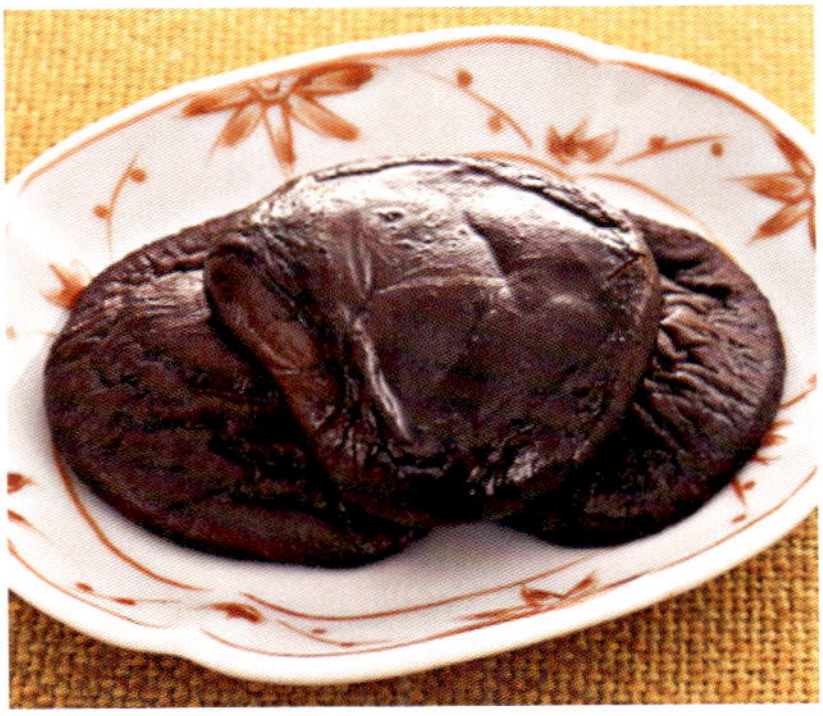

材料（1人分）

干ししいたけ…3個
干ししいたけのもどし汁
················$\frac{1}{2}$カップ
砂糖·············小さじ$\frac{1}{2}$
しょうゆ·········小さじ1$\frac{1}{2}$
みりん ···········小さじ1

作り方

❶干ししいたけはさっと洗って、水またはぬるま湯につけてやわらかくもどす。
❷鍋に分量のもどし汁と①を入れて中火で煮る。アクが出たら弱火にし、アクをとりながら5分ほど煮る。
❸砂糖を加えてしばらく煮、煮汁が半量くらいになったらしょうゆを加えて一煮し、みりんも加える。
❹煮汁がなくなったら火を止め、そのまま鍋の中で冷ます。

肝臓病の予防に役立つ血行促進効果と抗酸化作用が一度にとれる「みそにんにく」

にんにくは栄養成分として、タンパク質、糖質、ビタミンB、ビタミンCを含んでいます。これらの含有量はほかの野菜と大差ありませんが、にんにくには**アリイン**という成分が多く含まれています。

にんにくを切ったりすりおろしたりして、アリインが空気にふれると、酵素の働きで**アリシン**という物質に変わります。アリシンは、にんにく特有の強烈なにおいの正体で、さまざまな薬効を持っています。たとえば、ビタミンB1と結合すると**アリチアミン**という物質に変わり、ビタミンB1の吸収をぐんと高めて、疲労回復や滋養強壮効果を発揮します。

このアリシンには末梢血管を拡張させる作用があり、体のすみずみまで血液のめぐりをよくします。当然、**肝臓の血行も向上し、これが肝機能をアップすること**にも大きくつながります。なぜなら、肝臓は臓器の中でも特に多くの血液が出入りしているからです。肝臓には、心臓から酸素を運び込む血管と、小腸で吸収された栄養素を運び込む血管がつながっており、その血流量は、1分間に1.5ℓにもなるのです。肝臓が赤褐色をしているのは、血液をたっぷり含んでいる証左でもあります。

アリシンのにおいをかぐことは、消化液の分泌と胃腸の運動を促進するので、食べたものの消化・吸収をよくして、結果的に肝臓への負担を最小限に抑えてくれます。

もうひとつ、にんにくには肝機能を向上させる成分が含まれています。**スコルジニン**というのがそれです。

スコルジニンには、アリシンと同様、新陳代謝を活発にして、全身の血液のめぐりを促進する働きがあります。また、解毒作用と、ビタミン類を体内に長期間貯蔵する作用も持っています。このため、**肝臓の負担を軽くし、健康な状態を保つ**のに働いてくれるのです。

ところで、にんにくは、みそとたいへん相性がよい食品です。

まず、にんにくの味やにおいがみそによってまろやかに、そしておいしくなります。また、**みそにはにんにくに**

似た働きがあるので、にんにくの効果を高めてくれます。

食べ物には体をあたためるものと冷やすものがありますが、その点から見ると、にんにくが温性の食品であるのに対し、みそは冷性に属します。つまり、中和する組み合わせとしてベストな関係なのです。

加えて、みそに含まれる**ビタミンEやサポニン**には、強い抗酸化作用があり、血管や細胞が酸化（サビ）するのを防ぎます。これが、臓器を若々しく保ち、ひいては、肝臓の病気や老化を予防するのに役立ってくれます。

この相性のよさを生かした手軽な食品が**「みそにんにく」**です。健康効果が高いので、一度にたくさん食べる必要はありません。風味のある調味料として、1日に小さじ2～3杯を、肉や野菜の味つけ、また、ご飯やだしにそのまま入れるなどして、毎日の食生活にとり入れてみてください。

みそにんにくの作り方

材料（14日分）にんにく…60g
みそ………200g

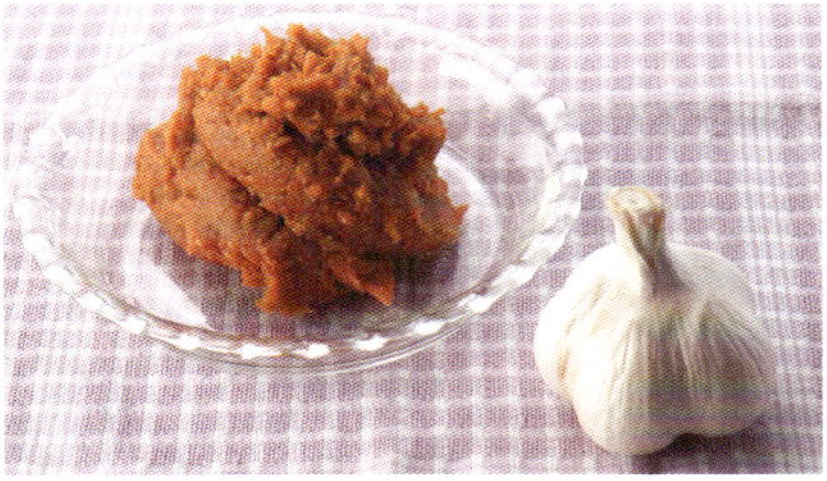

作り方

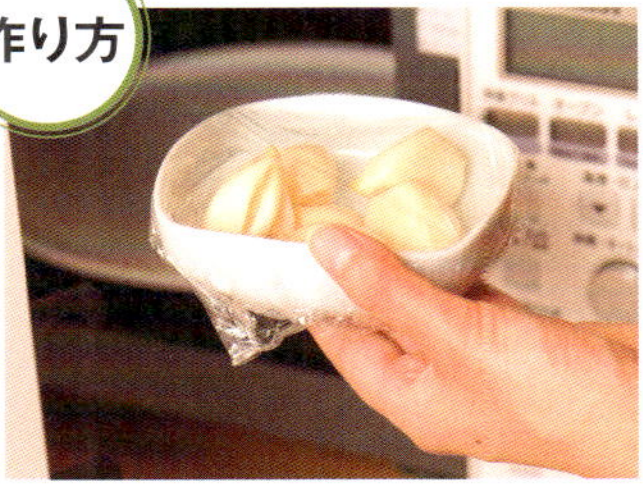

❶ にんにくの皮をむき、やわらかくなるまで（約1分）レンジで加熱する

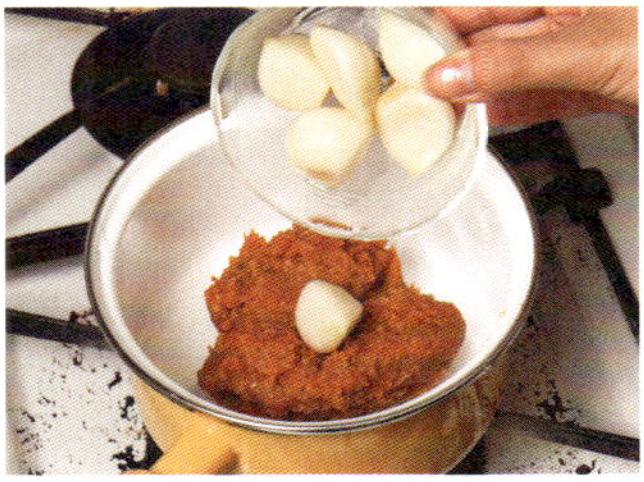

❷ ごく弱火で熱した鍋にみそを入れ、にんにくを加える

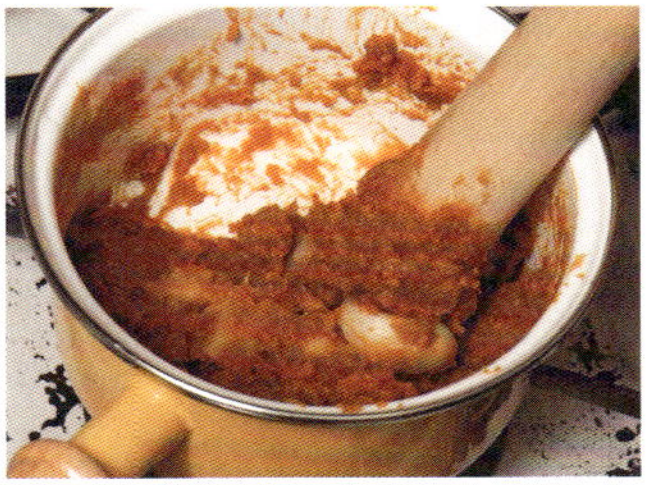

❸ すりこ木などでにんにくをつぶしながら、みそとまぜ合わせる

完成！

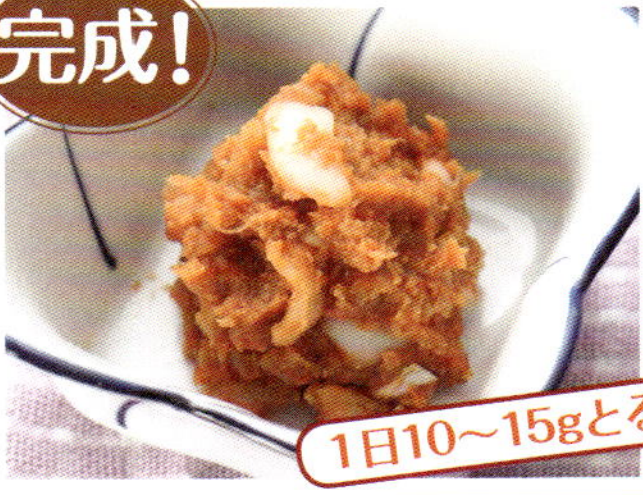

❹ お好みの大きさまでにんにくをつぶしたら、密閉容器に入れて冷蔵庫で保管し、2週間で食べきる

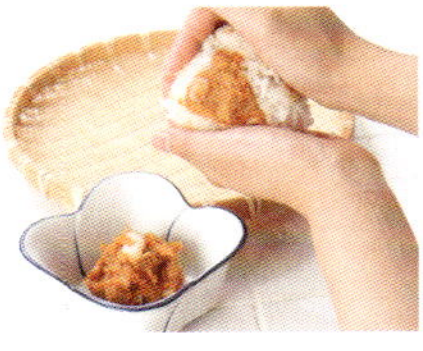

食べ方

なめみそ感覚で、炊きたてのご飯に、みそにんにくをひとつまみのせたり、おにぎりの具としても絶品。時間がたってもおいしいので、お弁当などにもおすすめ

かぼちゃに豊富なβ-カロテンが免疫力と抗酸化力を高めて肝臓病の予防に役立ちます

緑黄色野菜のひとつである**かぼちゃ**は、ビタミンA・B群・C・E・Kなどのビタミン類をはじめとしたさまざまな栄養成分を豊富に含んでいます。その数ある栄養成分の中でも、まずその含有量の多さで目をひくのが**β-カロテン**です。β-カロテンは、体内で必要に応じてビタミンAとして働きます。

近年、このビタミンAがカゼやC型肝炎などの感染症やガンといった**免疫に関係する病気の抑制**に深く関与するということが注目されています。

ビタミンAに変わらなかったβ-カロテンにも、粘膜などの細胞を強化して、**免疫力を高める働き**があります。免疫力が高まると、外から侵入してくるウイルスや細菌などを撃退するだけでなく、体内にガンなどができるのも防いでくれます。

加えてβ-カロテンには、体を酸化から守る**抗酸化作用**もあります。細胞の酸化は、老化やガンなど、あらゆる病気を引き起こす要因です。体を酸化から守るには、毎日の食事で抗酸化成分をたっぷりとる必要がありますが、その代表がβ-カロテンです。**β-カロテンには細胞の代謝を促して酸化を防ぎ、活性酸素を消去する働きがあるのです。**

かぼちゃは、β-カロテンのほかにも、抗酸化成分として**ポリフェノール**や**ビタミンC、ビタミンE**などを豊富に含んでおり、抗酸化力はたいへん強力です。

こうした免疫力や抗酸化力の向上は、肝臓病の予防や改善に欠かせません。肝細胞の膜を傷つける過酸化脂質の生成を防いだり、できてしまっ

◆かぼちゃの栄養はこんなにすごい！

β-カロテン	3900μg
ビタミンC	43mg
ビタミンE	4.9mg
葉酸	42μg

100ｇ中の含有量／「日本食品標準成分表2015年版（七訂）」より

ビタミンＡとＥは脂溶性なので、油といっしょに調理すると体内への吸収率がよくなります

たものを分解したりする働きがあるのです。そのためにも、かぼちゃをぜひ積極的にとりたいものです。

かぼちゃのビタミン類やミネラル、ポリフェノールや食物繊維は、特に皮やワタに豊富に含まれています。調理の際にはこれらの部分も上手に利用してみましょう。

かぼちゃの食効を手軽にとれる簡単副菜2品

■かぼちゃのチーズ焼き

エネルギー 110kcal
塩分 0.7g

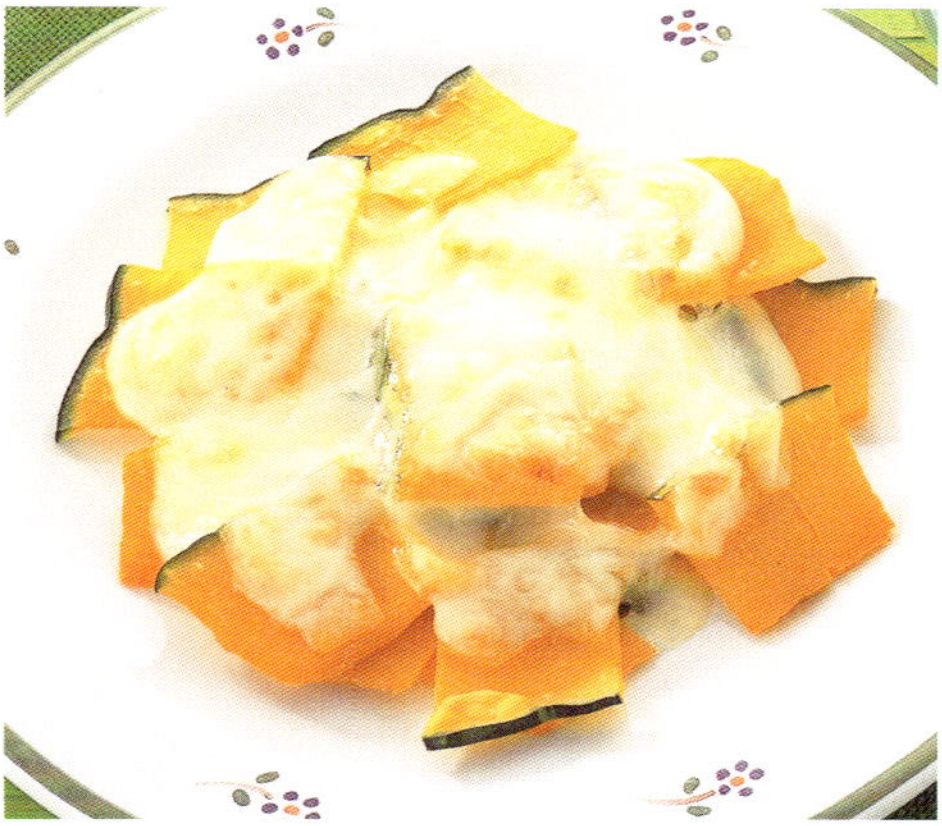

材料（1人分）

かぼちゃ…………50g
とけるチーズ（スライス）
…………………1枚
塩…………………少々

作り方

❶かぼちゃは薄いいちょう切りにし、鍋に沸かした熱湯で軽くゆで、ざるに上げて水けをきる。
❷①を耐熱皿に並べて塩を振り、とけるチーズをのせて、オーブントースターで焦げ目がつくまで焼く。

■かぼちゃと牛肉の炒め物

エネルギー 130kcal
塩分 1.7g

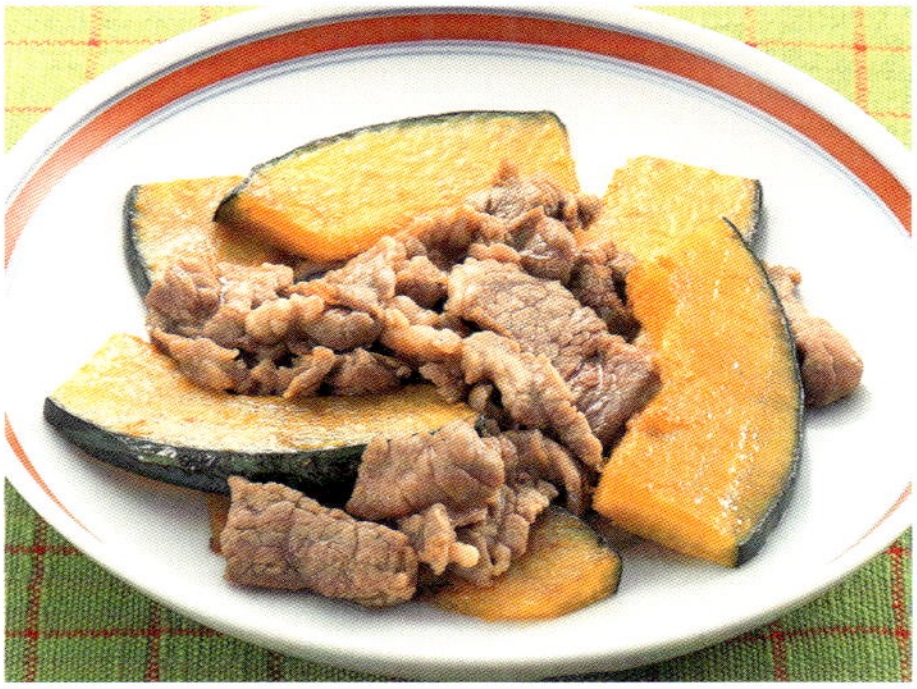

材料（1人分）

かぼちゃ……………… 60g
牛もも肉（薄切り）…· 25g
A ┌しょうゆ……小さじ$\frac{1}{2}$
　└料理酒……小さじ$\frac{1}{2}$
サラダ油………小さじ$\frac{1}{2}$
B ┌しょうゆ……小さじ1
　│砂糖………小さじ$\frac{1}{2}$
　│料理酒……小さじ1
　└水…………大さじ1

作り方

❶かぼちゃは厚さ5㎜、5〜6㎝長さに切る。
❷牛もも肉は2㎝幅に切り、Aをもみ込んで下味をつけておく。
❸フライパンにサラダ油を熱して②を炒め、肉の色が変わったら①を加えて炒め合わせる。かぼちゃに火が通ったら、あらかじめ合わせておいたBを加えて味つけする。

オレンジには、脂肪肝を改善する栄養素であるイノシトールがいちばん多く含まれています

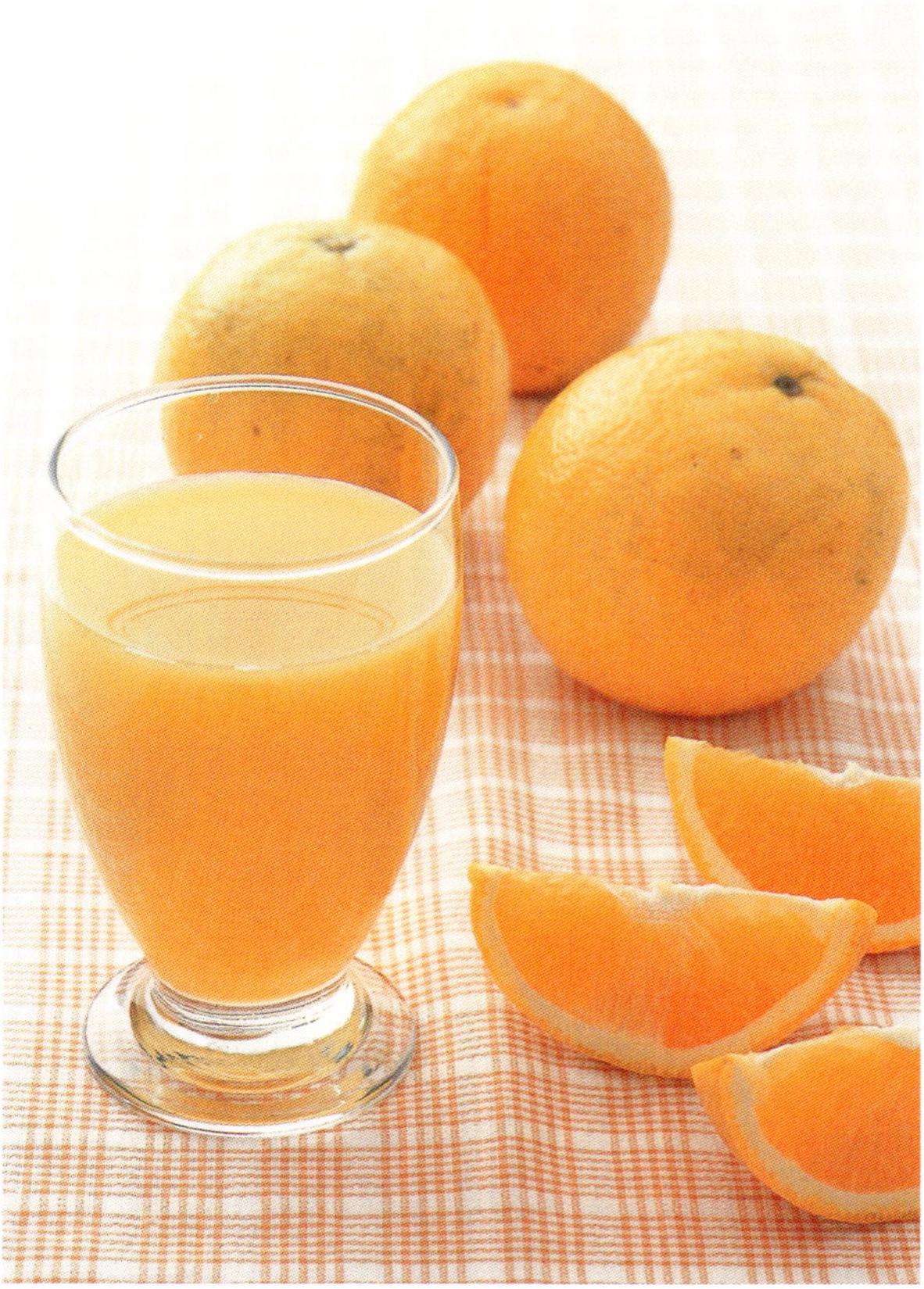

1日に必要なイノシトールの量は、オレンジ2個以上。100%のオレンジジュースなら、コップ1杯でクリアできる

脂肪肝を防ぐ特効成分に、**イノシトール**という栄養素があります。イノシトールは水溶性のビタミン様物質で、ビタミンB群の仲間です。脂肪肝に対するすばらしい効果から**〝抗脂肪肝ビタミン〟**とも呼ばれています。

軽度の脂肪肝の患者さんがイノシトールを3カ月服用したところ、すっかり完治したという例もあります。また、脂肪肝に効果の高いほかの成分にくらべ、副作用の心配もほとんどないことがわかっています。

イノシトールには、**体内の脂肪の流れをスムーズにする**働きがあります。そのため、余分な脂肪が肝臓に蓄積されるのを防ぎ、脂肪肝を改善してくれるのです。

また、イノシトールには血液中のコレステロール値を正常にしたり、末梢血管を広げる作用もあります。その効果から、「イノシトールヘキサニコチネート」という血中コレステロール

低下剤や末梢血管拡張薬にも使用されるほどです。

さらに、❶健康な髪を維持して、抜け毛を減らす作用、❷湿疹を防ぐ作用、❸脳細胞に栄養を与えて、神経を正常に保つ作用、なども続々判明している注目の成分です。

このイノシトールは、体内でも合成されていますが、**脂肪肝の改善には食事からとるようにすることも欠かせません。**

下のグラフをご覧ください。イノシトールはすいか、メロン、桃など果物に多く含まれていますが、なにより豊富なのが**オレンジ**です。

イノシトールの理想の摂取量は500～2000mgといわれています。**オレンジ1個に含まれるイノシトールは約250mgですから、1日に最低2個は食べたいところです。**

もっとも、これを毎日つづけるのは、なかなかたいへんです。そこで、おすすめしたいのが**オレンジジュース**です。100%のオレンジジュースなら、オレンジの栄養素がぎゅっと凝縮されています。**1日にコップ1杯(200～300ml)程度を飲めば、イノシトールの摂取量はクリアできます。**市販のジュースには砂糖が入っているものもあるので、糖分が気になる人は、自分でオレンジをしぼって手作りのオレンジジュースを楽しむのもよいでしょう。

なお、コーヒーなどに含まれているカフェインは、体内でイノシトールを多く消費します。コーヒーなどを多く飲む人は、オレンジジュースなどイノシトールが多い食品を積極的にとって、脂肪肝を予防するとよいでしょう。

◆イノシトールを多く含むNo.1食品はオレンジ

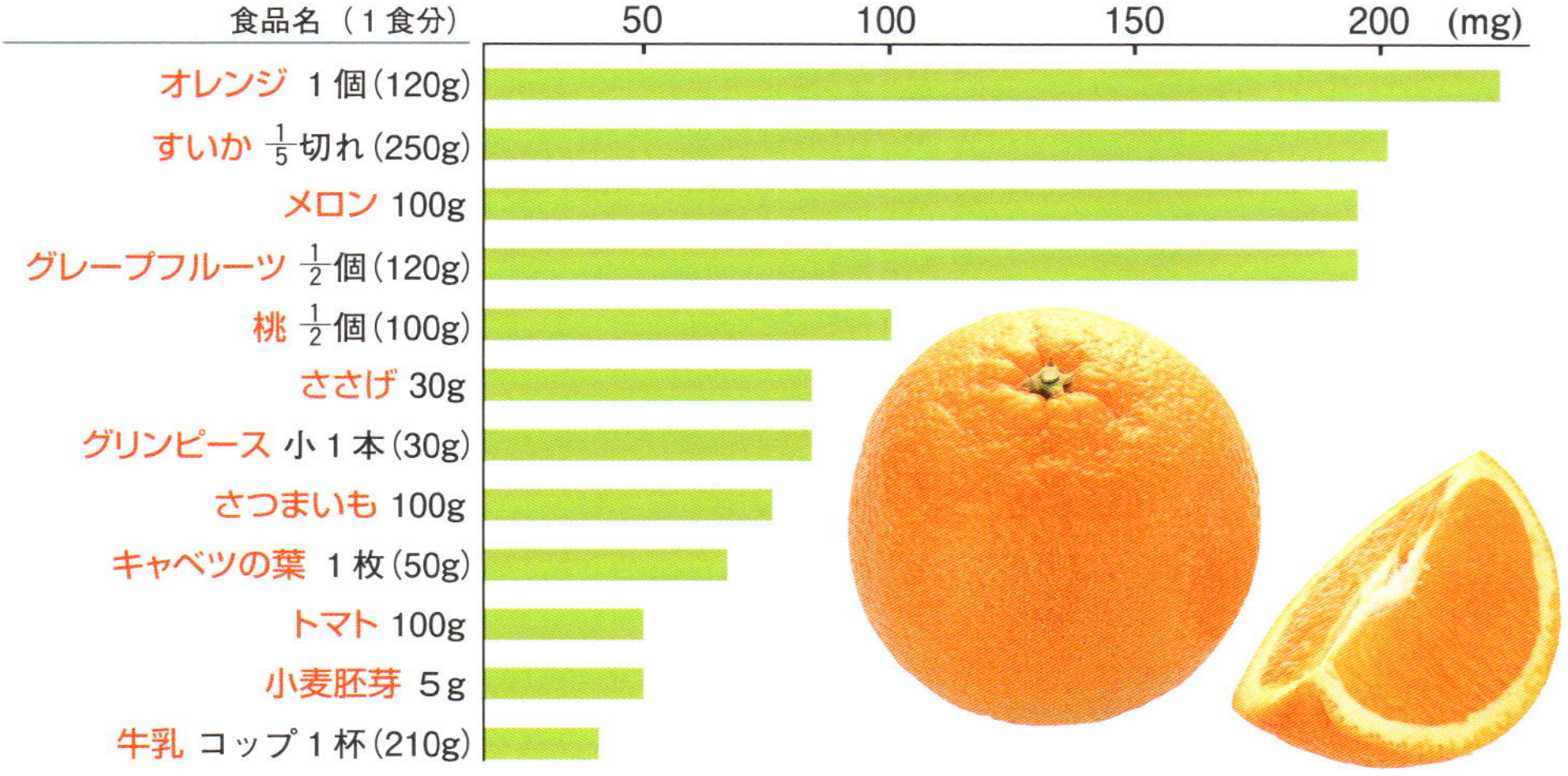

「栄養成分バイブル」(主婦と生活社)より

食生活の見直しに加えて機能性食品を利用すると、肝障害の改善に効果が期待できます

肝臓病の治療では、まず病気を進行させないためにもライフスタイルの改善が欠かせません。もちろん、それと同時に、それぞれの肝臓病に応じた治療を、医師の指導に従ってつづけます。

そうした治療とあわせて、**機能性食品**を利用するのもひとつの方法です。機能性食品とは、免疫力を向上させ、病気の元凶である活性酸素を除去する、**いわゆる健康食品**として知られるものです。

機能性食品を利用すると、たとえ病気があっても体調がよくなり、生活を楽しめる場合もあるのです。また、たとえ肝臓病でなくても、肝臓をいたわり強化してウイルスの感染を予防するうえでも、一定の効果を期待できます。

昔から肝臓病によいとされる機能性食品はいろいろあります。なかでも肝臓病に有効性のある機能性食品をあげてみましょう。

なお、肝臓病で医師の治療を受けている人が機能性食品を利用するときは、主治医の先生とよく相談してからにしましょう。

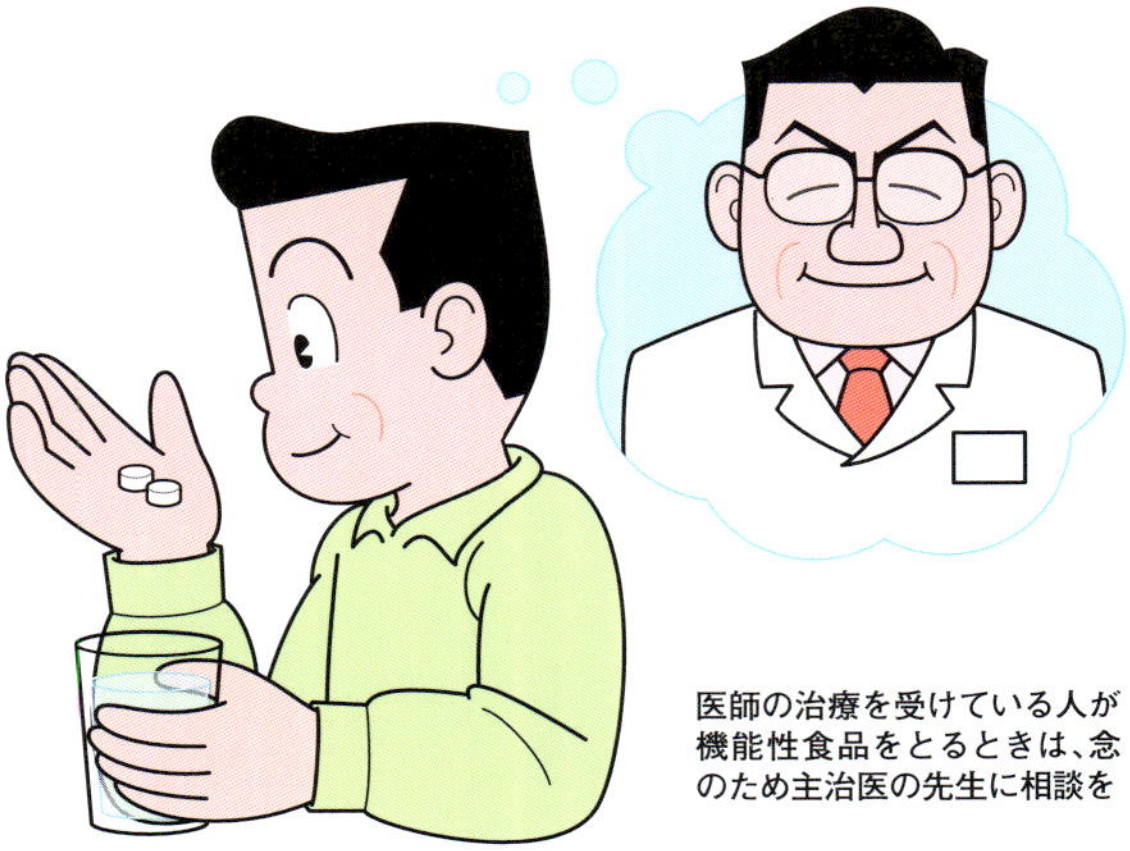

医師の治療を受けている人が機能性食品をとるときは、念のため主治医の先生に相談を

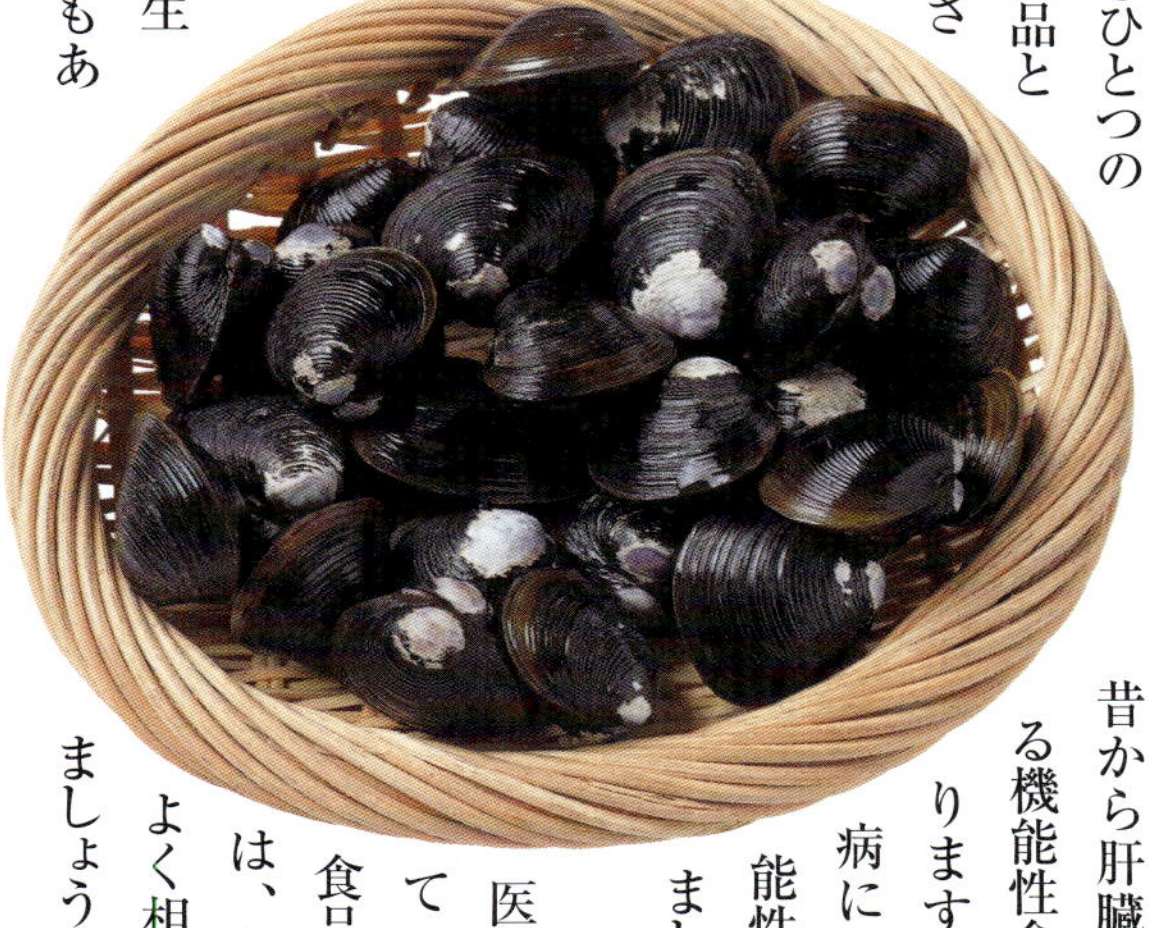

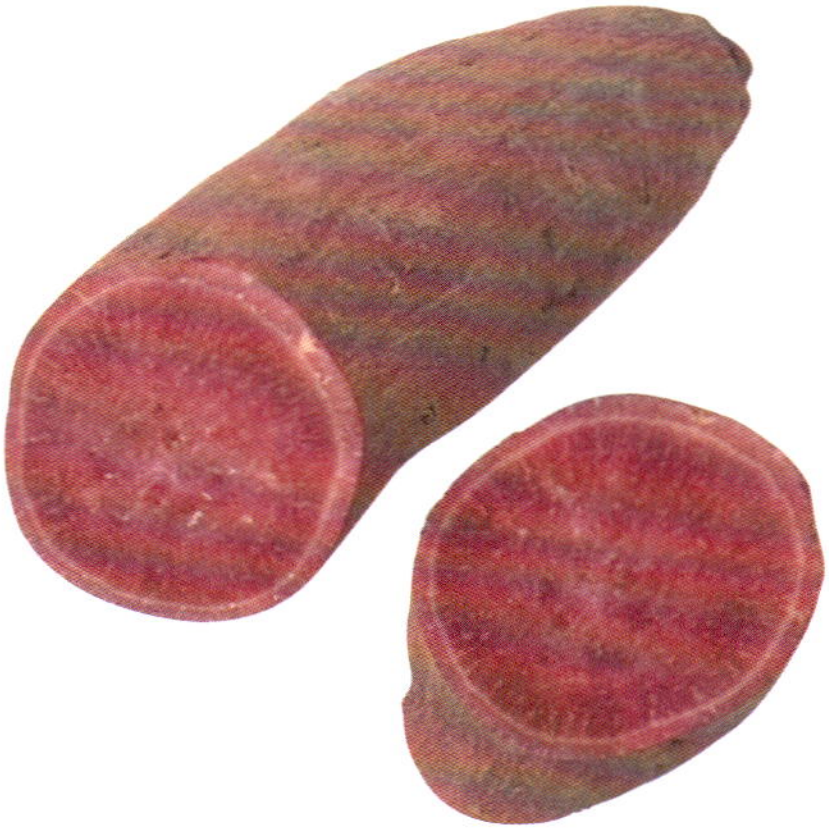

●しじみエキス　しじみには、**質の高いタンパク質**が含まれています。タンパク質には壊れた肝細胞を修復する働きがあります。またアミノ酸の一種**タウリン**には、すぐれた抗酸化作用や肝臓の負担が大きい塩素毒から守ってくれる効果もあります。

●紫いも　紫いもに含まれるポリフェノールには、抗ガン作用や免疫強化作用があることが知られています。その一種である**アントシアニン**には、眼精疲労や肝細胞の活性化、動脈硬化の改善などに高い効果を期待できます。なお、肝臓病に便秘は大敵といわれますが、いもの繊維は、悪玉の腸内細菌を退治して善玉菌をふやし、肝機能を助ける働きがあります。

●にんにくエキス　にんにくに含まれる**有機ゲルマニウム**という成分には、免疫賦活《ふかつ》作用、抗腫瘍作用があり、肝炎の急性増悪期には特に効果的です。また、にんにくに含まれるミネラルやビタミン類、リジンなどのアミノ酸には、抗酸化作用や強い免疫作用があります。そうした作用の結果、血流がよくなり胃腸の働きが活発になります。

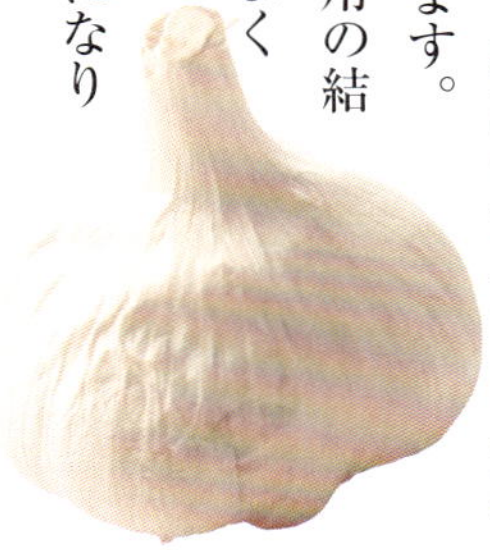

●深海ざめの肝臓エキス　レバーや熊の胆《い》など、古くから肝臓には肝臓がよいという例がたくさんあります。深海ざめの肝臓の主成分は**スクアレン**といいます。さらに最近注目されている**スクアラミン**という微量物質が含まれていて、米国ではガンの薬と併用して、ガン治療にも役立てています。また、ビタミンA・D・Eの含有量が多く、どれも肝機能の働きを高めるものといわれ、肝臓病の改善に効果を発揮します。

●きのこ菌糸体　きのこの本体がきのこ菌糸体です。きのこの主成分である多糖体のβ-グルカンや糖タンパクは、免疫細胞を刺激して、免疫力を強化する働きがあります。抗ウイルス作用も高く、体の防御機能を活性化することが実証されています。B型慢性肝炎・C型慢性肝炎、ガンなどの予防や治療に、代替・補完療法として、かなり使われています。

●田七人参《でんしちにんじん》　高麗人参と同じ、ウコギ科の植物です。滋養強壮、疲労回復などによく効くといわれ、肝機能の改善が報告されています。

健康食品のウコンは、その色素成分クルクミンと精油成分で肝機能を強化し、働きを助けます

色素成分クルクミンと精油成分が肝臓に効きます

近年、その名前をだいぶ知られるようになった**ウコン**は、熱帯アジア原産のショウガ科の植物です。

ウコンは沖縄では、二日酔い防止や肝臓病の特効薬として、古くから親しまれてきました。最近では、カレーに使われるスパイス、ターメリックとして紹介したほうが、話が早いかもしれません。

ウコンにはカルシウム、マグネシウム、カリウム、セレン、亜鉛などのミネラルやビタミン、食物繊維などたくさんの栄養成分が含まれています。なかでも特筆すべき有効成分としてあげられるのが、黄色い色素**クルクミン**という強力な抗酸化物質（体のサビつき＝老化を防ぐ物質）と**精油成分**です。これらの総合作用で免疫を強化し、肝臓の細胞をいやし、炎症を抑えて、肝臓の細胞を賦活（元気によみがえらせる）してくれます。**肝臓病を予防し、肝機能を向上してくれる**のです。

まず**クルクミンには、アルコールの分解を早め、肝臓からの胆汁酸の分泌をふやす働きがあります**。ウコンは動物性食品ではないにもかかわらず、そのクルクミンの作用が胆汁酸（ウルソ酸）と似ていて、胆汁酸の分泌を促進する作用を持つことが動物実験でわかっているのです。このた

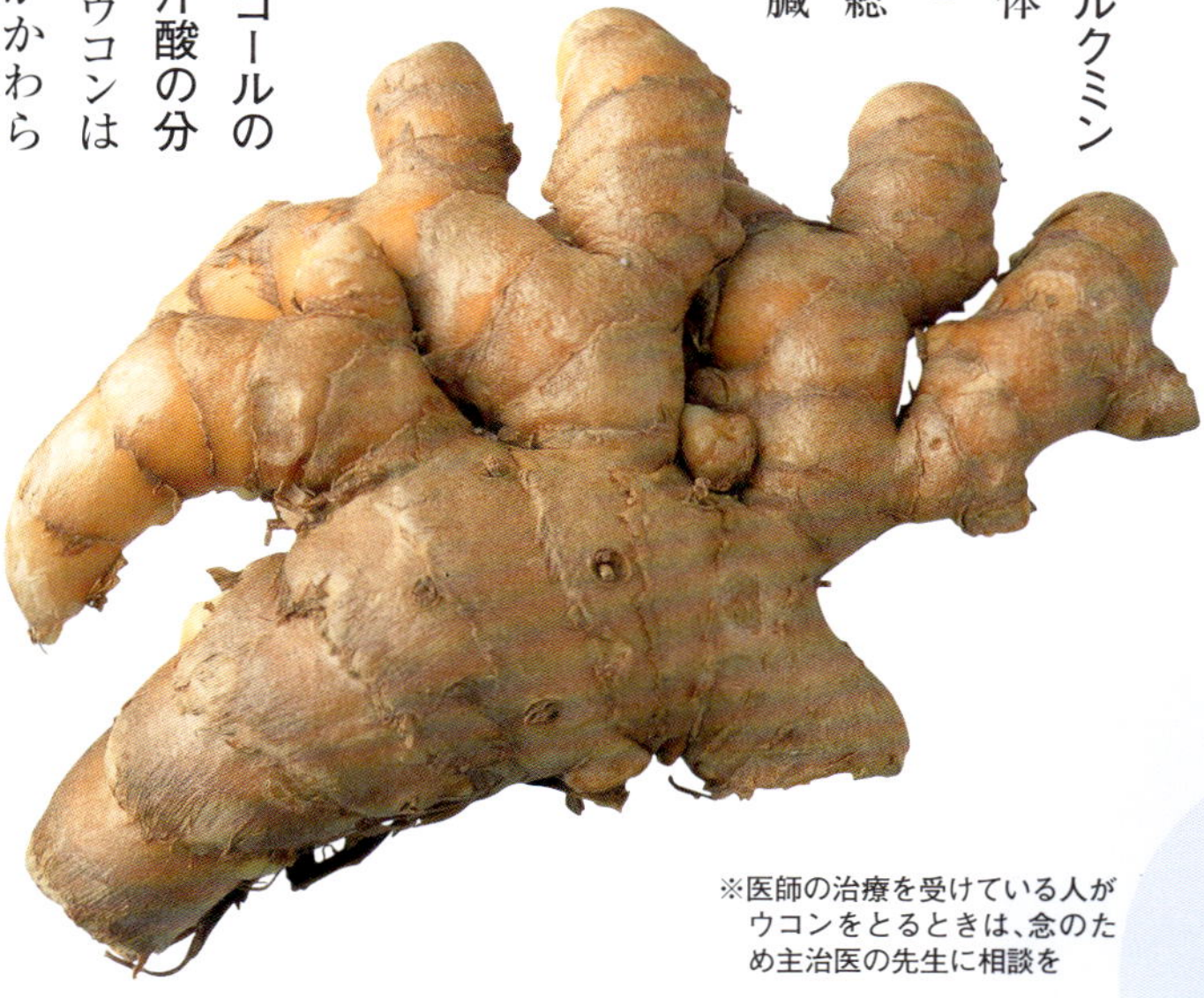

※医師の治療を受けている人がウコンをとるときは、念のため主治医の先生に相談を

め、ウコンをとっていると、脂肪肝はほとんど軽快します。

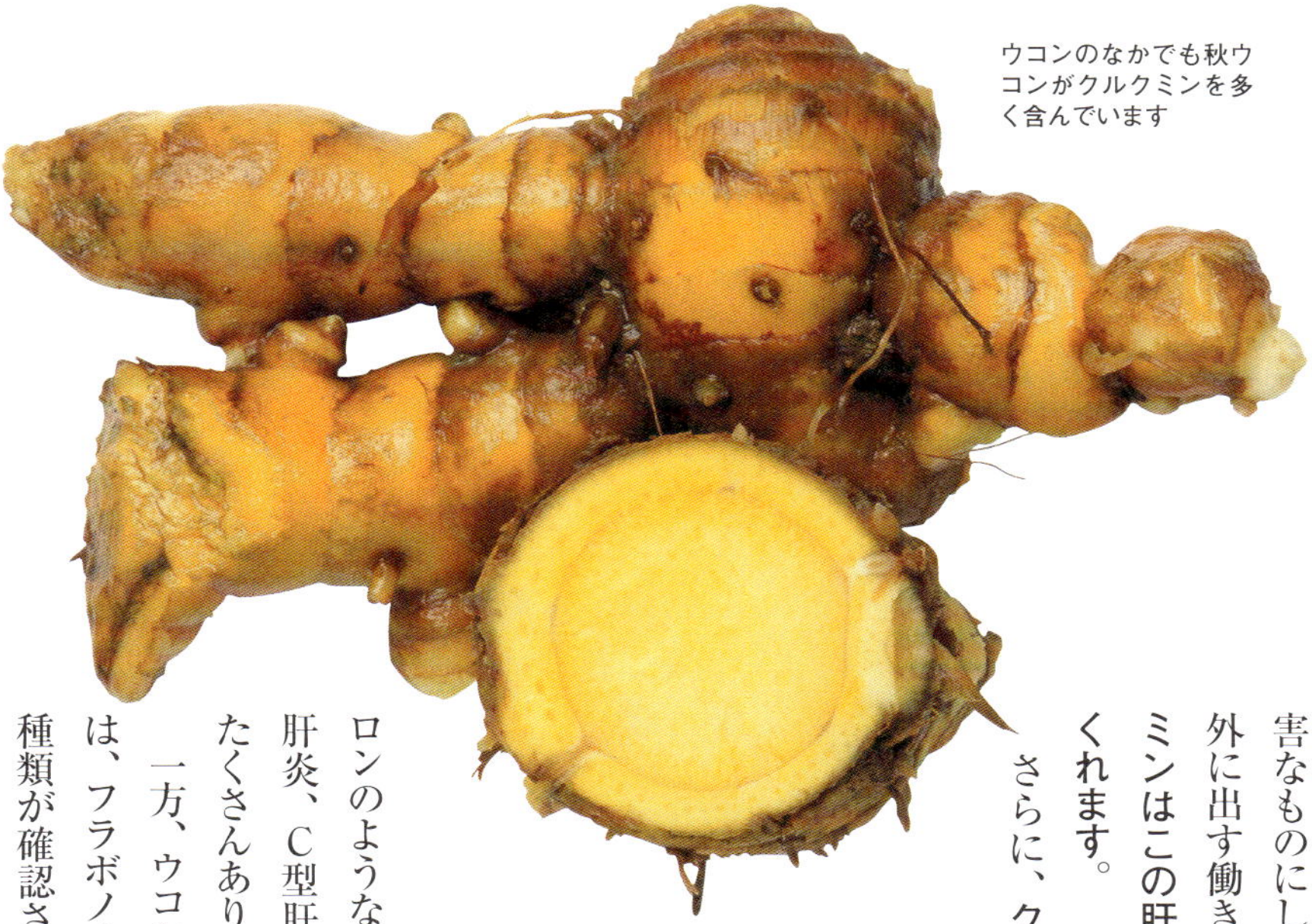

ウコンのなかでも秋ウコンがクルクミンを多く含んでいます

また、肝臓には、喫煙や多量の飲酒などで血液中にふえた有害物質を無害なものにし、胆汁といっしょに体の外に出す働きがあるのですが、**クルクミンはこの肝臓の解毒作用も高めてくれます。**

さらに、**クルクミンの強い抗酸化作用は、制ガン作用と免疫を活発にする**作用があることがわかっています。体内のウイルスをやっつけるナチュラルキラー細胞をふやし、B型、C型の慢性肝炎の治療に用いるインターフェロンのような作用をするのです。B型肝炎、C型肝炎が改善された症例もたくさんあります。

一方、ウコンに含まれる精油成分には、フラボノイドやシネオールなど4種類が確認されています。これらの精油成分には、健胃作用や血液サラサラ効果などがあり、肝臓には以下のような利点があります。

胃が丈夫になれば、胃での消化作用が十分に行われ、その分、肝臓の負担を減らすことができます。また、全身の血流がよくなれば、新陳代謝が活発になり、細胞の生まれ変わるサイクルもスムーズになります。このため、いつまでも若々しい肝臓を保つのに役立ちます。

牛乳やカレーに入れると、とりやすくなります

日本では、秋ウコンや春ウコン、紫ウコンの3つの種類が栽培されています。これらの中で、クルクミンと精油成分がダントツに多く含まれるのは、秋ウコンです。秋ウコンにはクルクミンが3.5%含まれ、この秋ウコンを発酵させると、抗酸化作用はさらに1.5倍高まります。

ウコンは、乾燥したウコンで10g、生なら20gを1日の最大量としてとります。

方法としては、ウコンの粉や生のウコンをすりおろしたものを、お湯やお茶に溶かして飲むのもよいでしょう。

しかし、ウコンには独特の苦みがあり、泥くさくて飲みにくい場合があります。そんなときは、**牛乳といっしょに飲む**と飲みやすいでしょう。

こんな方法もあります。ふだん食べている**カレーに入れる**のです。カレーにはもともとウコンが入っているので、カレーの具との相性がよく、カレーの味にまぎれて、ウコンの味が気にならなくなります。

検査でγ-GTPが上がった人や、お酒は飲みたいけれど肝臓が心配な人は、肝臓の健康のために、自分でおいしくなるように工夫して、ウコンを毎日とるようにしたらどうでしょう。

◆ウコンをカレーにまぜ入れてとるのも一法です

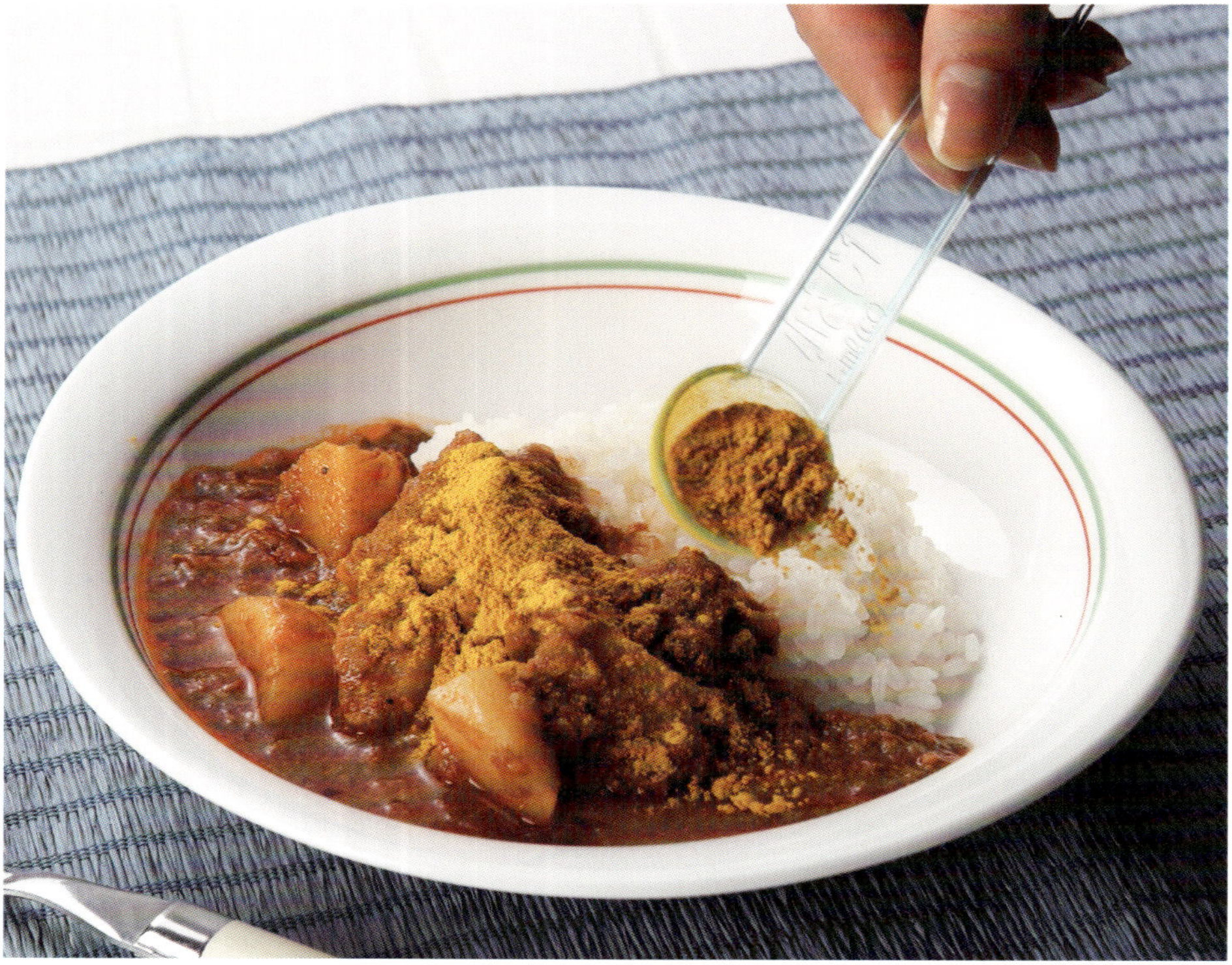

カレーの黄色い色はもともと、ターメリックと呼ばれるウコンによるもの。そこで、ウコンをとるのにおすすめの方法が、カレーにウコンをまぜてしまうこと。カレーを食べる直前、またはカレーの鍋に粉末なら３g、生のウコンならすりおろしたものを10g入れる。味がほとんど気にならなくなる

Part 4

こんなお酒の飲み方が、肝臓の負担を軽くして肝機能の低下を防ぎます

日本人が肝臓を傷めずに飲めるお酒の適量は、ビール大びん1本が目安です

「お酒は百薬の長」といわれます。しかし、それはあくまで適量での話。体内に入ったアルコールの90％は肝臓で分解・処理されますが、この能力には限界があります。過ぎれば肝臓の処理能力が追いつかず、血液中にはアルコールや**アセトアルデヒド**という物質の量がふえ、このアセトアルデヒドが原因となって悪酔いや二日酔いを招きます。そして、ついには肝臓を傷める元凶と化すのです。では、どのくらいの量までなら肝臓を傷めることなく、アルコールを楽しめるのでしょうか。

問題になるのは、お酒に含まれる**アルコールの絶対量**です。

お酒は種類によってアルコールの度数が違います。日本酒なら15～16度、ワインでは11～14度。ビールは4度が一般的。これら醸造酒にくらべ、焼酎やウイスキー、ウオッカなどの蒸留酒は濃度が高くなります。

飲んだお酒のアルコール量（ｇ数）は、下の計算でおおよそを割り出すことができます。すなわち、日本酒1合（180㎖）を飲んだ場合は、約22ｇのアルコールが体に入ったことになります。

日本人の場合、**肝臓でのアルコール分解能力は、体重10㎏あたり1時間に約1ｇ**とされています。たとえば体重60㎏の人なら、1時間に6ｇほどのアルコールを分解するわけです。この人が日本酒3合を飲んだときは22（ｇ）×3（合）、つまり66ｇほどのアルコールが体に入ったことになります。そのアルコールの分解にかかった時間は、下の計算で約11時間になり、前日の夜の8～9時にかけて飲んだ3合の日本酒がすっかり体から抜けきるのは、翌日の朝7～8時ころになるわけです。

こうしたことを勘案すると、肝臓をアルコールの処理からせめて半日以上解放してやるためには、日本酒な

$$180\text{㎖（飲酒量）} \times \frac{15\text{度（アルコール度数）}}{100} \times 0.8\text{（アルコールの比重）} = 21.6\text{(g)}$$

$$\frac{22 \times 3}{6} = 11$$

◆アルコール飲料に含まれるアルコール量

アルコール飲料の種類	目安量	分　量	アルコール濃度	アルコール量
ビール（淡色ビール）※1	大びん　1本	633mℓ(638g)	容積比で4.6%	23.6g
	中びん1本・缶ビール500mℓ缶	500mℓ(504g)	同　上	18.6g
	小びん　1本	334mℓ(337g)	同　上	12.5g
	缶ビール350mℓ缶	350mℓ(353g)	同　上	13.1g
	中ジョッキ　1杯	570mℓ(575g)	同　上	21.3g
発泡酒	500mℓ缶	500mℓ(505g)	容積比で5.3%	21.2g
	350mℓ缶	350mℓ(353g)	同　上	14.8g
ワイン（白）※2	ワイングラス　1杯	110mℓ(110g)	容積比で11.4%	10.0g
	ボトル　1本	720mℓ(719g)	同　上	65.4g
ワイン（赤）※2	ワイングラス　1杯	110mℓ(110g)	容積比で11.6%	10.2g
	ボトル　1本	720mℓ(717g)	同　上	66.7g
ワイン（ロゼ）※2	ワイングラス　1杯	110mℓ(110g)	容積比で10.7%	9.4g
	ボトル　1本	720mℓ(721g)	同　上	61.3g
日本酒（上撰）	1合	180mℓ(180g)	容積比で15.4%	22.1g
日本酒（純米酒）	1合	180mℓ(180g)	同　上	22.1g
日本酒（本醸造酒）	1合	180mℓ(180g)	同　上	22.1g
日本酒（吟醸酒）	1合	180mℓ(179g)	容積比で15.7%	22.4g
日本酒（純米吟醸酒）	1合	180mℓ(180g)	容積比で15.1%	22.1g
ウイスキー	シングル 1杯	30mℓ(29g)	容積比で40.0%	9.7g
	ダブル 1杯	60mℓ(57g)	同　上	20.0g
	ポケットびん 1本	180mℓ(171g)	同　上	57.1g
	ボトル　1本	720mℓ(685g)	同　上	228.8g
焼酎(甲類)	生(き)で小グラス1杯	50mℓ(48g)	容積比で35%	14.0g
	1合	180mℓ(172g)	同　上	49.9g
	チュウハイ・サワー※3 中ジョッキ1杯	400mℓ(393g)	容積比で14%	44.4g
焼酎(乙類)	生(き)で小グラス1杯	50mℓ(49g)	容積比で25%	10.0g
	1合	180mℓ(175g)	同　上	35.9g
	お湯割りでコップ1杯※4	180mℓ(177g)	容積比で15%	21.5g
ブランデー	シングル 1杯	30mℓ(29g)	容積比で40.0%	9.7g
紹興酒	小グラス1杯	50mℓ(50g)	容積比で17.8%	7.0g
梅酒	シングル 1杯	30mℓ(31g)	容積比で13.0%	3.2g
	ダブル 1杯	60mℓ(62g)	同　上	6.3g

※1 生ビールも含みます
※2 グラス1杯は約100～120mℓです
※3 焼酎：炭酸を「4：6」の割合で割ったもの
※4 焼酎：お湯を「6：4」の割合で割ったもの

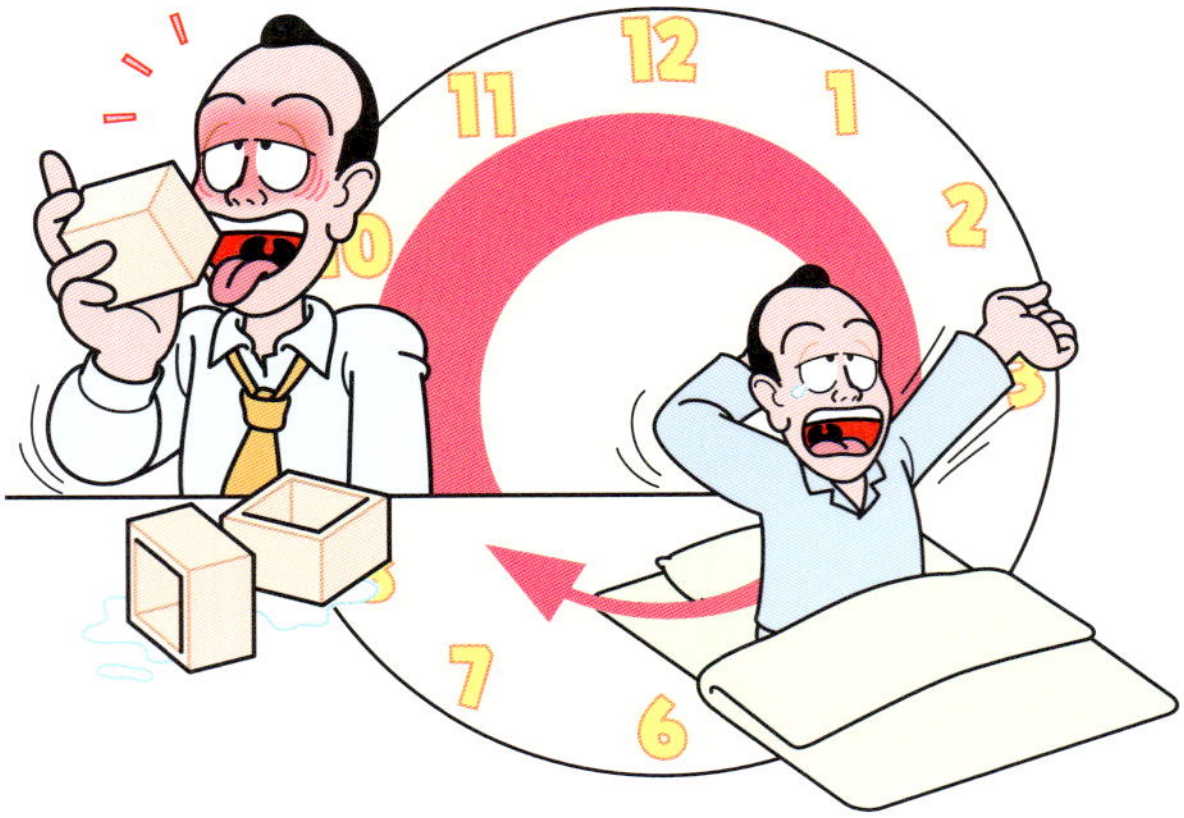

ら1日2合、ビールなら大びん2本、ウイスキーならシングル4杯までが目安になります。

ところで、「大阪肝炎・肝硬変研究会」が行った、飲んだアルコールの量と肝硬変になる率を調べたデータがあります。それによると、**毎日、日本酒で1～2合飲む人が肝硬変になる率は飲酒しない人とほとんど変わらないのに、毎日3～4合になると危険率は6倍、5合以上が10年つづくと13倍近くになる**というのです。

どれくらいの量のお酒を飲んだら肝臓が悪くなるかについては意見が分かれるところですが、次の点ではおおかたが一致しています。すなわち、**毎日3合以上を5年間以上飲みつづけるとアルコール性脂肪肝や肝炎になる条件がととのい、5合以上を10年間飲みつづけるとアルコール性肝硬変になる条件がととのう**ということです。

これは、先ほど紹介した日本人のアルコール分解能力からも裏づけられます。体重60kgの人が1日に処理できるアルコールの最大量は144gです(6g×24時間)。これを日本酒に換算すると6～7合に匹敵します。ということは、毎日6～7合以上のお酒を飲んでいる人の肝臓は、一日じゅう休みなくフル回転させられていることになります。これでは肝臓が悲鳴を上げて障害を起こす危険性が高くなるのも当然です。

では、アルコール摂取の適量とは、どのくらいの量でしょうか。個人差はあるものの、世界60地域でのある調査によると、「1週間のアルコール摂取量は300g以内」という結果が出ました。平均すると1日に約40gになります。また、**一般に、1日に25～30g程度、あるいは25g以下が適量と**も考えられています

これは、**ビールなら633㎖(大びん1本強)、日本酒なら250～330㎖程度(1合強～2合弱)に相当**します。このあたりが、「百薬の長」になる適量といえそうです。

なお、お酒があまり飲めない人は、翌日に残らない程度を適量と考えるのも一案です。

肝臓が弱っているときや肝臓病の場合、お酒は飲めないわけではないものの、禁酒したほうが得策です

肝臓の働きが低下し、弱っているときには、アルコールは飲まないことです。

アルコールは体内に入ると肝臓で分解され、最終的には水と二酸化炭素（炭酸ガス）になって体の外に排出されます。このため、肝臓の働きが低下しているときにアルコールを飲むと、さらに肝臓に負担をかけることになり、飲めば飲むほど肝臓を傷めることになるのです。実際、たとえばアルコール性肝硬変では、飲酒をつづけると5年生存率が35％以下ときわめて悪い結果を招きます。

また、アルコールが大量に体内に入ると、肝臓では脂肪酸の合成が促され、その脂肪酸が盛んに中性脂肪の合成に回って肝臓に蓄えられるため、脂肪肝の原因にもなります。そのうえ、肝細胞の細胞膜を傷つけ、過酸化脂質をふやすことがあります。

お酒の飲みすぎによるアルコール性肝障害は、肝臓病の中でも最も治療しやすく、黄疸や腹水の症状が出ている人であっても、入院してアルコールを断ち、安静を守れば、驚くほど早く回復に向かいます。

脂肪肝についても、飲酒量を控えたり、やはり酒断ちしたりすれば、ある程度容易に改善します。

ところで、急性肝炎（回復期）や慢性肝炎（非活動期）、アルコール性によるものではない肝硬変（代償期）といった肝臓病であっても、少量であ

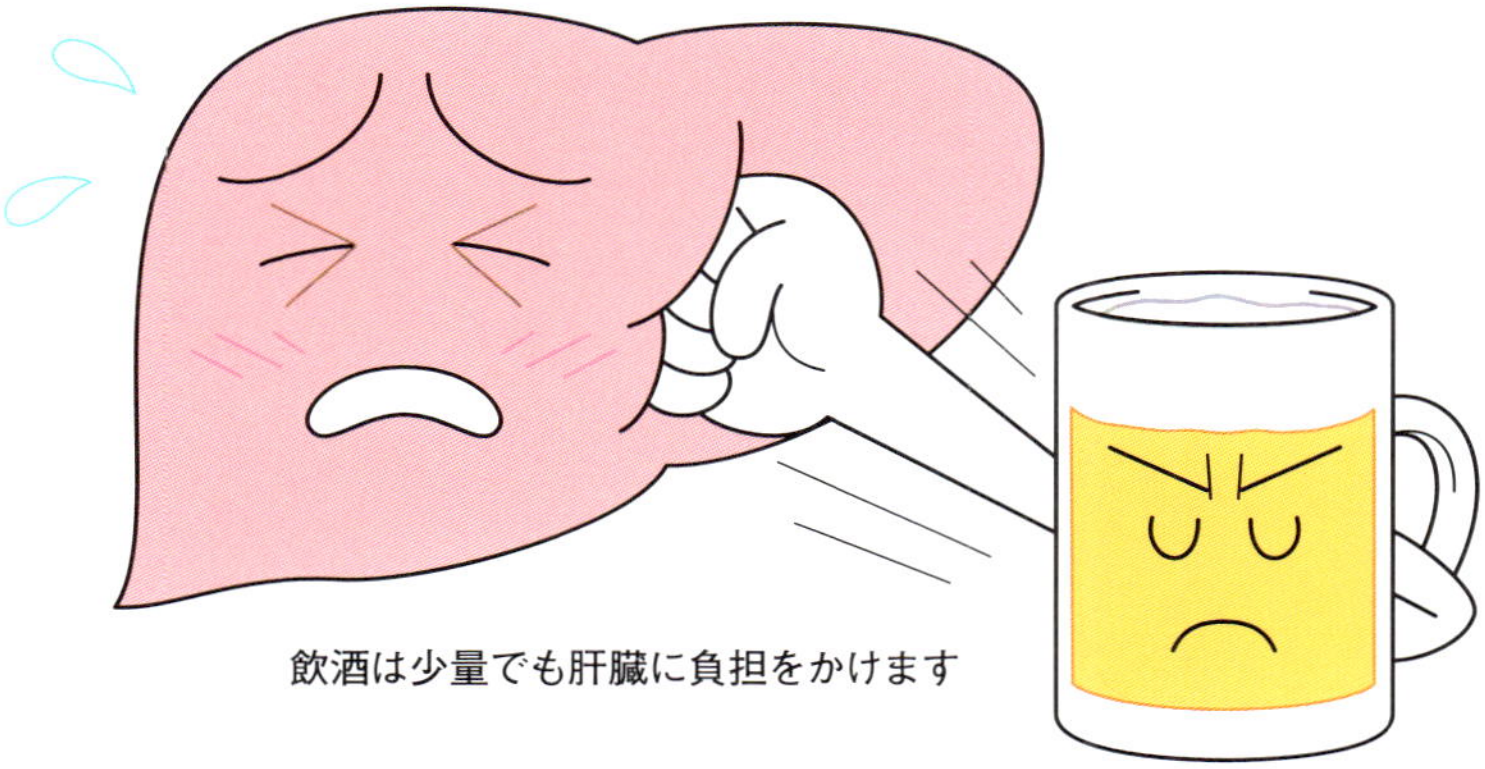

飲酒は少量でも肝臓に負担をかけます

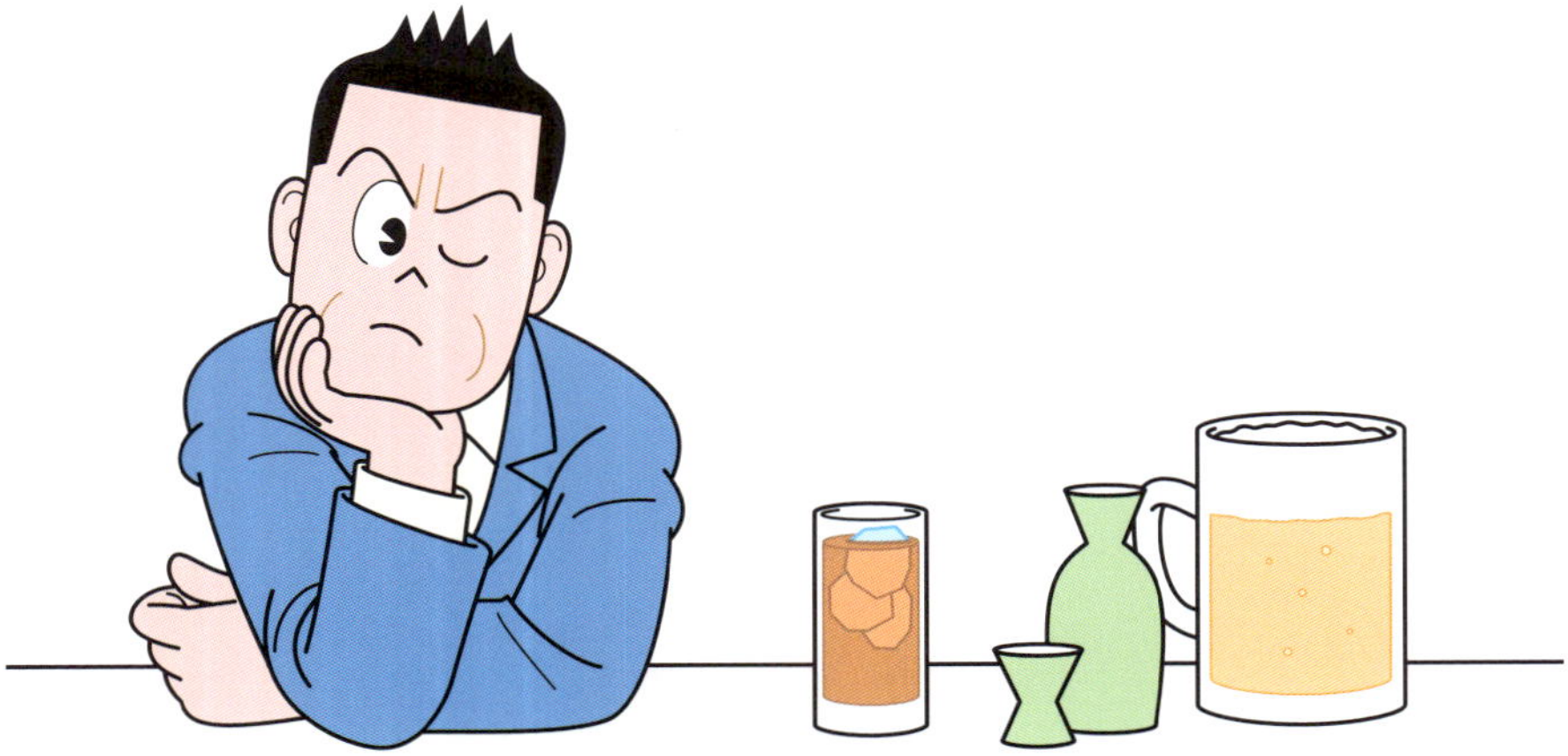

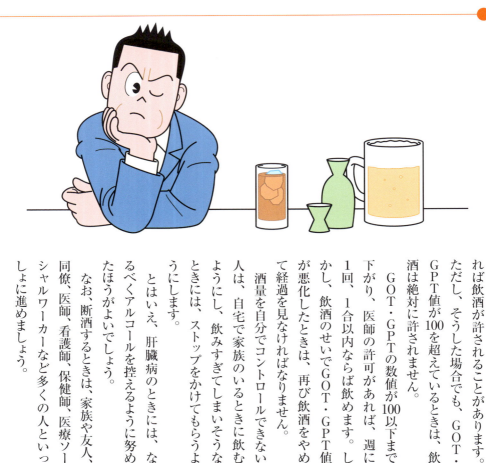

れば飲酒が許されることがあります。ただし、そうした場合でも、GOT・GPT値が100を超えているときは、飲酒は絶対に許されません。

GOT・GPTの数値が100以下まで下がり、医師の許可があれば、週に1回、1合以内ならば飲めます。しかし、飲酒のせいでGOT・GPT値が悪化したときは、再び飲酒をやめて経過を見なければなりません。

酒量を自分でコントロールできない人は、自宅で家族のいるときに飲むようにし、飲みすぎてしまいそうなときには、ストップをかけてもらうようにします。

とはいえ、肝臓病のときには、なるべくアルコールを控えるように努めたほうがよいでしょう。

なお、断酒するときは、家族や友人、同僚、医師、看護師、保健師、医療ソーシャルワーカーなど多くの人といっしょに進めましょう。

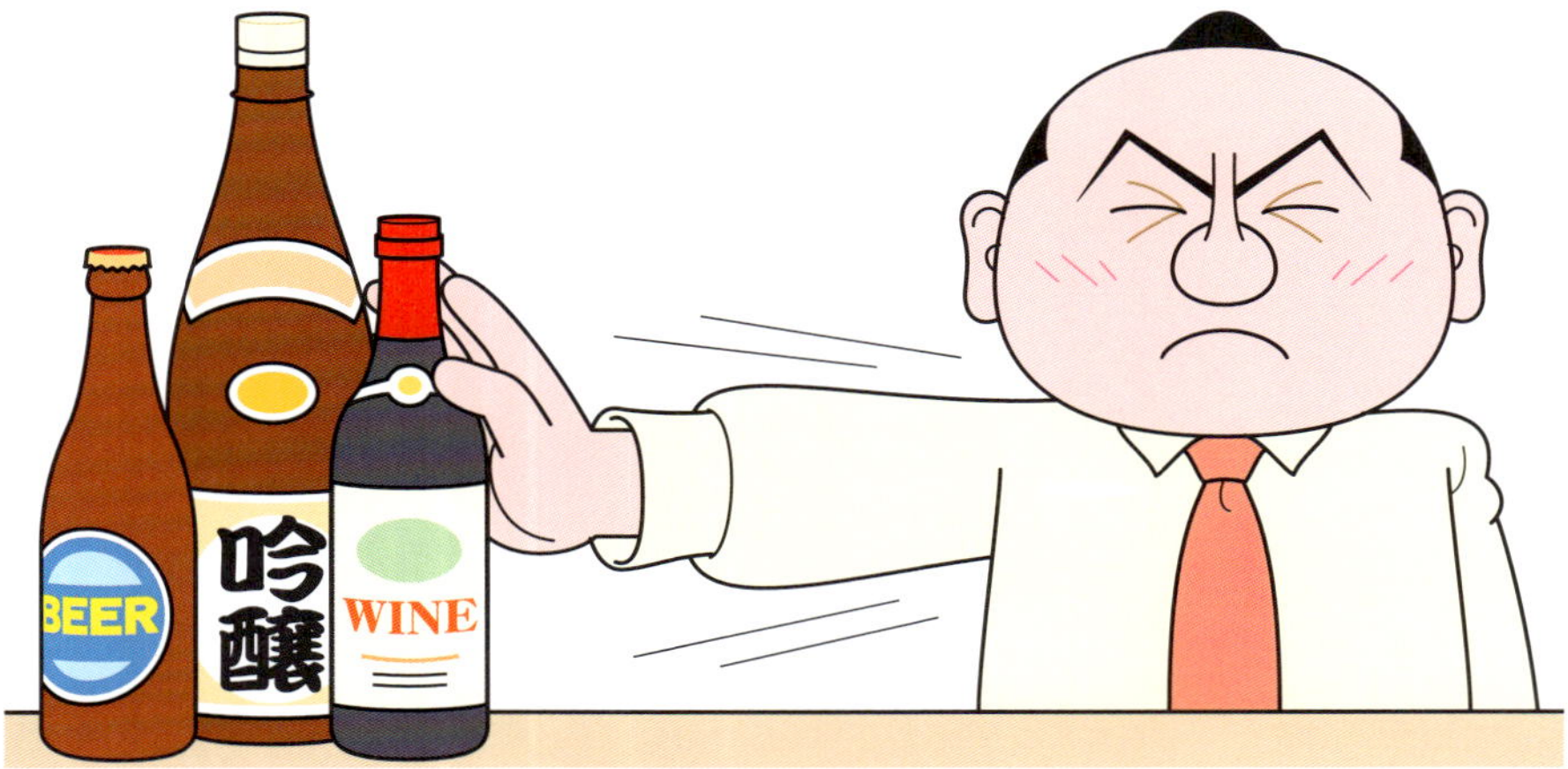

肝臓に負担をかけないお酒の飲み方は、適量をゆっくり時間をかけて飲むことです

ひところ、若者たちの間で〝一気のみ〟がはやったことがありました。大衆酒場などで、周りの人たちに「イッキ！イッキ！」とはやしたてられながら、ジョッキになみなみと注がれたビールやチューハイなどを息もつかずに飲みほすやり方です。もちろん、こんな飲み方は体には最悪です。急激に大量のお酒を飲むと、血液中のアルコール濃度が文字どおりイッキに上昇して中枢神経がマヒしてしまい、呼吸停止や心臓マヒを起こして死に至ることさえあるのです。しばしば報じられるように、春の新入生歓迎会や秋の学園祭のコンパなどで大酒を飲み、死亡事故を起こすのがこのいい例です。

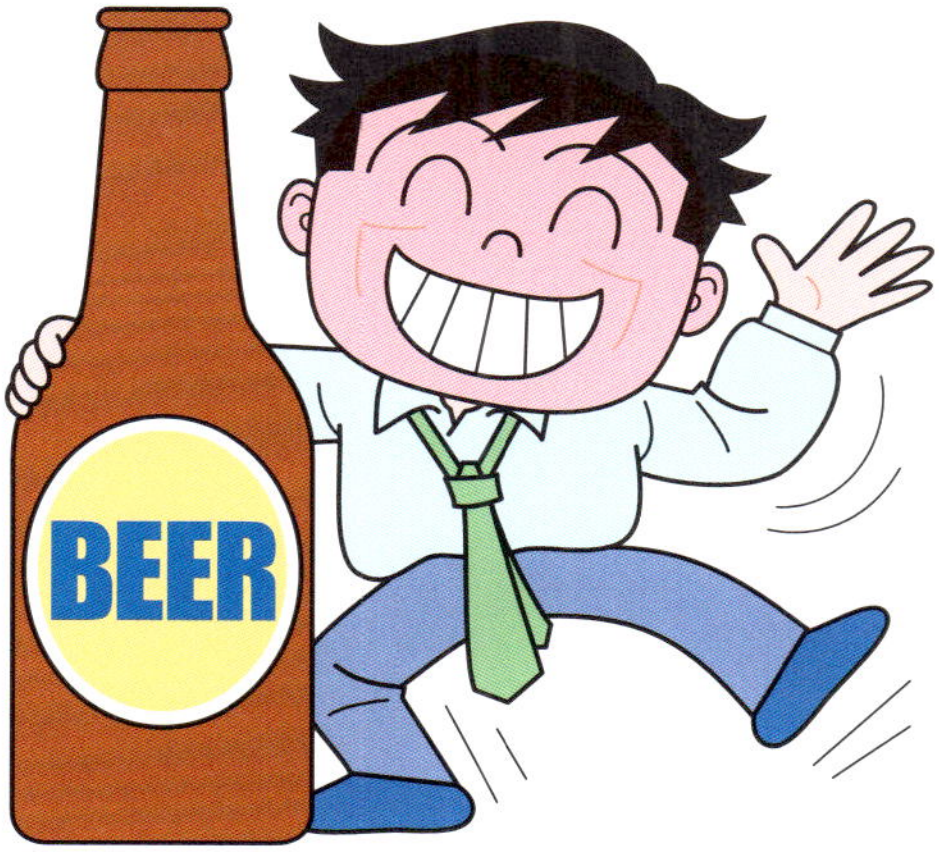

私たちがアルコール飲料を飲むと、アルコールの20～30％は胃から、70～80％は小腸の上部から吸収されます。アルコールはとても吸収が速く、飲むとすぐに血液中に入ります。血液中に入ったアルコールは、その約90％が肝臓で分解され、残りは尿や吐く息といっしょに排出されます。酔っぱらいの息が酒くさいのはそのためですし、酒酔い運転の取り締まりで風船をふくらませるのも、呼気の中のアルコールを調べているのです。

一方、肝臓に運ばれた大部分のアルコールは、まず、**アルコール脱水素酵素（ADH）**と**ミクロソームエタノール酸化系酵素（MEOS）**の働きで**アセトアルデヒド**という毒性の強い物質に変えられ、このアセトアルデヒドはさらに**アセトアルデヒド脱水素酵素（ALDH）**の作用で、**酢酸**に分解されます。この酢酸は最終的には、筋肉などで炭酸ガスと水にまで分解されます。

ところで、アルコールというのは、吸収されるのはとても速いのですが、分解され処理されるにはかなりの時間がかかります。

そのうえ、日本人の場合、アルコールの分解に必要な2つの酵素のうち、アセトアルデヒド脱水素酵素については、その働きが欧米人とくらべて弱いということがわかっています。つまり、アルコールはスムーズにアセトアルデヒドにまで分解されるものの、そのアセトアルデヒドの分解には時間がかかるのです。その結果、体にとって有害であるアセトアルデヒドが、体内にたくさんできてしまいます。外国人にくらべて日本人はお酒に弱く、悪酔いや二日酔いをしやすい体質の人が多いのはこのためです。

ただでさえ肝臓でのアルコールの分解、処理には時間がかかるのに、日本人はアセトアルデヒドを分解する能力も低いのです。このため、短時間で多量のお酒を飲むと、肝臓の処理能力は追いつかなくなり、血液中にアルコールやアセトアルデヒドの量が急激に増加することになるのです。

アルコールは、飲み方しだいで毒にも薬にもなります。お酒を百薬の長

◆アルコールは肝臓でこのように分解されます

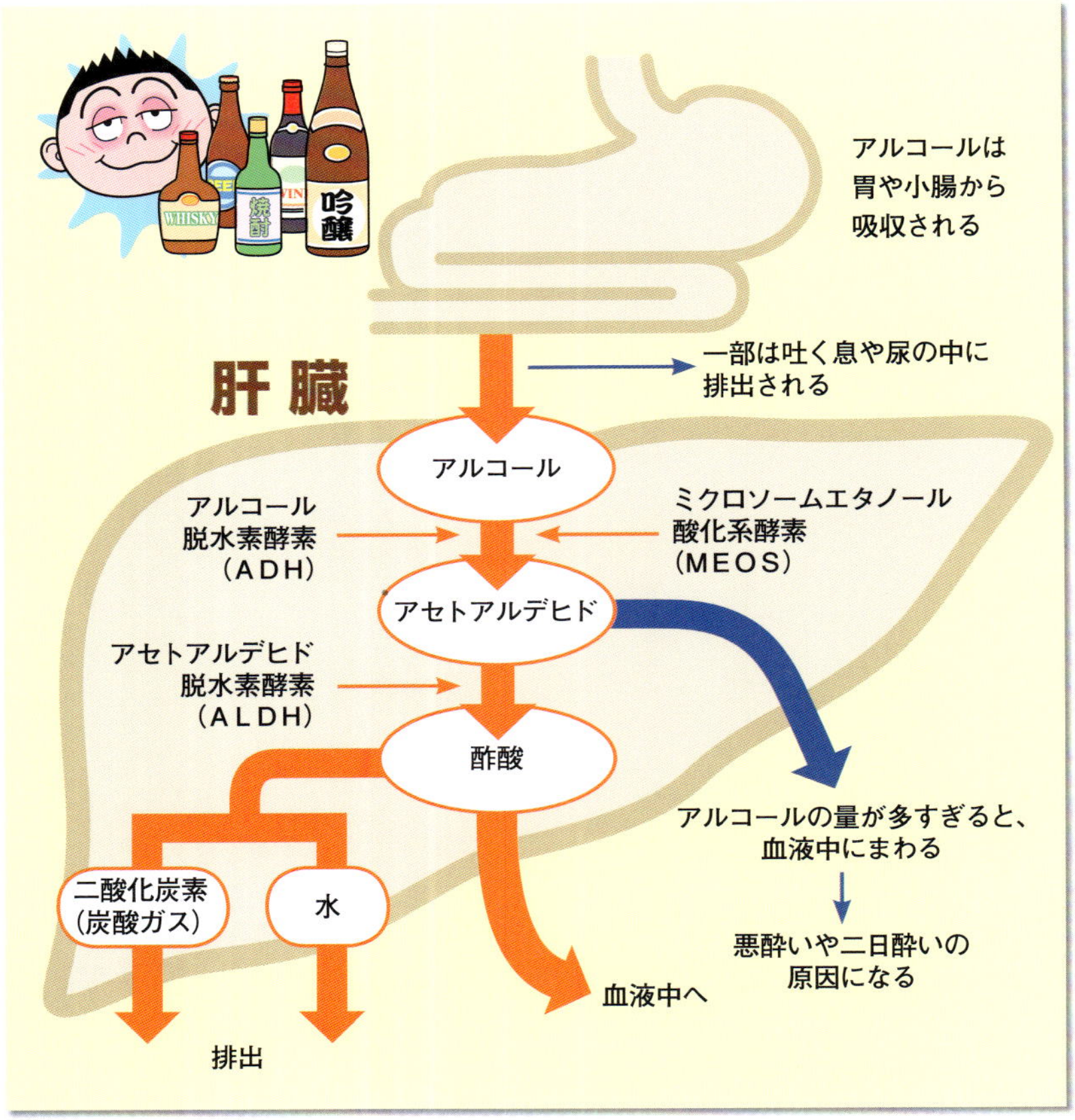

◆酔いの自己診断表

段階	血中濃度	状態	
無症状期	0.3 ～ 0.5 mg /mℓ	ほとんど変わらない	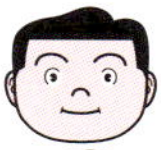
微酔期	0.5 ～ 1.0 mg /mℓ	ほろ酔いきげんの状態。息にアルコール臭	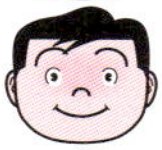
軽酔期（第１度酩酊）	1.0 ～ 1.5 mg /mℓ	酔いの症状があらわれる。大きな声を出したり、怒りっぽくなったりする	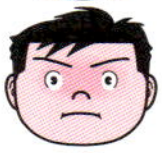
酩酊期（第２度酩酊）	1.5 ～ 2.5 mg /mℓ	明らかに酒酔いの状態。舌がもつれ、千鳥足になる。しゃっくりや嘔吐	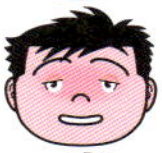
泥酔期（第３度酩酊）	2.5 ～ 3.5 mg /mℓ	高度な酒酔い状態。行動がでたらめになり、言葉もはっきり発音できない	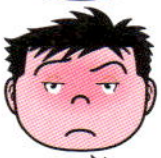
昏睡期（第４度酩酊）	3.5 ～ 4.5 mg /mℓ	極度の酒酔い状態。意識を失い眠り込んでしまう。死の危険性もある	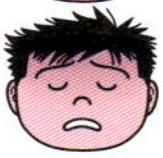

◆アルコール飲料と血中濃度

アルコール飲料の種類	飲用量	純アルコール量	血中アルコールのピーク値
ビール（ジョッキ１杯約 750mℓ） 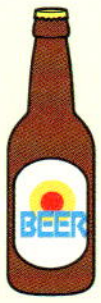	1 杯	20 g	0.3mg /mℓ
	3 杯	60 g	1.2mg /mℓ
	5 杯	100 g	2.0mg /mℓ
ワイン（グラス１杯約 110mℓ） 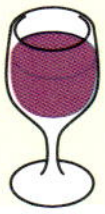	1 杯	10 g	0.15mg /mℓ
	3 杯	30 g	0.5mg /mℓ
	5 杯	50 g	1.0mg /mℓ
ウイスキー（シングル１杯約 30mℓ） 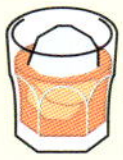	1 杯	10 g	0.2mg /mℓ
	2 杯	20 g	0.4mg /mℓ
	6 杯	60 g	1.2mg /mℓ
	12 杯	120 g	2.4mg /mℓ

とするには、なんといっても**「適量をゆっくり時間をかけて」**という飲み方がおすすめです。

　ちなみに、上の表は、血液中のアルコール濃度によって、体にどういう変化があらわれるかを示したもの。〝微酔期〟の範囲にとどめておくのが体にいいお酒といえます。また下の表はアルコール飲料の種類と量によって、血液中のアルコール濃度がどれくらいになるかをあらわしたものです。これらを参考に、肝臓のためにもぜひ適量を心がけてください。

すぐ酔わないからお酒に強く、お酒に強いから肝臓が強いわけではけっしてありません

下戸と飲んべえの違い

世の中には酒に弱く、甘酒をなめただけで顔が真っ赤になるようなまったくの下戸もいれば、一升酒をあおるように飲んでも顔色ひとつ変えない酒豪もいます。こうした下戸と飲んべえの体質的な違いは、主に2つあると考えられています。ひとつはアセトアルデヒドに対する中枢神経の感受性の差です。

アルコールはそれ自体も直接中枢神経に働きかけますが、頭痛や吐き気などの悪酔い症状が出るのは、むしろアルコールの分解の過程で生じるアセトアルデヒドによるものです。

アセトアルデヒドはアルコールそのものよりも毒性が強く、副腎を刺激してカテコールアミンというホルモンの分泌を促す作用があります。カテコールアミンは心臓の脈を速め、血管を収縮させて血圧を上げ、顔を紅潮させます。

酒の弱い人が、少量のアルコールでも心臓がドキドキし、頭痛がしてくるのは、このアセトアルデヒドやカテコールアミンに対する感受性が高いためです。

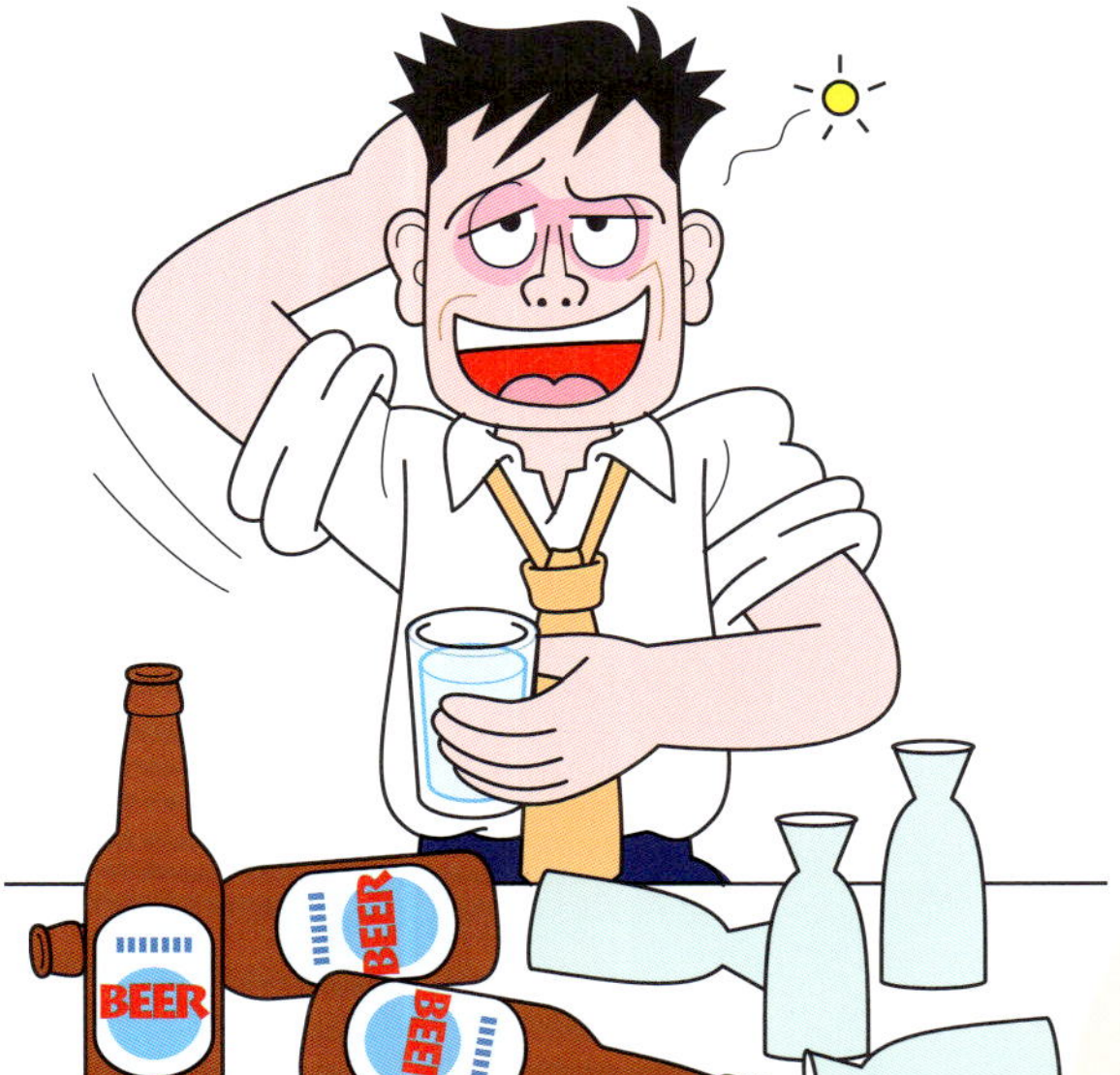

「酒が強い」と「肝臓が強い」はまったくの別もの

下戸と飲んべえのもうひとつの違い

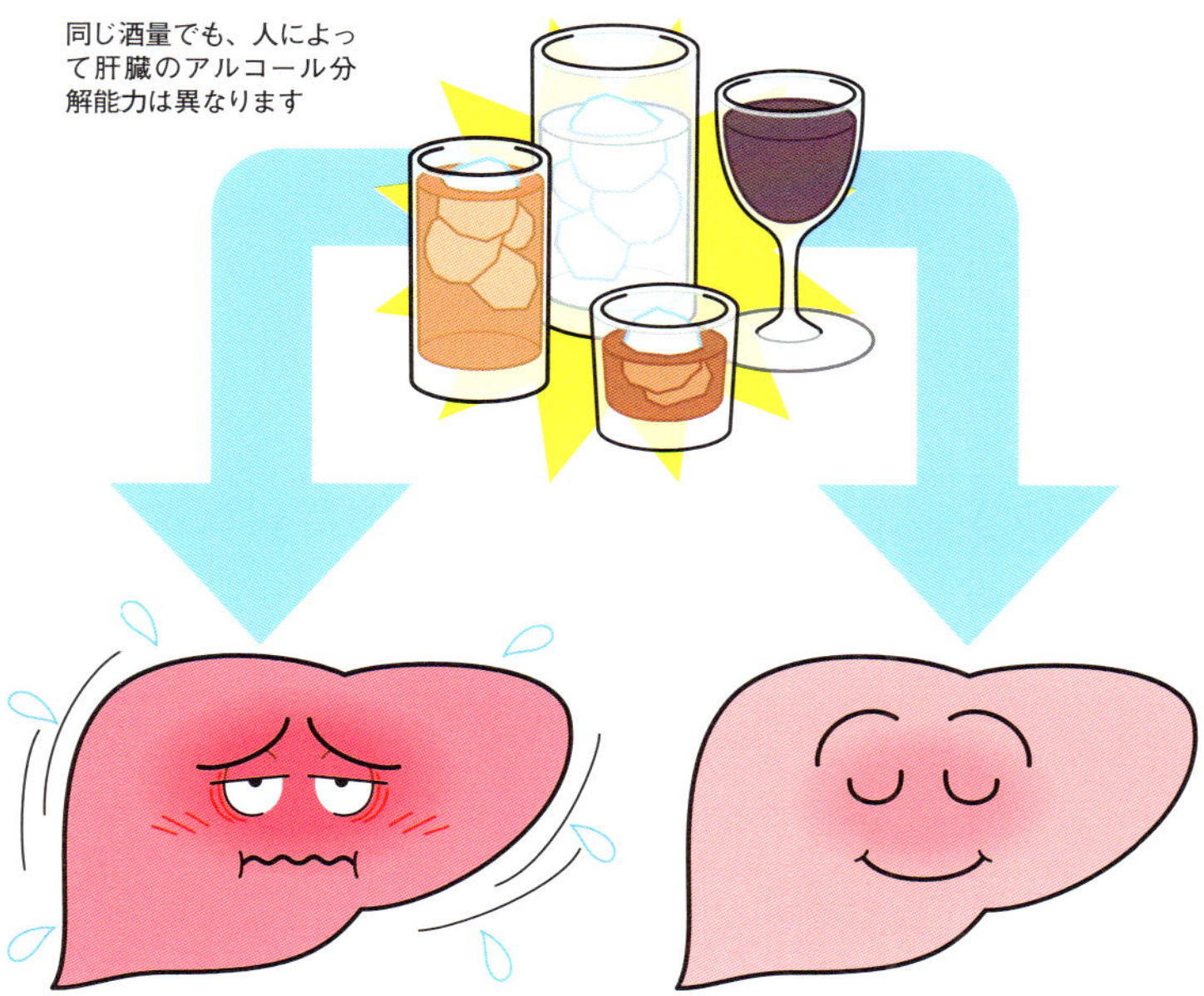

同じ酒量でも、人によって肝臓のアルコール分解能力は異なります

は、肝臓でアルコールを分解するアルコール脱水素酵素（ＡＤＨ）とミクロソームエタノール酸化系酵素（ＭＥＯＳ）の働きの差です。

体内に入ったアルコールは５％程度が呼気や尿として排出されますが、90％以上は肝細胞の膜に存在するＡＤＨとＭＥＯＳの働きによって、肝臓で代謝されます。

アルコールを分解する比率はＡＤＨが75～80％、ＭＥＯＳが20～25％とみられています。

しかし、ＡＤＨとＭＥＯＳの働きには人によって差があり、生まれつきよく働く人と働きが弱い人があるのです。酒に弱い人の肝臓ではこれらの働きが弱く、アルコールの分解能力が劣るため、ほんの少量のアルコールでもすぐに酔ってしまというわけです。そのうえ、アルコール代謝で生じたアセトアルデヒドをさらに分解するアセトアルデヒド脱水素酵素（ＡＬＤＨ）の働きも非常に弱いことがわかっています。

ところが、お酒に弱い人でも、毎晩のように飲んでいると、しだいにお酒に強くなっていきます。これはもともと低かったＭＥＯＳの働きが高まるためだと考えられています。

ただし、ここでカン違いしてはいけないのは、「酒が強い」＝「肝臓が強い」ではないということです。肝細胞のアルコール分解酵素の働きが高いと聞くと、あたかも肝臓が強いかのような錯覚をしがちですが、酔う酔わないというのは、あくまで中枢神経の問題なのです。

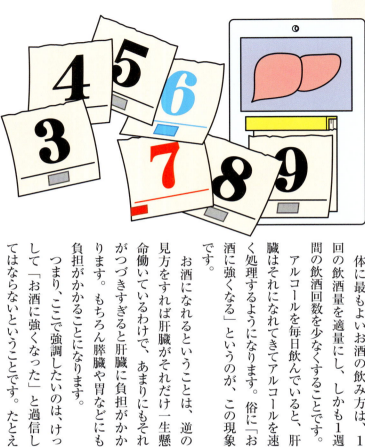

肝臓に負担をかけず、おいしくお酒を飲むには週に2日「休肝日」をもうけるのが原則

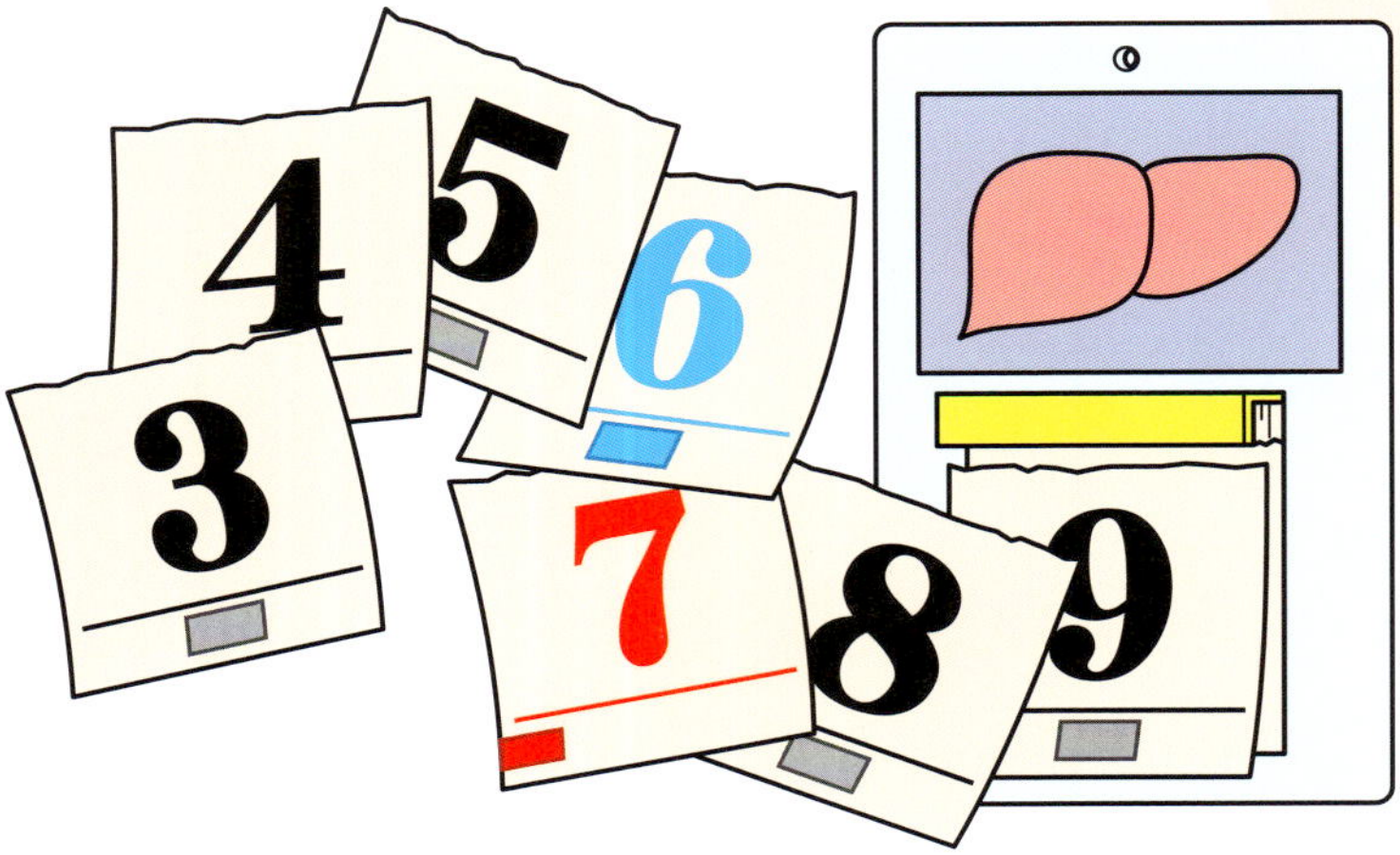

体に最もよいお酒の飲み方は、1回の飲酒量を適量にし、しかも1週間の飲酒回数を少なくすることです。

アルコールを毎日飲んでいると、肝臓はそれになれてきてアルコールを速く処理するようになります。俗に「お酒に強くなる」というのが、この現象です。

お酒になれるということは、逆の見方をすれば肝臓がそれだけ一生懸命働いているわけで、あまりにもそれがつづきすぎると肝臓に負担がかかります。もちろん膵臓や胃などにも負担がかかることになります。

つまり、ここで強調したいのは、けっして「お酒に強くなった」と過信してはならないということです。たとえばアルコールのせいで肝臓を悪くした人を見てみると、確かに酒量が多くて、お酒に強く見えます。しかし、それゆえにこそ肝臓に相当の負担をかけて悪化させてしまっているのです。

連日の飲酒習慣のある人はこの〝なれ〟をとり払うため、週2日は完全にお酒を断つ必要があります。肝臓は回復力が旺盛なので、2日間のうちに傷んだ細胞が生き生きとよみがえります。疲れた肝臓にも週休2日を与えてリフレッシュさせようというわけです。休肝日を習慣づければ、肝臓に無理な負担をかけることもなく、適量で気持ちよく酔えること請け合いです。

飲酒の際にとるおつまみの選び方も、肝臓を守るための大事なポイントです

お酒を飲むときは、適量を守ると同時に、必ずいっしょにおつまみをとるようにしましょう。おつまみ抜きの飲酒は、飲みすぎや栄養の偏りを招くのでよくありません。また、おつまみには、お酒を飲むことによって生ずる障害、たとえば胃や肝臓に対する負担を軽くするといった効用もあります。つまり、ものを食べることで胃粘膜を保護し、アルコールの吸収がゆっくりになるのです。

おつまみの基本条件は、肝臓の栄養になるタンパク質とビタミン・ミネラルを多く含んでいること、低エネルギーであること、薄味であることです。こうした条件を備えたおつまみを食べながら、時間をかけてゆっくりお酒を楽しむことです。

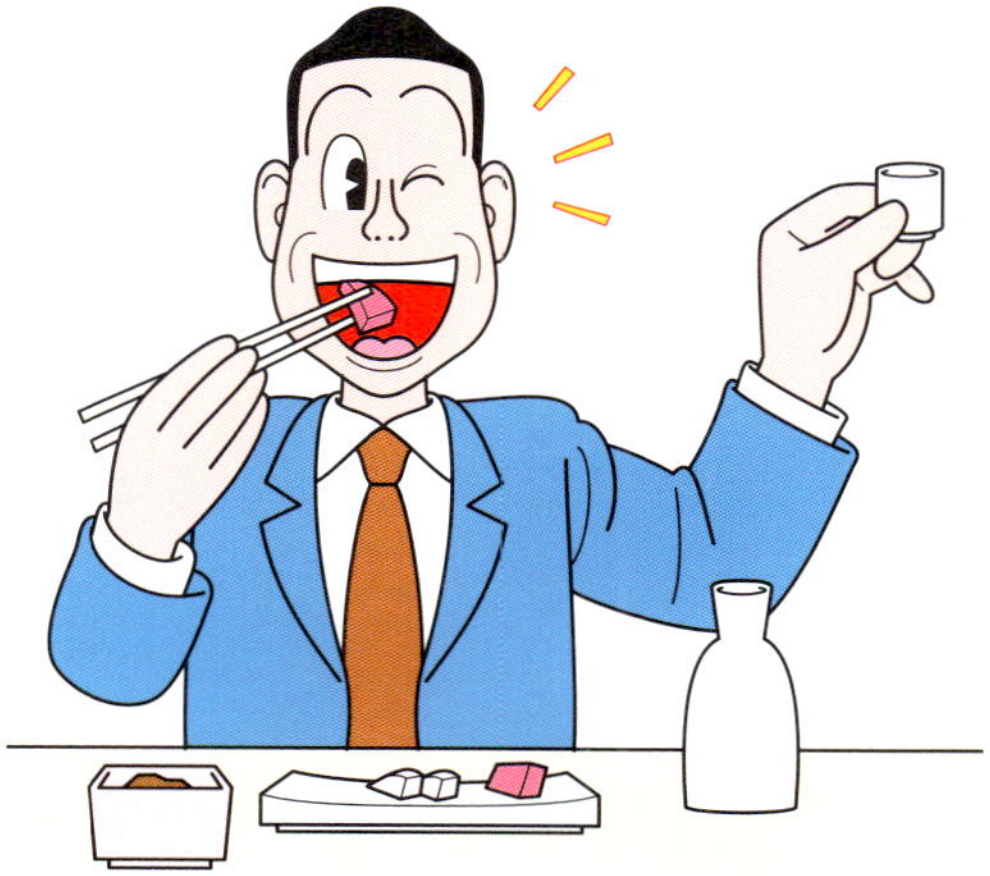

フライドポテトや天ぷらなどの揚げ物は、高脂肪でエネルギーのとりすぎにつながるため、避けます。

ウインナソーセージのソテーなども高脂肪、高エネルギーなので、必ずしも適当とはいえません。

漬け物や塩辛などは塩分が多く、お酒が進みやすいので不適当です。

肝臓に不安があるだけでなく、コレステロール値にも問題がある場合は、かにみそやからすみ、あん肝などの珍味類、うにやイクラ、たらこ、白子などの魚卵類、ししゃもやモツの煮込みなどの食べすぎには注意が必要です。

おすすめの酒のおつまみは、たとえば次ページのイラストに示したようなものです。こうしたおつまみを選んで食べすぎないようにしながら、ゆっくりと楽しむ適量のお酒は、まさに「百薬の長」です。

◆好ましい酒のつまみ

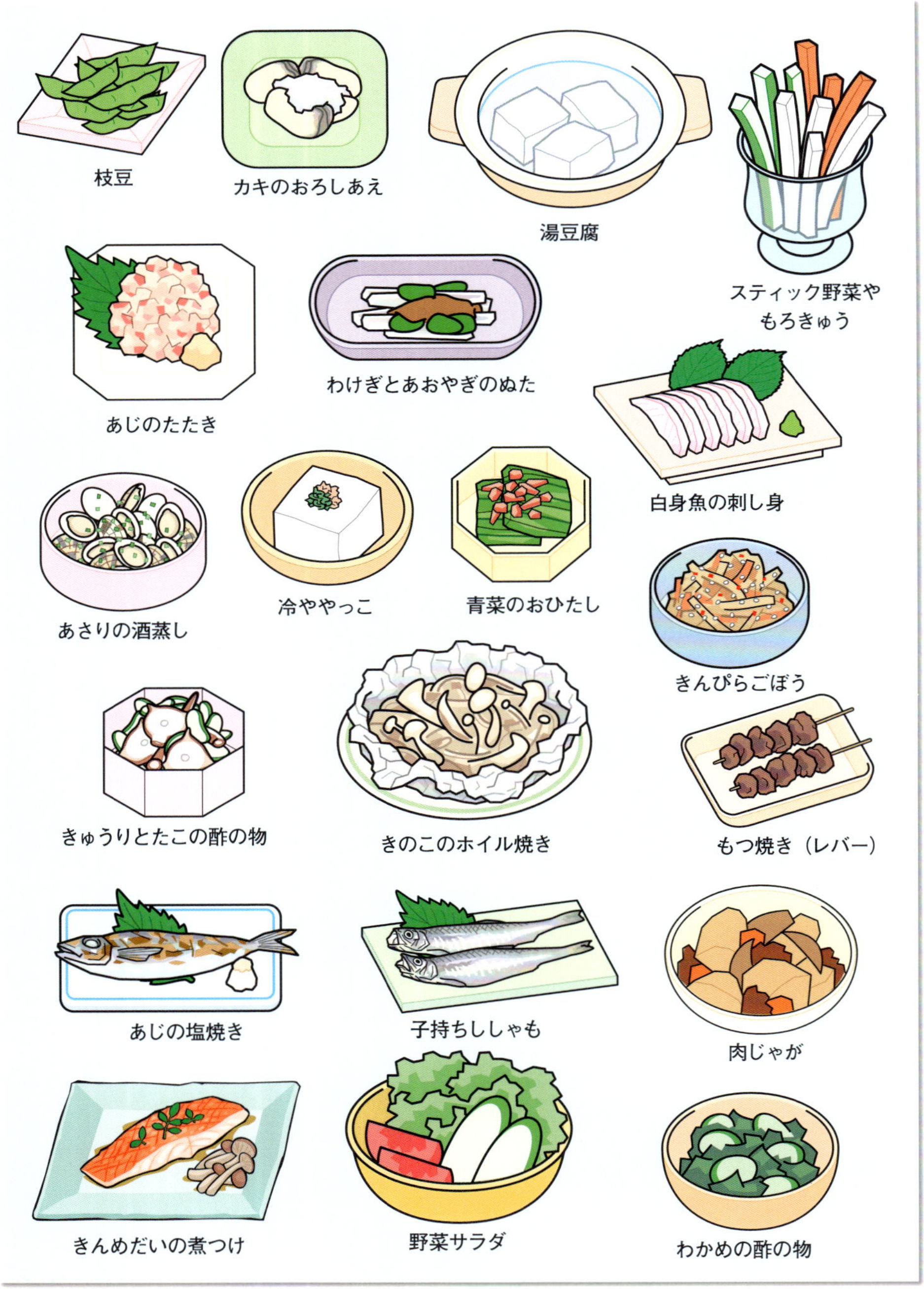
枝豆
カキのおろしあえ
湯豆腐
スティック野菜や
もろきゅう
あじのたたき
わけぎとあおやぎのぬた
白身魚の刺し身
あさりの酒蒸し
冷ややっこ
青菜のおひたし
きんぴらごぼう
きゅうりとたこの酢の物
きのこのホイル焼き
もつ焼き（レバー）
あじの塩焼き
子持ちししゃも
肉じゃが
きんめだいの煮つけ
野菜サラダ
わかめの酢の物

酒好きの人は、日ごろからアルコールの代謝を助けるメチオニンを積極的にとるようにしましょう

酒飲みはふだんから肝臓の働きを強化させる栄養素を十分にとって、アルコールがスムーズに処理されるようにしておく必要があります。そんな栄養素の中で、とりわけ不足しないように心がけたいのが、必須アミノ酸の一種である**メチオニン**です。

なぜ特にメチオニンが必要かというと、アルコールが肝臓で分解されるとき、直接その働きを行う酵素の主な原料になるのがメチオニンだからです。肝臓にメチオニンが不足していると、アルコールの分解がスムーズに行われません。実際、二日酔いの薬には必ずメチオニンが入っているほどです。

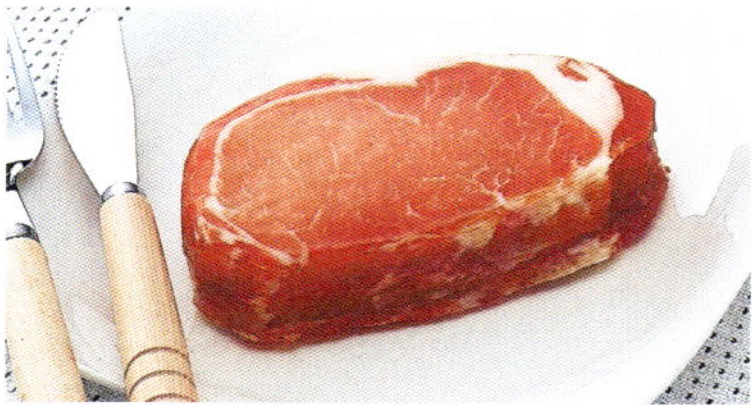

おまけにメチオニンは、アルコールが分解されきれずに脂肪となったものを、体内の脂肪組織に運ぶ役目をも果たすので、脂肪肝を防ぐうえでも欠かせないアミノ酸といえます。

ところで肝臓では、全身の細胞をつくるのはもとより、肝臓そのものをつくるタンパク質をも合成しています。よく肝臓の機能が低下するといいますが、これは、このようなタンパク質の合成能力の低下といいかえてもいいでしょう。実は、メチオニンはこの働きを正常に保つうえでも欠かせない存在なのです。

このように、肝臓が正常な働きをするうえでメチオニンは重要な役割を果たしています。

事実、肝臓をおかされた患者さんの血液中のメチオニン濃度をはかってみると、メチオニンが著しく減っていることがわかりました。肝臓の障害が強い人ほどその減り方はひどく、こうした人にメチオニンを補給しつづけると、肝機能がどんどん回復することも確認されています。

メチオニンは毎日の食事から手軽にとることができるので、酒飲みを自認するかたは日ごろからしっかり補給しておきたいものです。**メチオニンは鶏肉、牛肉、豚肉、レバーなどの肉類や卵に多く含まれています。**

肝臓強化、脂肪肝予防の酒の肴には、メチオニンとコリンという2つの栄養素がとれる料理が最適です

肝臓病の予防と治療に、必須アミノ酸のひとつであるメチオニンが重要な役割を果たすことは前ページでもふれたとおりです。

こんなメチオニンを補給するために、ぜひおすすめしたいのが鶏肉を使ったおつまみです。というのも鶏肉にはこのメチオニンが豚肉、牛肉、羊肉以上に豊富に含まれているからです。100g中の含有量は、鶏肉（胸・皮なし）0・66g、牛肉（和牛・サーロイン・脂身なし）0・54g、豚肉（ロース・脂身なし）0・57g、羊肉（マトン・ロース・脂身なし）0・51gで、鶏肉はダントツの1位を誇ります。

ところで、肝機能が衰えると、メチオニンと同時にバリン、ロイシン、イソロイシン、フェニルアラニンといった、体内の必須アミノ酸の量も減少してしまいます。鶏肉には、実は、これらのアミノ酸も牛肉、豚肉、羊肉よりも多めに含まれているのです。また、鶏肉にはB群ビタミンのひとつであるナイアシンというビタミンが多く含まれており、これも脂肪肝の予防に役立ちます。

こうした数かずの有効成分を含む鶏肉を、蒸し鶏といった単品料理でとるのもけっこうですが、さらに抗脂肪肝作用の強いコリンを含む食品を組み合わせると、効果が一段とアップします。

コリンはビタミンB群の仲間で、ネズミの実験によると、低タンパク、低コリンの水やアルコールを与えたネズミは脂肪肝になり、逆にコリンをたっぷりと与えた脂肪肝ネズミは、肝細胞が正常に戻ったといいます。これは肝細胞の脂肪がコリンの助けを借りてコリン脂質となり、肝臓の外へ出されるためと考えられます。

コリンはナッツ類、枝豆や大豆などに多く含まれるので、これらを鶏肉といっしょに炒めたりあえたりして、酒の肴に大いに活用したいものです。

たとえば中国料理のひとつに〝鶏肉とカシューナッツの炒め物〟がありますが、これなどはおすすめの一品です。作り方は左ページに示しましたが、そうむずかしくないので、ぜひお試しください。

■鶏肉のカシューナッツ炒めの作り方

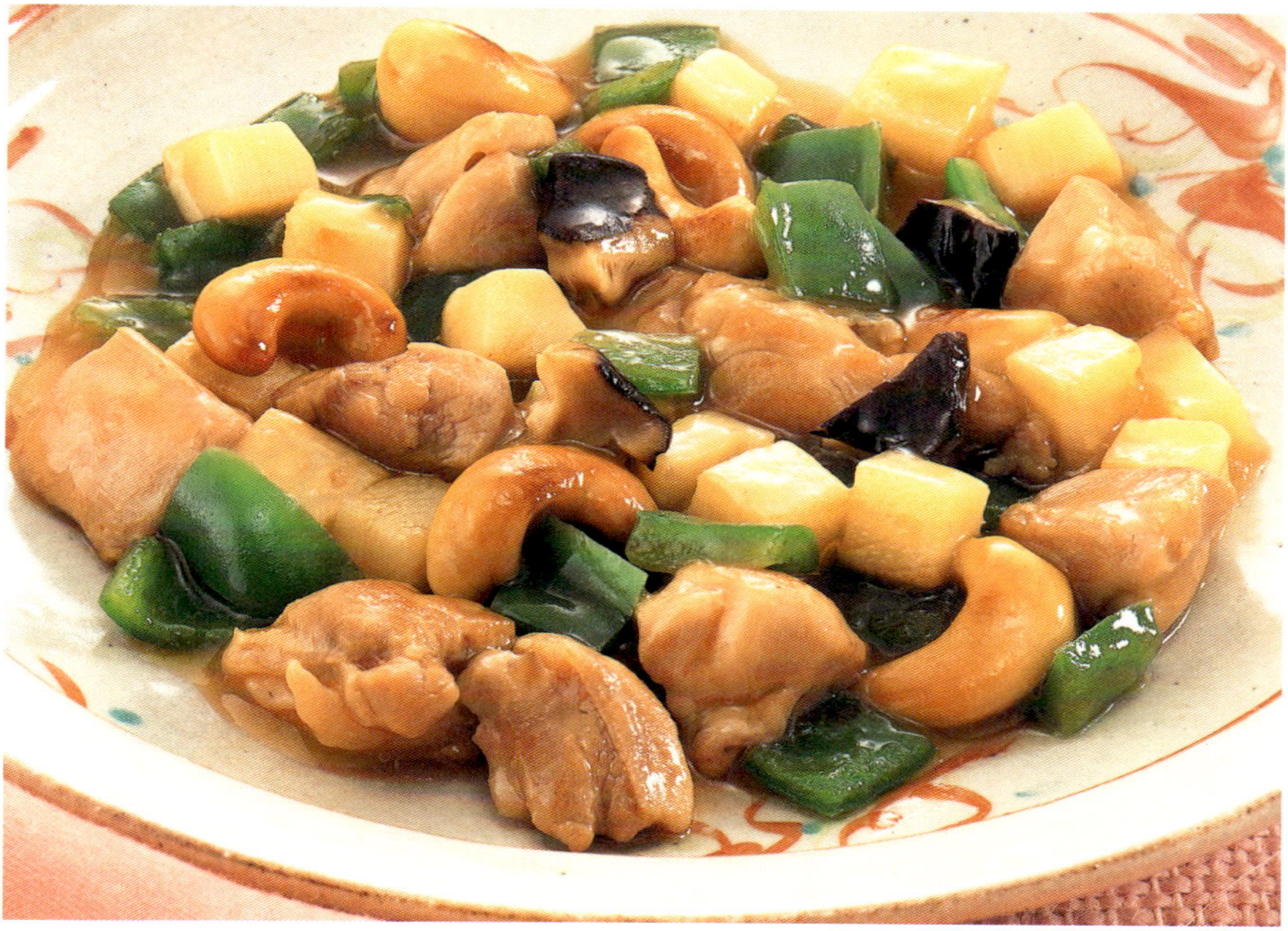

エネルギー 190kcal
塩分 1.0 g

材料（1人分）

鶏もも肉（皮なし）		40 g
カシューナッツ		10 g（6～7粒）
干ししいたけ		1個
ゆでたけのこ		30 g
ピーマン		30 g
かたくり粉		小さじ $\frac{1}{2}$
A	しょうゆ	小さじ1
A	日本酒	小さじ1
A	砂糖	小さじ1
B	かたくり粉	小さじ $\frac{1}{4}$
B	水	大さじ1
ごま油		小さじ1

作り方

❶干ししいたけはもどして軸を切り落とし、ゆでたけのこ、ピーマンとともに1㎝角に切る。

❷鶏もも肉は小さめの一口大に切り、かたくり粉を薄くまぶしておく。

❸小さなボウルにAを合わせ、よくまぜておく。

❹フライパンにごま油を入れて熱し、②を強火で炒める。肉の色が変わったら①とカシューナッツを加えてさらに炒め合わせる。

❺③を加えて全体にからめ、まぜ合わせたBを回し入れてとろみをつけ、火を止める。

豚肉料理なら、胃や肝臓をアルコールの害から防ぐ良質なタンパク質とビタミンB群をたっぷりとれます

二日酔いは、肝臓から発せられる「私の能力を超えたアルコール量でしたよ。気をつけてください！」という警告です。事実、二日酔い状態にある人の胃を内視鏡でのぞいてみると胃の中は真っ赤。粘膜はただれて、ときには出血が見られることさえあります。

もともと日本人の胃の粘膜は、欧米人にくらべて、それほど強くありません。穀物や野菜を中心とした食習慣でタンパク質の摂取が不足ぎみだったため、日本人は胃の粘膜が弱い体質なのです。毎日分厚いステーキを食べて、タンパク質をたっぷりとっている欧米人とは、粘膜のできが違うといっていいでしょう。

ところで、飲んだアルコールは肝臓で分解されますが、この過程で十分に必要なのがアルコール脱水素酵素（ＡＤＨ）で、この酵素をビタミンB_1が手助けして、アルコールの分解が進んでいきます。この酵素は、タンパク質からつくられるのですが、この点でも日本人はとても欧米人ほどの酵素の量はつくり出せないということになります。

こうしてみると、胃や肝臓をお酒の害から守るためには、なによりもまず、十分なタンパク質が必要だということがわかります。タンパク質は胃の粘膜を丈夫にすると同時に、アルコールで傷んだ粘膜を修復し、アルコール脱水素酵素をもつくり出す、実に重要な栄養素なのです。

タンパク質の豊富な食品といえば、まず肉類があげられます。なかでも、**豚肉のタンパク質の質のよさはピカイチ**です。そればかりか、**豚肉にはビタミンB群も豊富に含まれます。**ビタミンB_1がアルコールを分解する段階で役立ち、ビタミンB_2は脂肪代謝にかかわって、脂肪肝を防いでくれます。酒飲みはふだんの食事だけでなく、酒の肴にも豚肉を上手に使って、常に良質のタンパク質とビタミンB群を補給しつづけたいものです。

ちなみに、酒の肴としてはもちろん、おかずにもおすすめの豚肉料理として、〝豚肉のアーモンド揚げ〟をご紹介しておきましょう。

■豚肉のアーモンド揚げの作り方

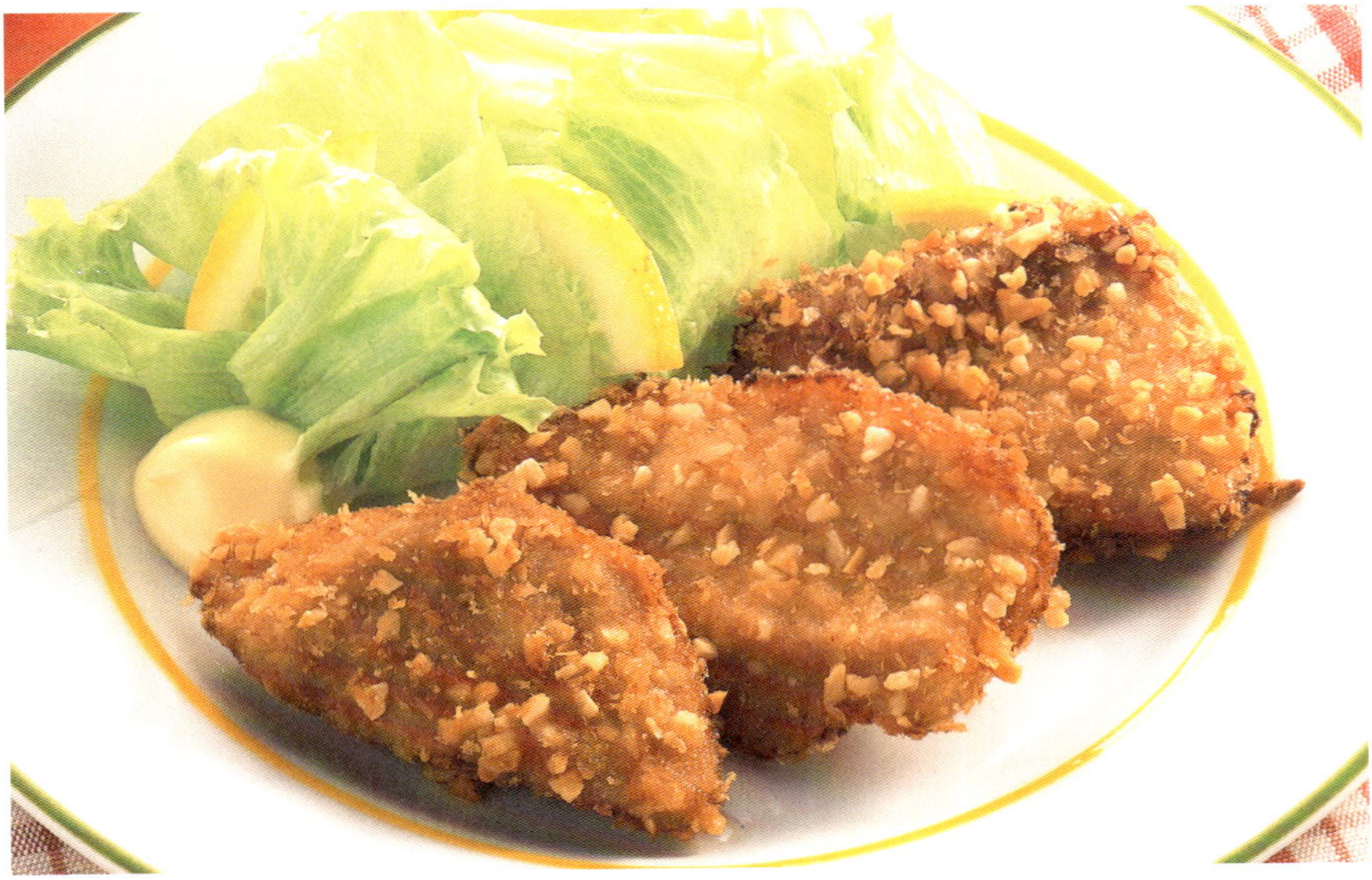

エネルギー 210kcal
塩分 0.9 g

材料（1人分）

豚もも肉（赤身）… 45 g
A
- しょうゆ……… 小さじ$\frac{1}{2}$
- 日本酒………… 小さじ1
- みりん ………… 小さじ$\frac{1}{2}$

アーモンドスライス…… 3 g
パン粉…………… 大さじ$1\frac{1}{2}$
小麦粉…………… 小さじ1
水………………… 大さじ1
揚げ油…………… 適量
〈つけ合わせ〉
レタス …………… 20 g
塩………………… 0.3 g
レモン（輪切り）… 1枚
マヨネーズ……… 小さじ$1\frac{1}{3}$

作り方

❶ボウルにAを入れてよくまぜ合わせる。
❷豚もも肉は食べやすい大きさに切って、味がしみやすいようにフォークで全体を刺し、①のボウルに入れて10～15分おく。
❸アーモンドはポリ袋などに入れ、めん棒などでたたいてこまかくし、パン粉とまぜ合わせる。
❹②の豚肉の汁けをペーパータオルでふきとり、1枚ずつ小麦粉、水、③の順につける。
❺揚げ油を160度の低温に熱し、④を入れてきつね色に色づくまでじっくり揚げ、油をきる。
❻レタスは手で食べやすい大きさにちぎり、水につけてシャキッとさせ、水けをきる。
❼皿に⑤を盛って塩を振り、⑥を添えて、いちょう切りにしたレモンを散らし、マヨネーズを添える。

じゃがいもとタンパク質の多い食品を組み合わせれば、肝臓を守るうえですぐれたおつまみになります

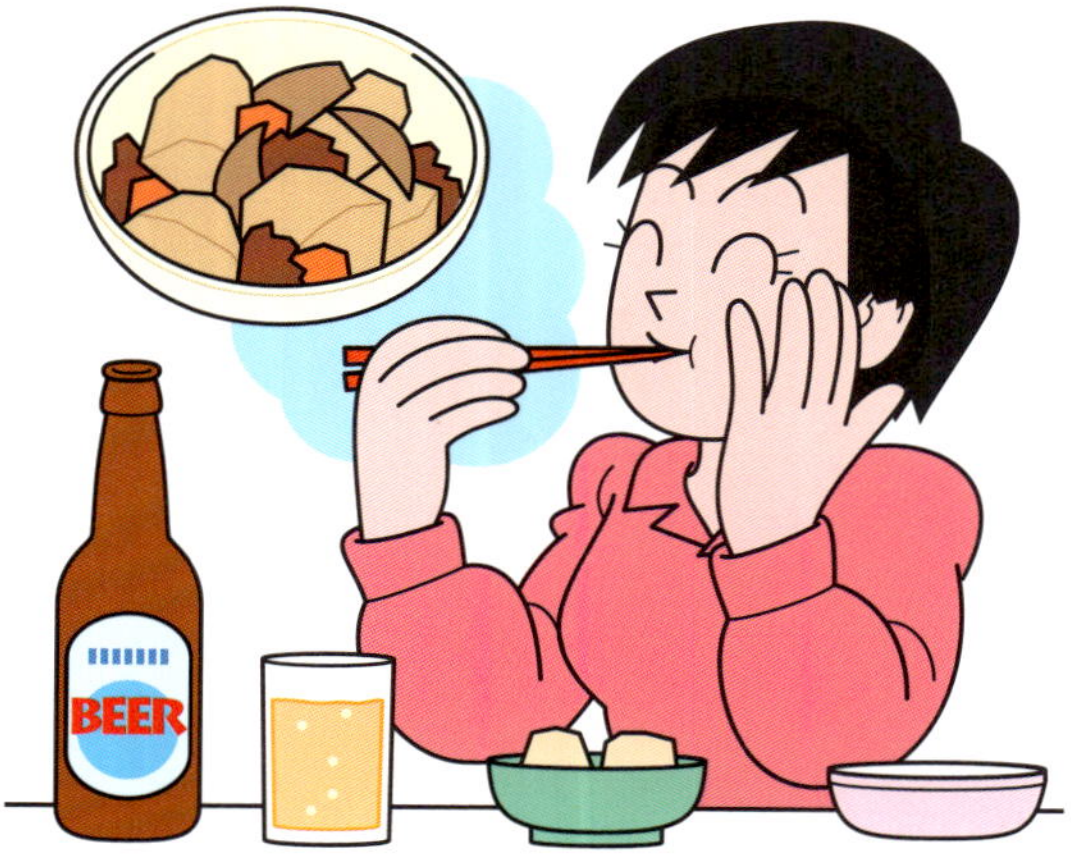

肉じゃがや、じゃがいもといかの煮物なども、栄養的にすばらしい酒の肴となります。じゃがいもには、ビタミンB_1やナイアシン、パントテン酸など、ビタミンB群が多く含まれているからです。

肝臓でのアルコール分解には、ビタミンB_1をはじめとするビタミンB群のバックアップが必要なことは前のページでもふれたとおりです。ここでもう一度、肝臓とビタミンB群の関係について軽くおさらいしてみましょう。

お酒を飲んだときに、肝臓にビタミンB群が不足していたらどうなるでしょうか。まずアルコールが分解されてできる、体にとって有害なアセトアルデヒドがうまく分解されず、悪酔いや二日酔いの原因になります。そして、このようなことがつづけば肝細胞を傷めつけて、肝障害を起こすことにもつながりかねません。またB群の

◆じゃがいもと肉やいかなどタンパク質食品を組み合わせた料理は、お酒のおつまみに最適です

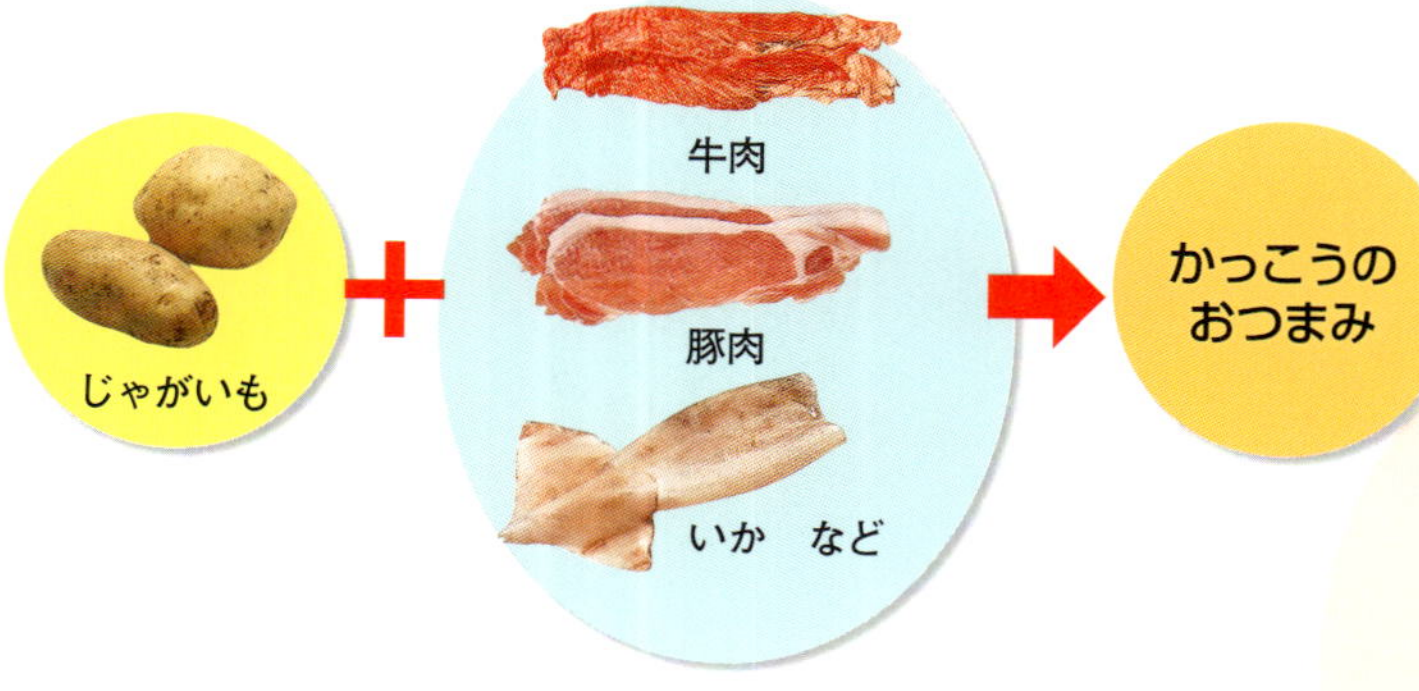

ビタミンには脂肪肝を改善する効果があることもわかっています。つまり、アルコールの分解を促進するだけでなく、脂肪肝を予防するためにもビタミンB群はたいせつな栄養素なのです。

ですから、お酒を飲むときには、ビタミンB群を多く含んだ食品をおつまみとしてとることが、肝臓を守るうえで重要なポイントになります。じゃがいもが酒の肴として適している最大の理由がここにあります。それに加えて、実は、アルコールの分解には糖質も必要とされますが、じゃがいもにはデンプンが豊富に含まれ、このデンプンは消化がよく、糖に変換されやすいのです。この点も、じゃがいもがすぐれたおつまみである理由に数えられるでしょう。

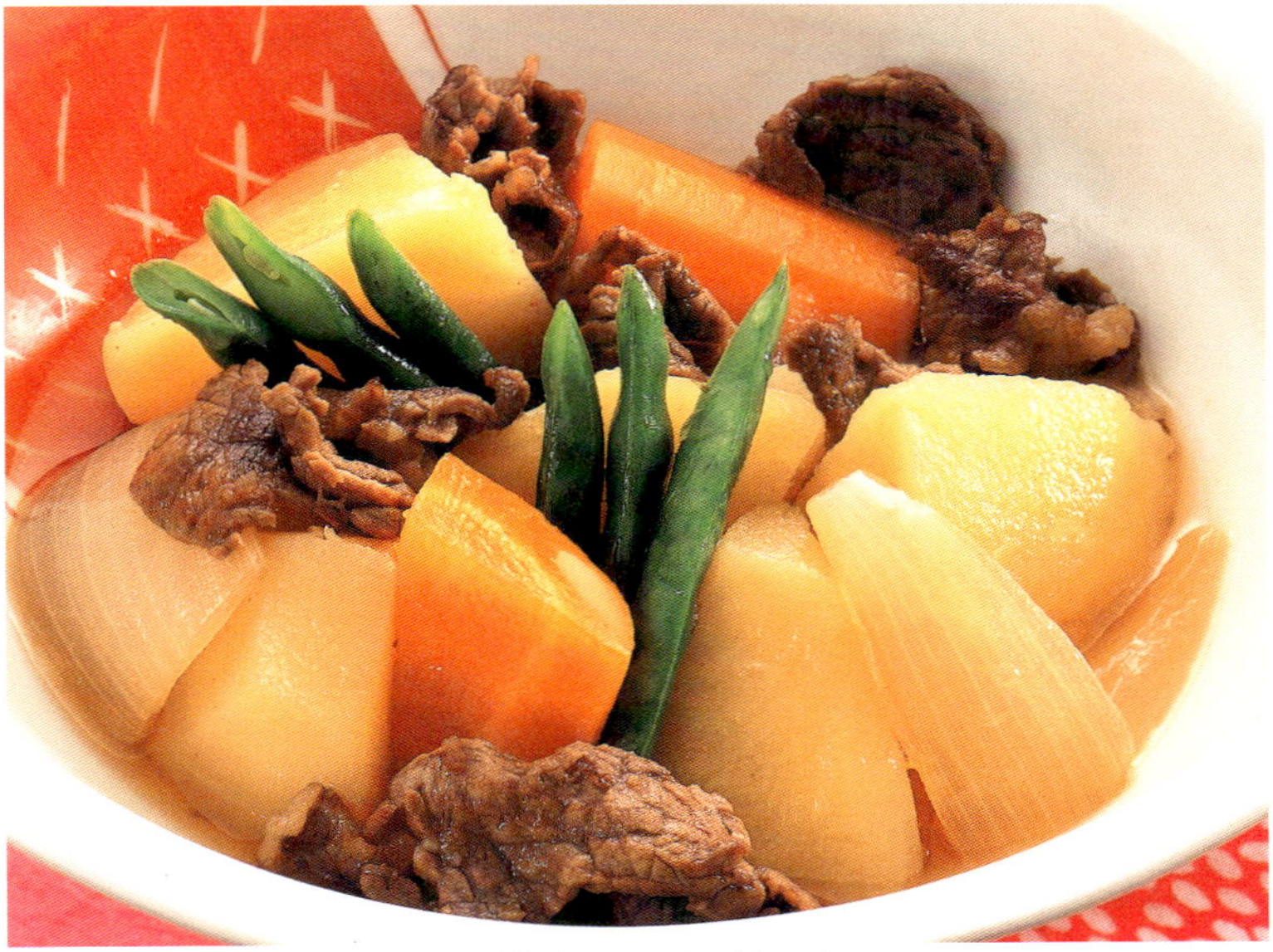

じゃがいもと肉に、野菜も組み合わせた栄養バランスのよい肉じゃが

そんなじゃがいもにも欠点がひとつあります。酒飲みに欠かせない栄養素であるタンパク質が少ないことです。そこで当然、タンパク質の多い食品を組み合わせたメニューがベストということになります。肉じゃがとか、じゃがいもといかの煮物などは、その意味でまさに理想的な酒の肴といえるのです。

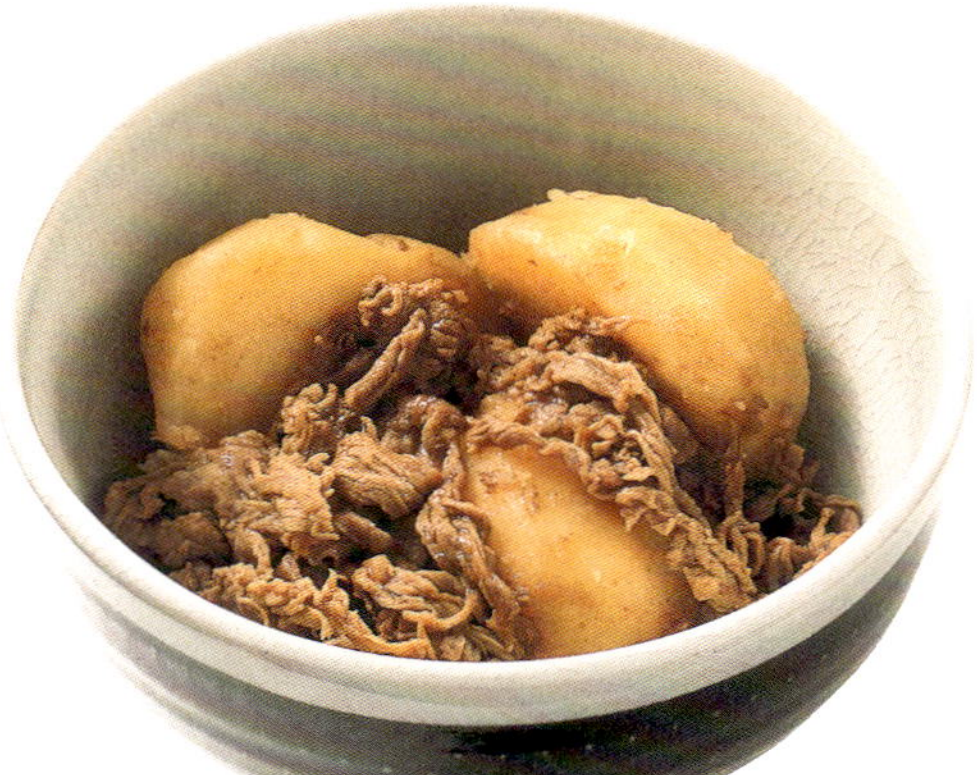

じゃがいもと肉だけのシンプルな肉じゃが

納豆を使ったおつまみは、胃や肝臓をアルコールの害から守るのにうってつけです

納豆のネバネバ成分であるムチンが胃粘膜を守ってくれます

納豆は、実はアルコールの害を防ぐうえでも、とてもいい食品です。

アルコールの害としてまずあげられるのは、胃に対する害です。ウイスキーなどの強いお酒をストレートで飲むと、胃の内壁をおおって保護している粘液が壊され流されて、胃粘膜はむき出しの状態になります。そうなると、本来は食べ物の消化にあたっている胃酸によって、胃粘膜そのものが損傷を受け、出血を起こします。それでも、一晩ぐっすり眠れば、翌日には壊れた胃粘膜と粘液は元どおりに修復されます。ところが、毎晩のように深酒がつづくと、胃粘膜の修復は追いつかなくなり、胃炎、さらには胃潰瘍をも引き起こしかねなくなるのです。

ところが、酒の肴として納豆を食べると、あの特有のネバネバが胃の粘膜を保護してくれるのです。ネバネバの正体は、**ムチン**と呼ばれる物質です。ムチンはアミノ酸の一種であるグルタミン酸が多数連なったペプタイドという物質と、果糖が集まったフラクタンという多糖類からできています。ちょうど網の目のような立体構造をしているペプタイドのすき間に、水あめのような性質を持つフラクタンがぎっしりと詰まった形になっています。このため、引っぱると長く糸を引いて、あのネバネバした状態になるのです。このムチンが胃壁全体に広がり、たとえ粘液が不足しても、アルコールや胃酸で胃粘膜が傷つくのを防いでくれるというわけです。

納豆のムチン、タンパク質、ビタミンB群が肝臓を

お酒の第二の害は、肝臓に対する害です。たとえば、すきっ腹に強いお酒をぐいぐい流し込んだとしましょう。肝臓は大車輪でアルコールを分解しますが、その能力を超えた量になると、分解しきれずに悪酔いを起こします。さらに悪化させると、肝

◆ひと工夫加えれば手軽にできる納豆料理は酒の肴としても、肝臓の保護のためにも好適

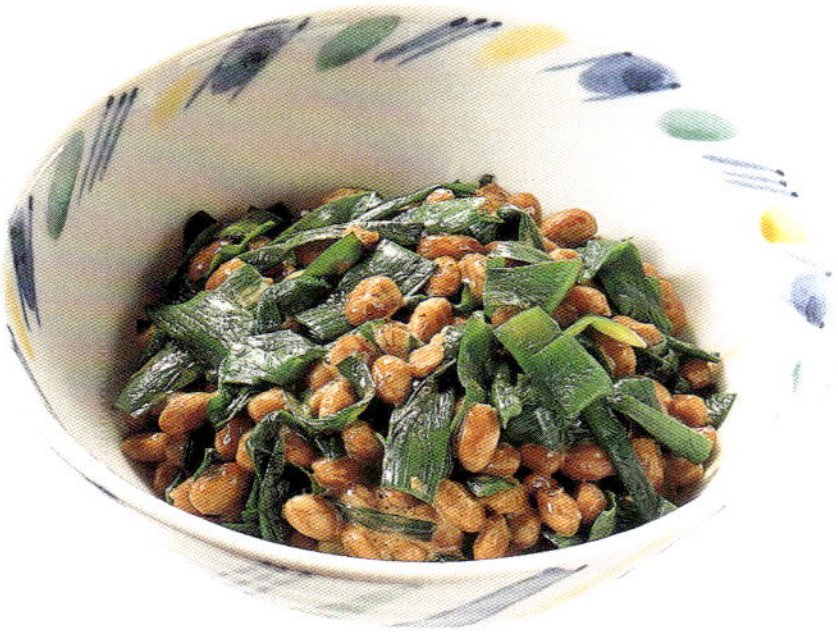

にら納豆

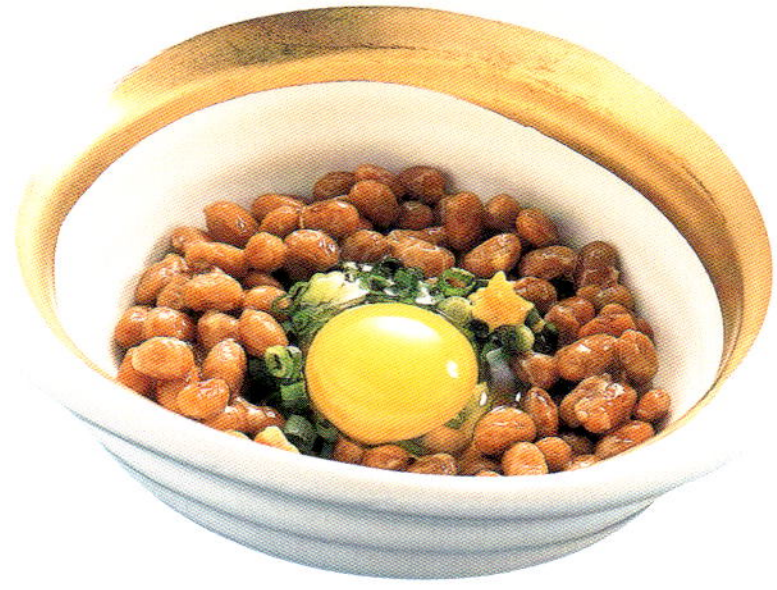

月見納豆

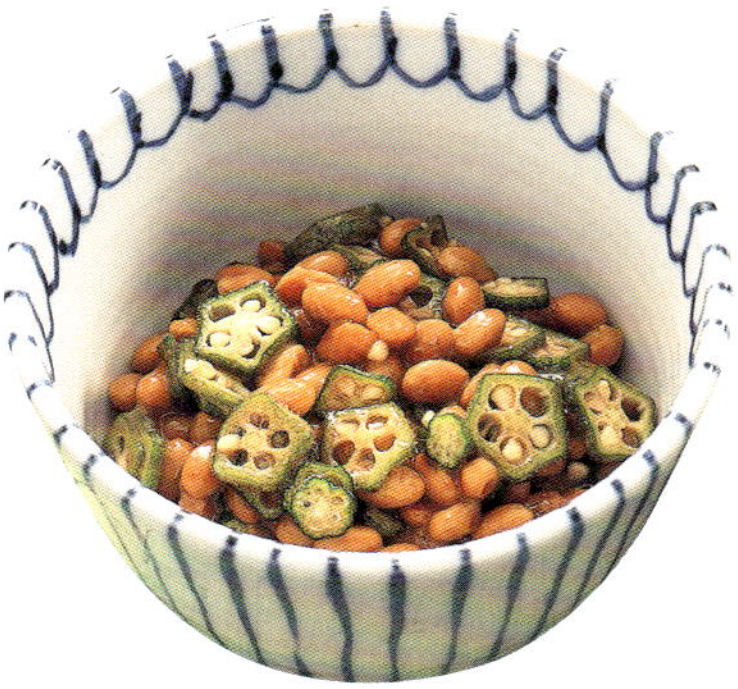

オクラ納豆

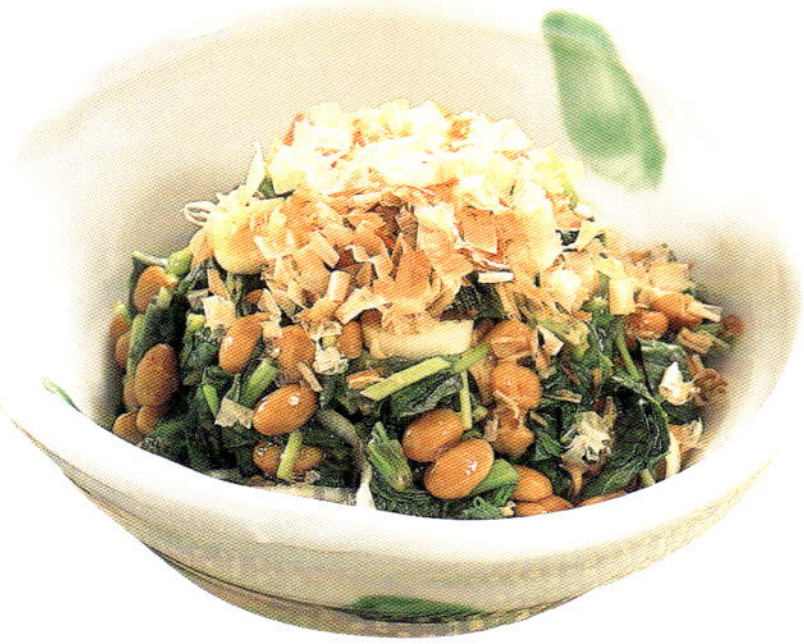

モロヘイヤ納豆

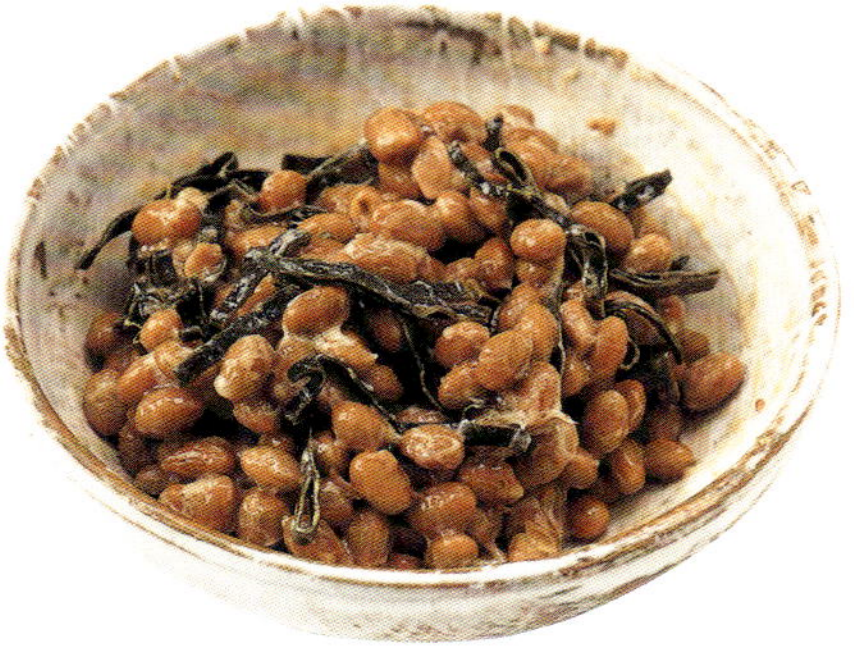

こんぶ納豆

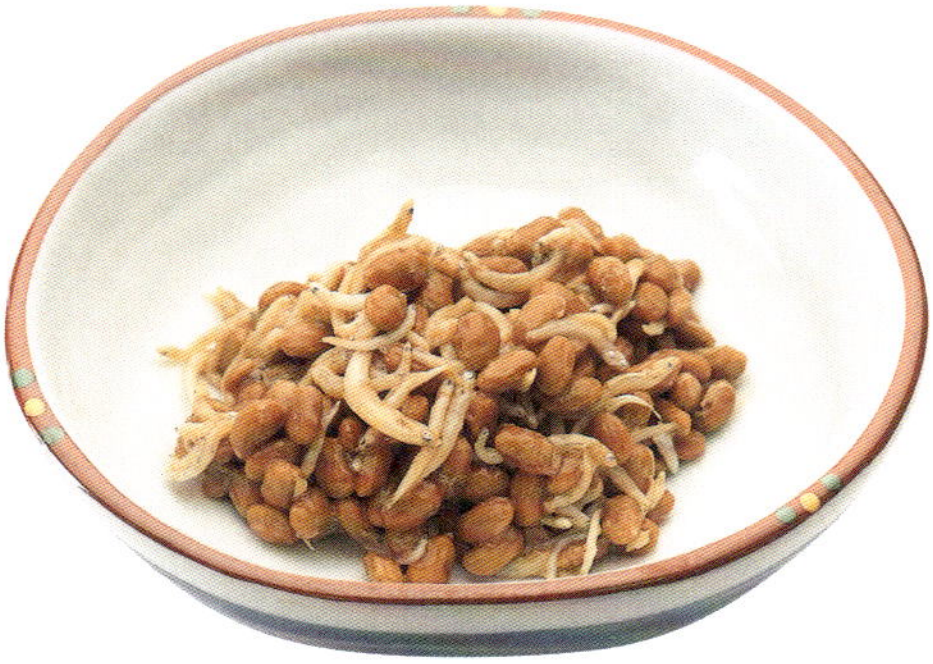

しらす納豆

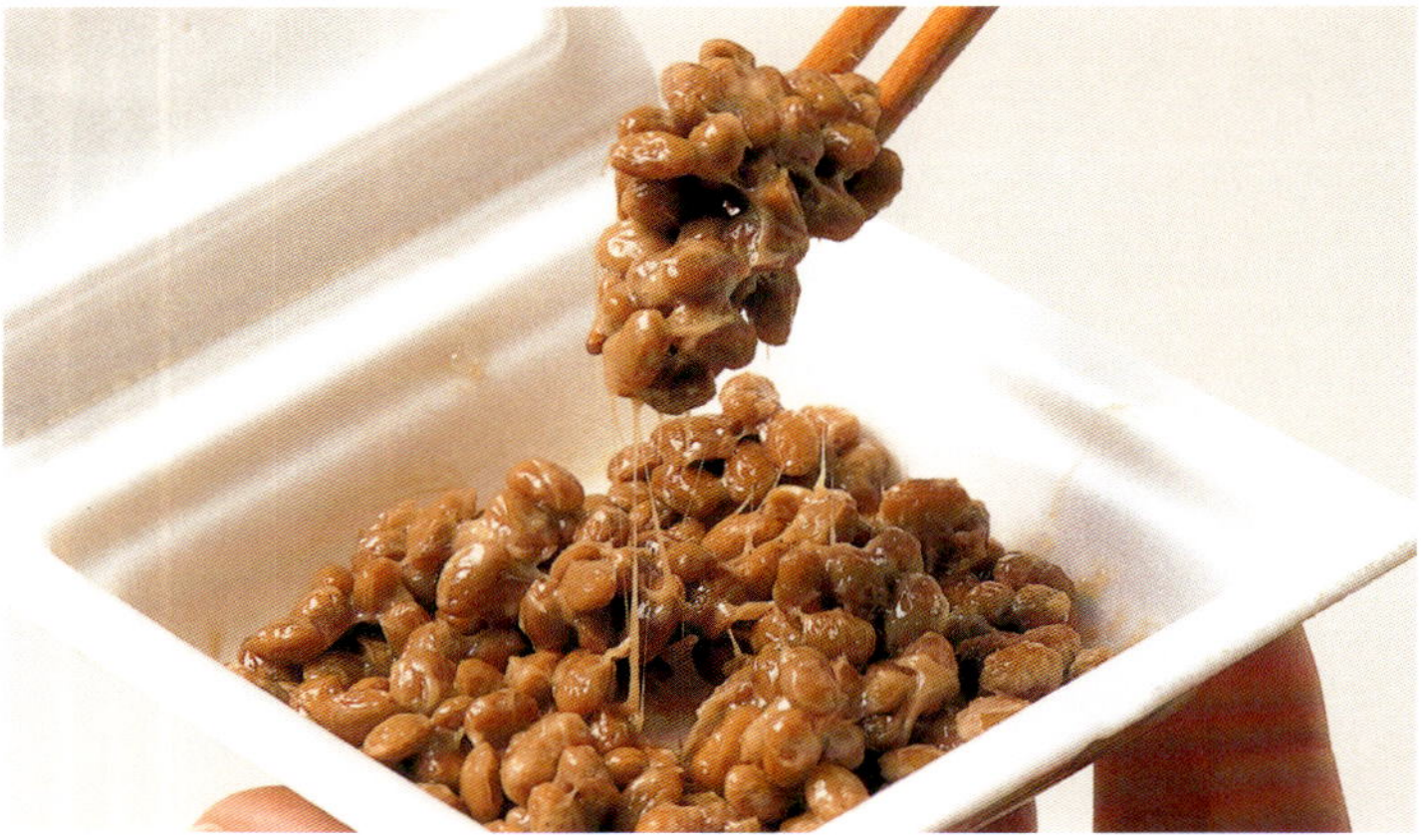

臓の細胞が傷つけられて急性アルコール性肝障害などを起こすことさえあるのです。

こんなトラブルを避けるには、お酒を飲むときはけっして胃をからっぽにしないこと。ものを食べながら飲んで、アルコールの吸収速度をゆるめてやることが肝心です。そして、この面でも一役買ってくれるのが納豆なのです。

納豆はタンパク質食品であり、さらにムチンを含んでいます。これらのタンパク質やムチンには、実はアルコールを吸収して胃壁を保護し、アルコールが直接胃から吸収されるのを防ぐ働きがあるのです。特にムチンはどこまでも薄く伸びて面積が広がる分だけ、効率よくアルコールを吸収できます。アルコールを含んだムチンは胃から腸に運ばれて分解され、ゆっくり腸から吸収されます。こうした形をとることで、体へのアルコールの吸収もゆっくりと行われることになり、肝臓の負担はぐっと軽くなって、悪酔いもせずにすむのです。

アルコールの害から内臓を守ってくれる納豆の成分として、ビタミンB群もあげられます。肝臓でのアルコールの分解処理を請け負っているのは、アルコール脱水素酵素です。この酵素の産生に必要なのがアミノ酸であり、その働きを応援するのがビタミンB群なのです。

以上あげてきた成分はすべて納豆に豊富に含まれています。納豆は、肝機能が正常で活発に働くために、まさにうってつけの食品といえるのです。

ちなみに、納豆と鶏卵やうずらの卵を組み合わせた**月見納豆**は、納豆と卵の栄養成分の相乗作用で、アルコールから肝臓を守る効果が何倍にも増す、上手なとり合わせです。そのほか、すりつぶした納豆でいかの糸作りをあえた**いか納豆**、まぐろの中落ちと刻み納豆をあえるなどした**まぐろ納豆**は、タンパク質やビタミンB群がいっそうふえて、やはり酒の肴にうってつけです。

Part 5

手軽にできる毎日の生活の中の肝臓をいたわる工夫とコツ

C型肝炎も、生活習慣を改めることが治療に欠かせない生活習慣病の一種です

生活習慣病は、食生活など日常生活の乱れから起こる病気の総称です。肝臓病の中で生活習慣病と呼べるものをさがすと、アルコール性肝障害、脂肪肝、非アルコール性脂肪性肝炎（NASH）が思い浮かびます。ところが、**C型肝炎も生活習慣病と深いかかわりがある**ことが知られるようになりました。

実は生活習慣病に共通する要因としてあげられるのが、**インスリン抵抗性**です。インスリンとは膵臓から分泌されるホルモンで、エネルギー源である血液中のブドウ糖を全身の細胞にとり込ませて利用させる働きがあります。ところが、肥満や運動不足、ストレス、遺伝などが原因で、全身の細胞がこのインスリンの働きを受けにくくなり、細胞内にブドウ糖をとり込みにくくなることがあるのです。これがインスリン抵抗性です。

インスリン抵抗性は、肥満タイプの人に多く見られます。

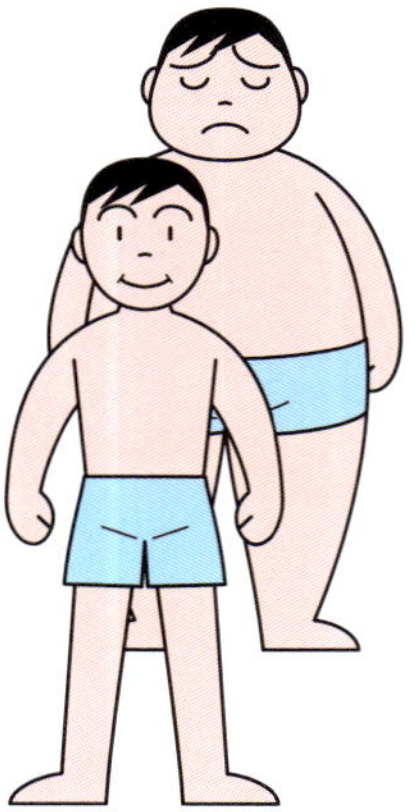

さて、そのインスリン抵抗性を、糖尿病を合併していないC型肝炎感染者に対して調べてみました。すると、ウイルスキャリア→慢性肝炎→肝硬変と、**C型肝炎の病態が進むにつれて、インスリン抵抗性が強くなっていた**のです。そこで、**C型肝炎の患者さんの肥満を解消したところ、肝機能の改善例がふえた**のです。

実際医師は、C型慢性肝炎の最新療法であるペグインターフェロン製剤とリバビリン（抗ウイルス薬）を併用する治療を、患者さんの体重を5％減らしたうえで行っています。体脂肪を減らすことで、インターフェロンなどの治療による治癒率が10～20％アップするのです。

つまり、慢性肝炎の80％を占めるC型肝炎が生活習慣病のひとつと考えられるのです。となると、**肝臓病の多くの患者さんにとって、生活習慣を改めることも、病気改善に欠かせない条件といえる**でしょう。

肝臓をいたわるためには、カゼと便秘には特に気をつけなければなりません

肝臓病の患者さんは、日ごろの食べすぎや運動不足などを改めるだけでなく、**カゼと便秘には特に気をつけなければなりません。**

カゼの原因は、ほとんどがウイルスです。特に、インフルエンザウイルスなど悪性のウイルスが体に侵入すると、肝臓にも感染して障害を起こすようになります。肝臓の免疫機能が、B型肝炎やC型肝炎などの肝炎ウイルスと闘っているときに、新たな敵があらわれると、さらにダメージが加わって**肝炎の症状が悪化**するのです。

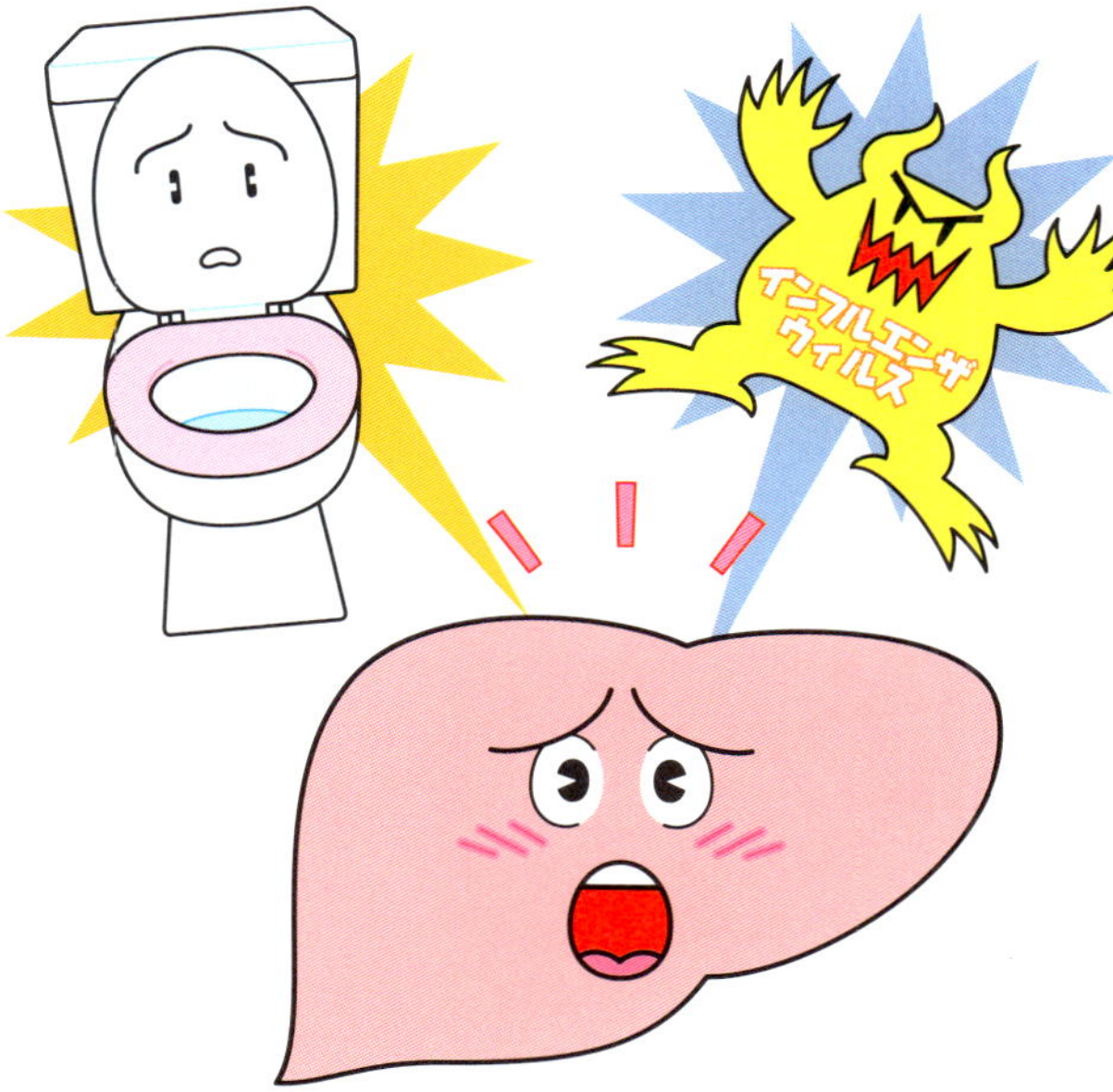

一方の便秘は、慢性肝炎や肝硬変の患者さんの大敵です。

便秘になると、大腸にたまった便が腸内の細菌によって発酵し、アンモニアなどの毒性ガスとなって腸壁から肝臓へ運ばれます。機能が低下した肝臓がこれを十分解毒できないと、血液中に残ったアンモニアが脳に送られて中毒症状を起こします。

重い場合は**肝性脳症**（54ページ参照）になるので、便秘になったら主治医に報告して下剤を処方してもらいましょう。また、日ごろから食物繊維が豊富な野菜や海藻類を食べ、水分をたくさんとって腹筋運動を行い、毎日腸内の〝生ゴミ〟を出す習慣をつけて便秘を予防することがたいせつです。

食品添加物の多い加工食品をできるだけ避けるのも、肝臓を守るたいせつなポイントです

　現代の食生活では、加工食品やインスタント食品をまったく利用しないわけにはいきません。こうした食品は確かに手軽で、便利ですが、防腐剤や酸化防止剤、漂白剤、人工着色料、発色剤、着香剤、調味剤、乳化剤などの**食品添加物**が、多かれ少なかれ使用されています。その中には、微弱ではあっても発ガン性などの毒性が認められるものも含まれます。日常、口にする食品だけに、たとえわずかな量であってもその積み重ねはばかになりません。1日の日本人の平均的な添加物の総摂取量は数gに上るという報告もあるほどです。

　むろん使用量については、厚生労働省が厳しく規制しているので、健康な人が日常の食事でとる程度の分量なら心配ありません。また、これらの食品添加物は、体内に入ると肝臓で分解され、いわば解毒されます。

　しかし、肝臓が弱っていると、この解毒作用も当然低下します。たとえ健康な肝臓であっても、こうした解毒作用が余分な負担をかけることは否めません。

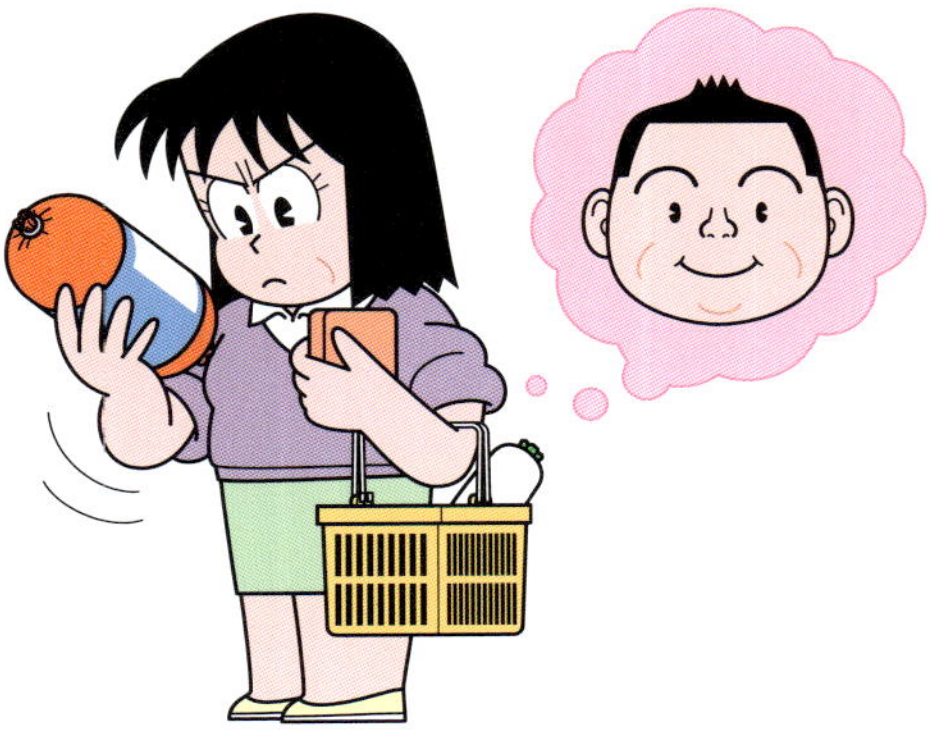

　こう見てくると、**肝臓にダメージを与えないためには、添加物を含む加工食品やインスタント食品をできるだけ避けるように**したいものです。肝臓をいたわり、ひいては強化するうえでなにより肝要なのは、できるだけ安全な食品を選んで食べることです。

　とはいえ、実際問題として、添加物をすべて排除するわけにはいかないのが現状です。そこで、できるだけ添加物が少ない食品を選ぶようにしたり、**いちおう許可されている添加物でも問題がありそうなのは避ける**

◆できるだけ避けたい食品添加物

食品	食品添加物
菓子パン 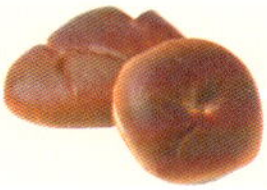	ソルビン酸カリウム・カルシウム（保存料）
中華めん（カップめん）	リン酸塩（酸化防止剤・歯ごたえをよくする）
中華めん（生めん） 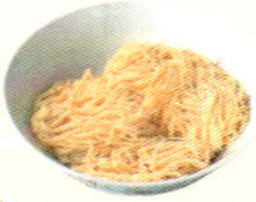	プロピレングリコール＝ＰＧ（保湿剤） リン酸塩（酸化防止剤・こしを強くする）
ソーセージ 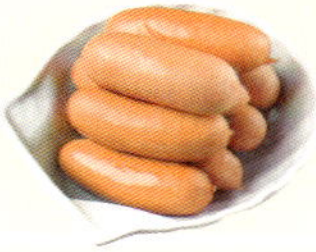	ソルビン酸カリウム・カルシウム（保存料） 亜硝酸ナトリウム（発色剤） 赤 106 号（着色料） リン酸塩（酸化防止剤・保水剤）
かまぼこなどのねり製品 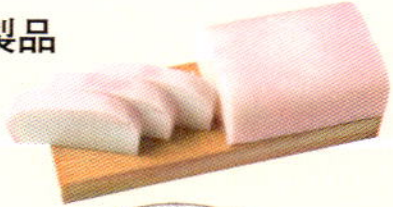	ソルビン酸カリウム・カルシウム（保存料） 重合リン酸ナトリウム（保水剤） 赤２号（着色料）
漬け物 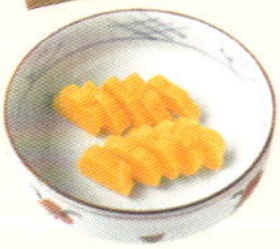	サッカリンナトリウム（甘味料） 黄４号、赤 106 号など（着色料） ソルビン酸カリウム・カルシウム（保存料） 亜硫酸塩（漂白剤）
佃煮 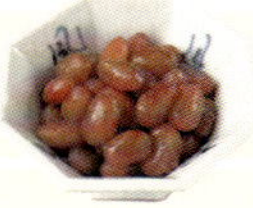	ソルビン酸カリウム・カルシウム（保存料） 赤 102 号、赤 106 号など（着色料）
清涼飲料水 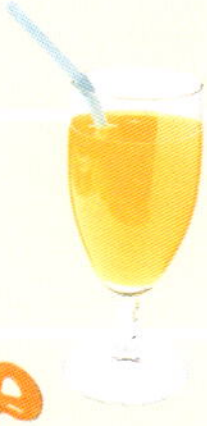	パラオキシン安息香酸ナトリウム（保存料） サッカリンナトリウム（甘味料） 黄４号、赤 102 号、赤 106 号など（着色料）
スナック菓子 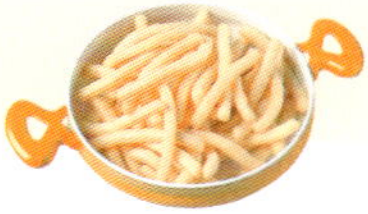	黄４号、黄５号、赤 106 号など（着色料） ブチルヒドロキシアニソール＝ＢＨＡ（酸化防止剤）

「ガンになる食事ならない食事」（主婦の友社刊）より

といった心がけが必要になります。

幸いなことに、食品に使用された添加物は、原則として合成、天然を問わず物質名を表示することがメーカーに義務づけられています。これによって、食品にどんな添加物が使用されているかを、私たちははっきり知ることができます。

そうした食品添加物で特に要注意なのは、保存料ではソルビン酸カルシウムとパラオキシン安息香酸ナトリウム、着色料では赤106号や黄4号など、そして甘味料ではサッカリンナトリウム、発色剤では亜硝酸塩、品質保持剤ではＰＧ、酸化防止剤ではリン酸塩などです。とりあえず、これらの添加物が使われている食品はできるだけ避けることです。

肝臓の健康を保つには、たとえ市販薬でもできるだけ利用を避けることです

ちょっとカゼをひいたからといっては薬を飲み、頭痛がするといってはまた薬、といったぐあいに安易に市販薬に頼りがちな人は、肝臓の健康には注意が必要です。

というのも、私たちが服用した薬は、腸から吸収され、必ず肝臓に運ばれます。そこで徐々に異なる物質に分解され、解毒・排泄が行われます。薬をあれこれ飲むということは、とりもなおさず肝臓によけいな負担を強いるうえに、それがつづくと肝臓を傷めかねないのです。事実、**薬剤性肝障害**という病気があるほどです。

薬が肝臓を傷める原因は2つあります。1つは、薬そのものの作用が強すぎて直接肝臓を傷める場合、もう1つは、その薬によって体がアレルギー反応を起こし、二次的に肝臓を傷めてしまう場合です。この2点を考え合わせると、ほとんどの薬が多かれ少なかれ肝臓を悪くする可能性

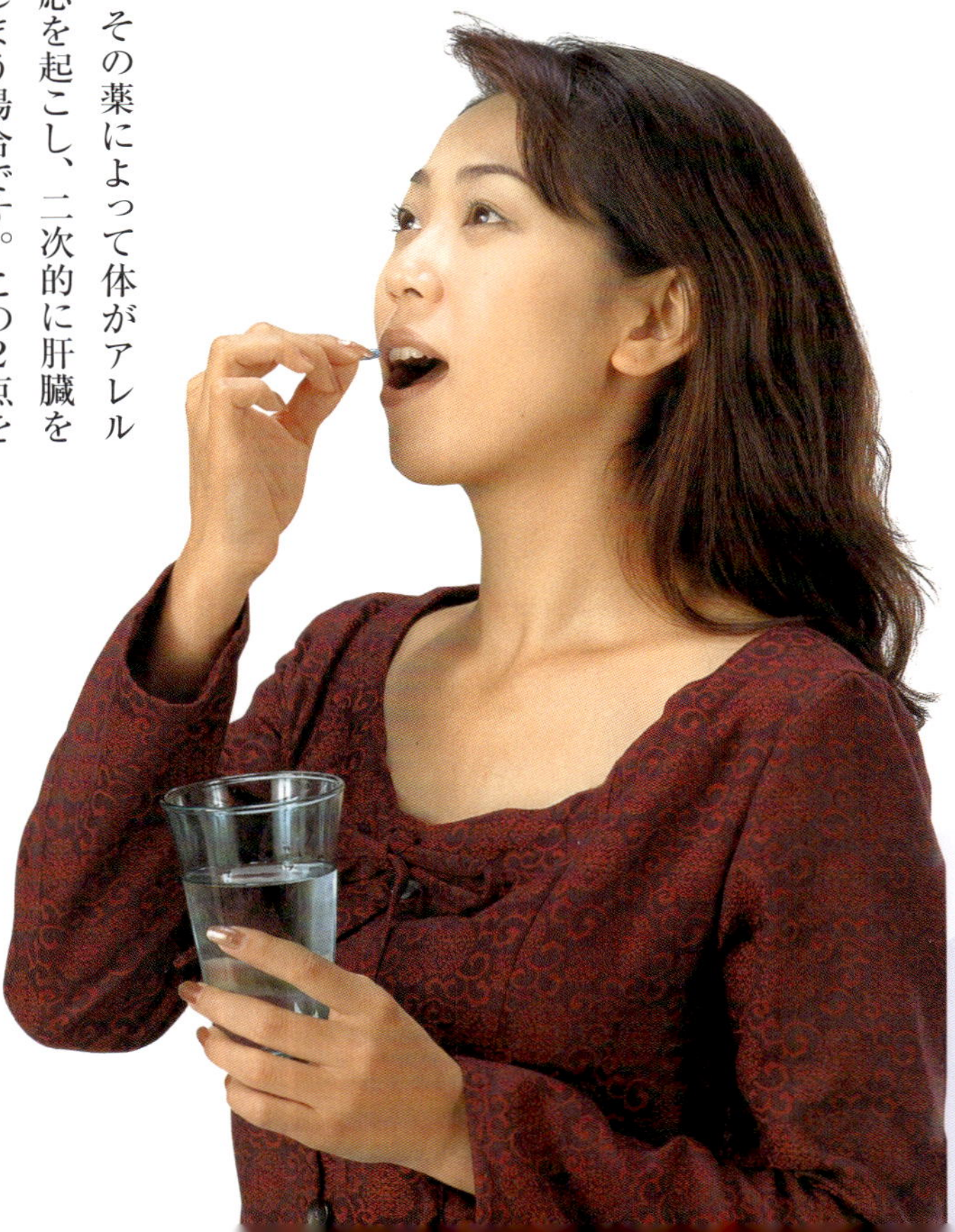

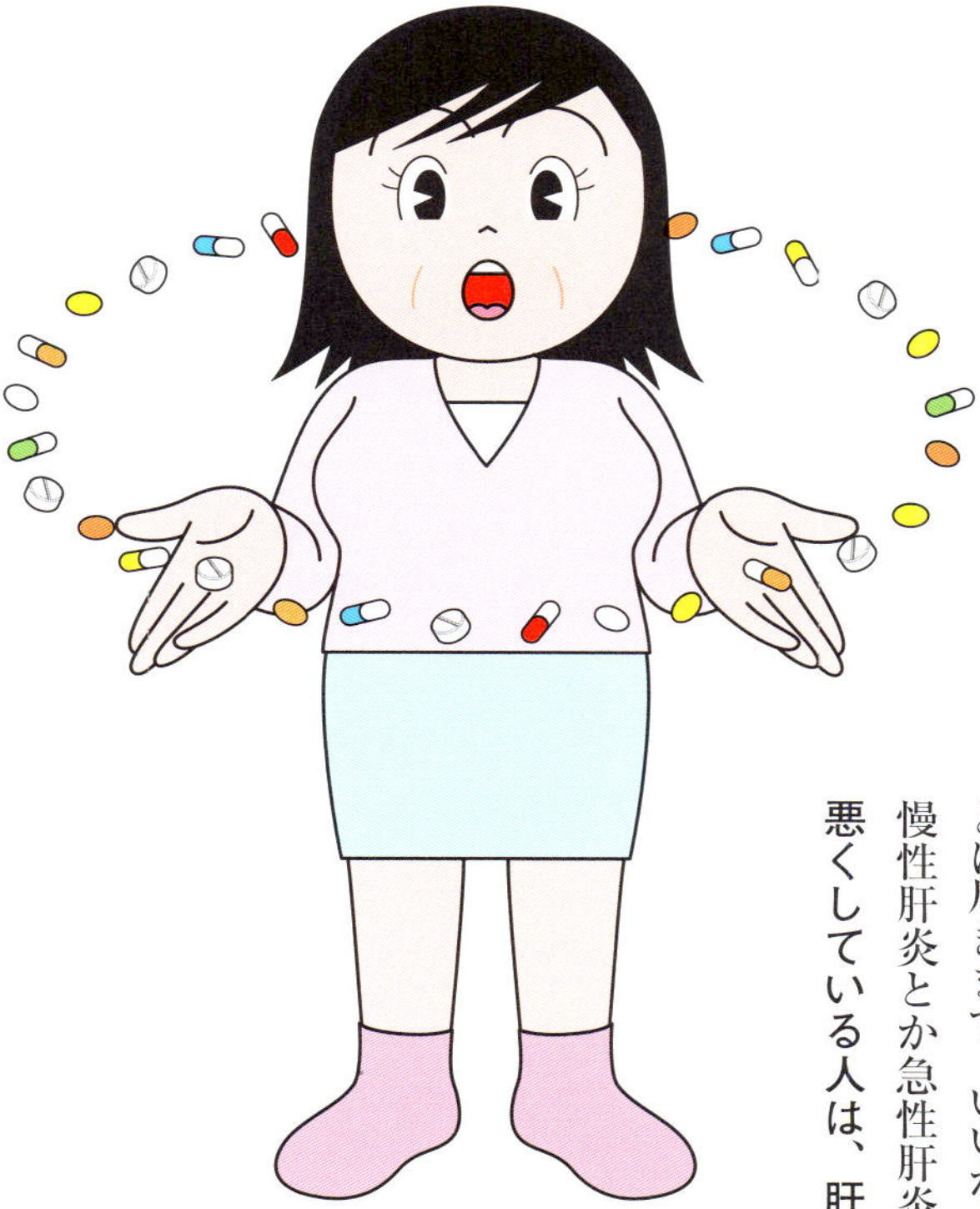

を秘めているといっていいでしょう。

比較的肝障害を起こしやすい薬としては、**水虫薬や抗生物質、鎮痛剤、**糖尿病の治療薬などがよく知られています。それらの中でも特に要注意なのは抗生物質と水虫薬です。なぜなら、水虫薬や抗生物質には体内のバイ菌を殺すほど強力な作用があるからです。カビやバイ菌も人間と同じ生物であり、一方の生物を殺すような強い薬が生身の人間にとっていいわけがありません。ですから、**水虫薬や抗生物質を飲むときには細心の注意が必要**なのです。

薬によって起こる肝障害を防ぐには、とにかく不要な薬は飲まないことに尽きます。いいかえれば、ことに慢性肝炎とか急性肝炎などで**肝臓を悪くしている人は、肝臓の薬以外は飲まないにこしたことはあ**りません。肝臓が悪く機能が低下しているときによけいな薬を飲むと、肝臓にいっそう大きな負担をかけます。

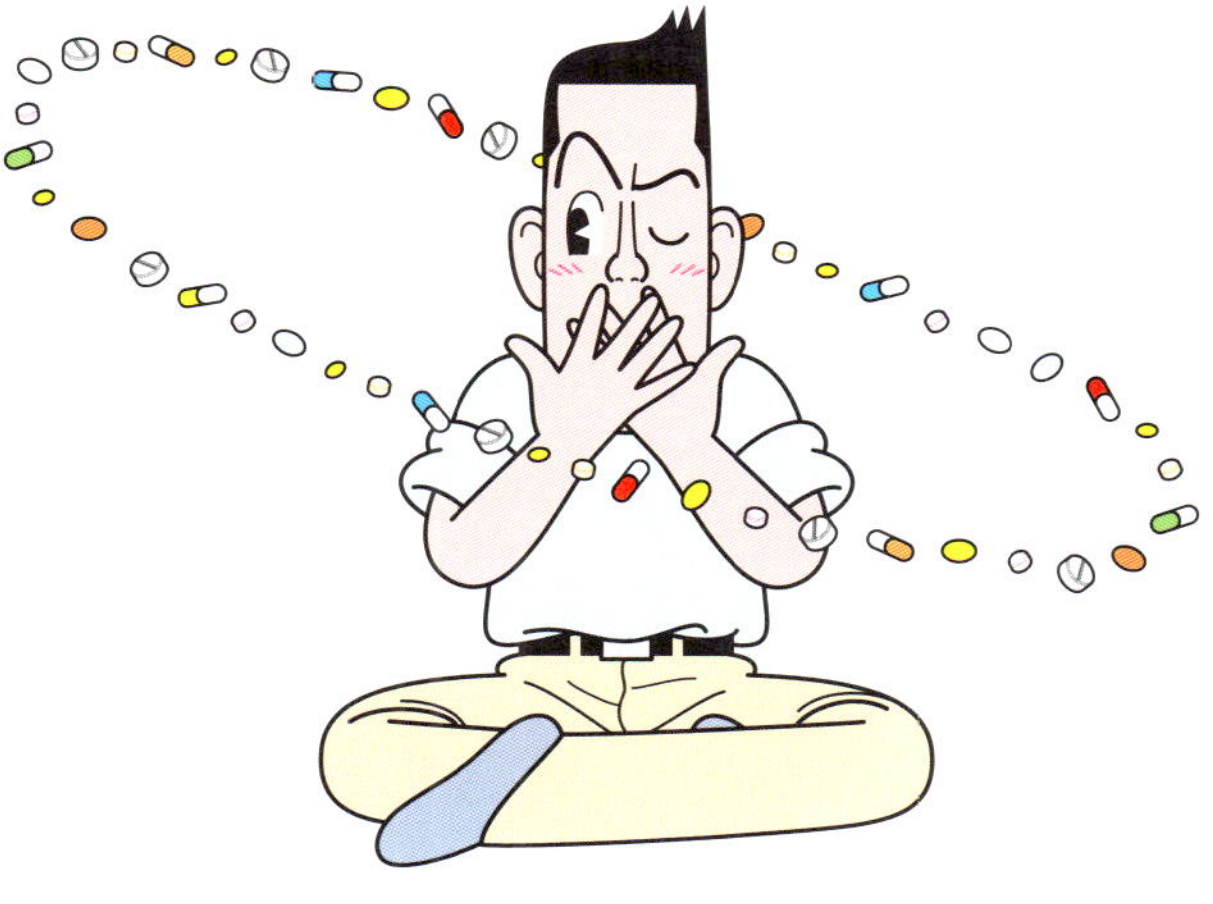

どうしても飲まざるをえないときは適量を守って、ダラダラ飲みつづけないこと。薬は必要なときに必要なだけ飲むのが最も効果的なのであって、飲みすぎれば逆に肝臓を傷めてしまうものだということを肝に銘じておきましょう。

たばこは肝機能の低下を招きます。肝臓に負担をかけないためには禁煙が欠かせません

喫煙による害といえば、まず肺ガンの原因になることがあげられますが、肝臓にとっても「百害あって一利なし」の悪役です。

たばこの煙に含まれる有害物質は40種類以上にも上り、主なものでもニコチン、タール、ニトロソアミン、ベンツピレン、一酸化炭素、シアン化水素、窒素化合物などがあげられま

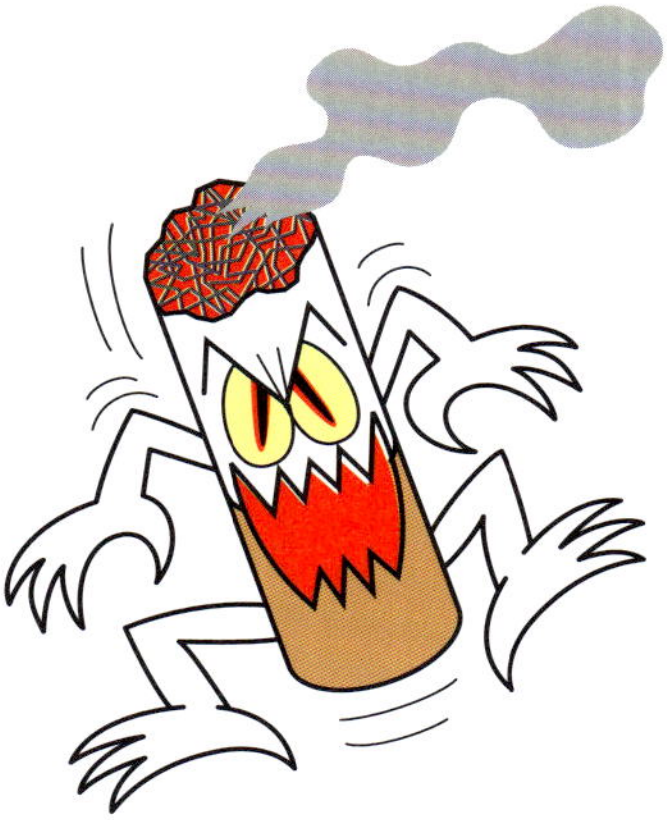

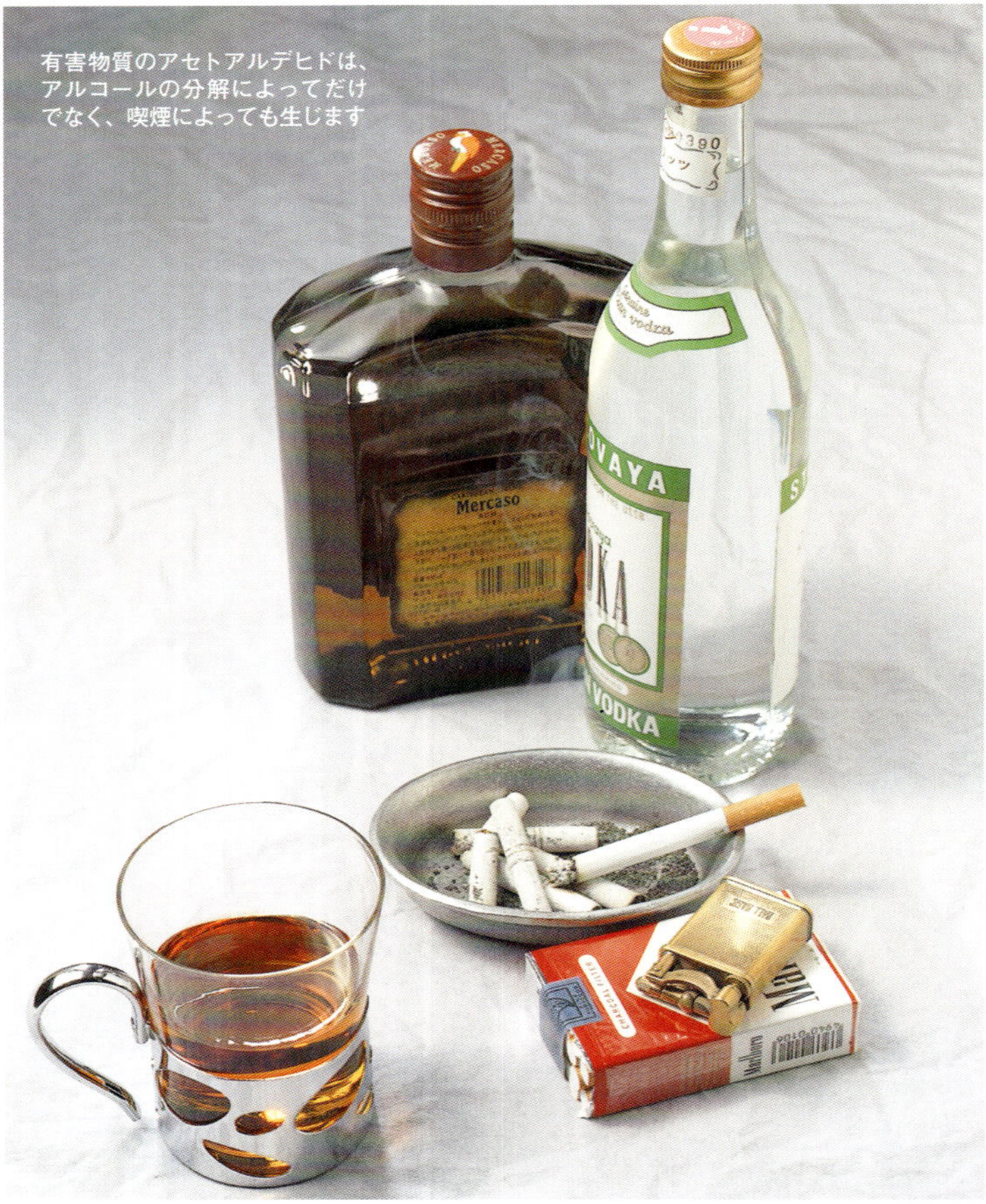

有害物質のアセトアルデヒドは、アルコールの分解によってだけでなく、喫煙によっても生じます

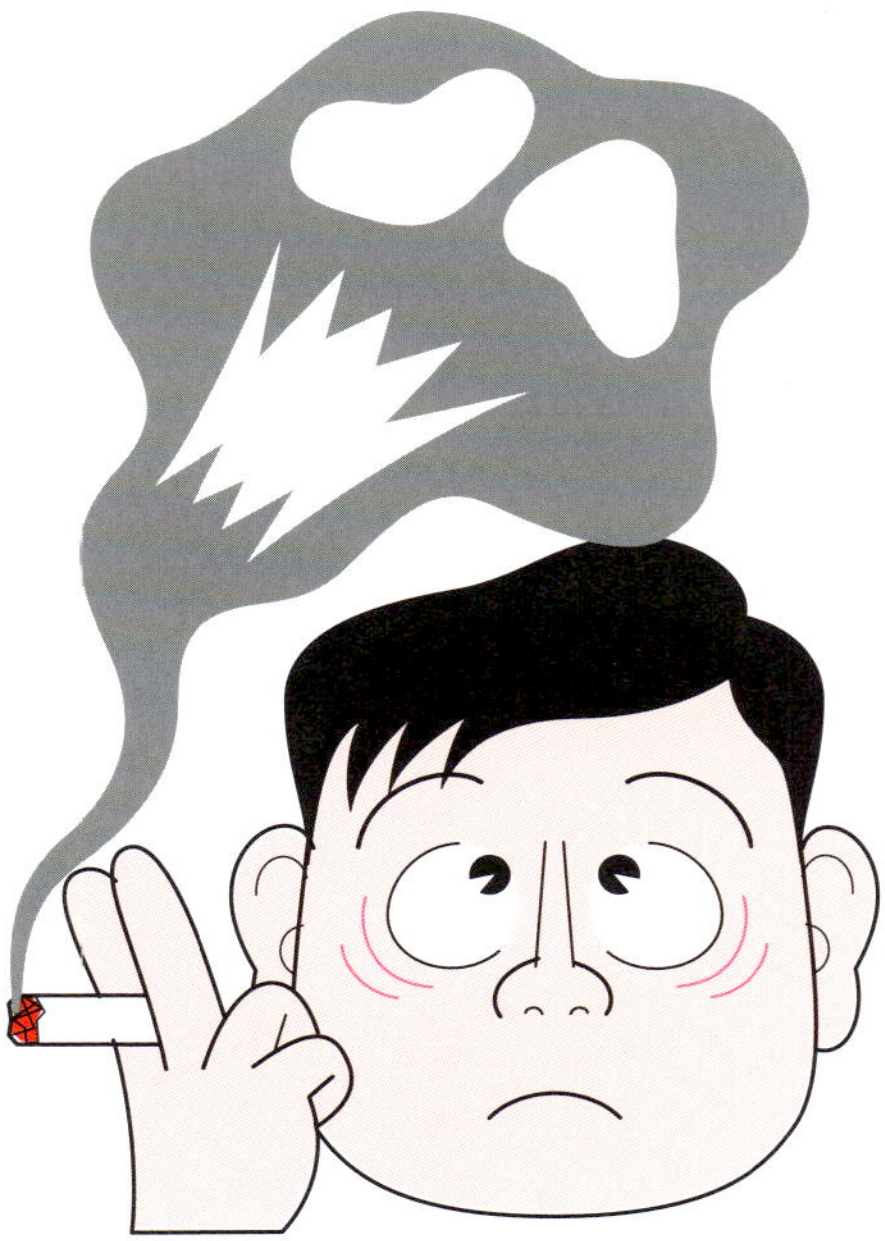

す。

ニコチンは依存性の強い毒物で、末梢血管を収縮させ、ひいては**全身の血流を悪くします。**

タールはコールタールの仲間の物質で、強い発ガン性があります。ベンツピレンもタール系発ガン物質です。

また、アルコールが体内で分解されるときに生じる有害物質にアセトアルデヒドがありますが、これは喫煙によっても発生することがわかっています。

肺から血液に入り込んだこれら有害物質の多くは肝臓で解毒されるため、**たばこを吸えば吸うほど肝臓によけいな負担がかかることになります。**お酒の飲みすぎや、薬の飲みすぎが肝臓によくないのと同じです。

さらに、**たばこは活性酸素を生み出す元凶**でもあります。喫煙は、活性酸素そのものを吸っているといっていいほどです。

しかも、**たばこを吸うと、カロテンやビタミンCなど体の酸化を防ぐ物質が少なくなります。**たばこを1本吸うと25mgのビタミンCがそこなわれるといいます。

つまり、たばこを吸うと、有害物質の解毒のために肝臓の仕事量がふえ多くのエネルギーを使わざるをえないのに、その一方で肝臓への血流量が減って酸素の供給量が減るうえ、肝臓での栄養代謝や解毒に必要なビタミン類がそこなわれたり、消費されたりするのです。

これでは、当然のことながら肝機能の低下を招きます。

喫煙は、肺ガンだけでなく、咽頭ガン、食道ガン、膵臓ガン、大腸ガンなど、さまざまなガンになるリスクを高めることがわかっていますが、肝臓ガンについても例外ではありません。2002年にWHO（世界保健機関）が発表した調査でも、「肝炎ウイルスの影響を除いても、たばこの影響がある」と結論しているのです。

肝臓をいたわるためにも、何ひとついいことのないたばこをできるだけ早くやめることが賢明な選択です。

食後の30分のごろ寝が肝臓病を予防し、疲れぎみの肝臓をぐんぐん回復させます

「ご飯を食べてすぐに横になると牛になりますよ」。子どものころ、食後に寝転んでこうたしなめられた人は少なくないでしょう。しかし、この行儀の悪いごろ寝、実は肝臓のためにはとてもよいことなのです。

肝臓病にかからないようにするためにたいせつなのは、日ごろから肝臓をいたわるという、実にあたりまえのことを心がけていくことしかありません。その数少ない有効な手段のひとつが、**食後のごろ寝**です。

その理由をひと言でいえば、肝臓が血液を大量に必要とする臓器であり、横になると肝臓への血流量がふえるからです。

肝臓の内部には毛細血管がびっし

◆肝臓に流れる血液の量

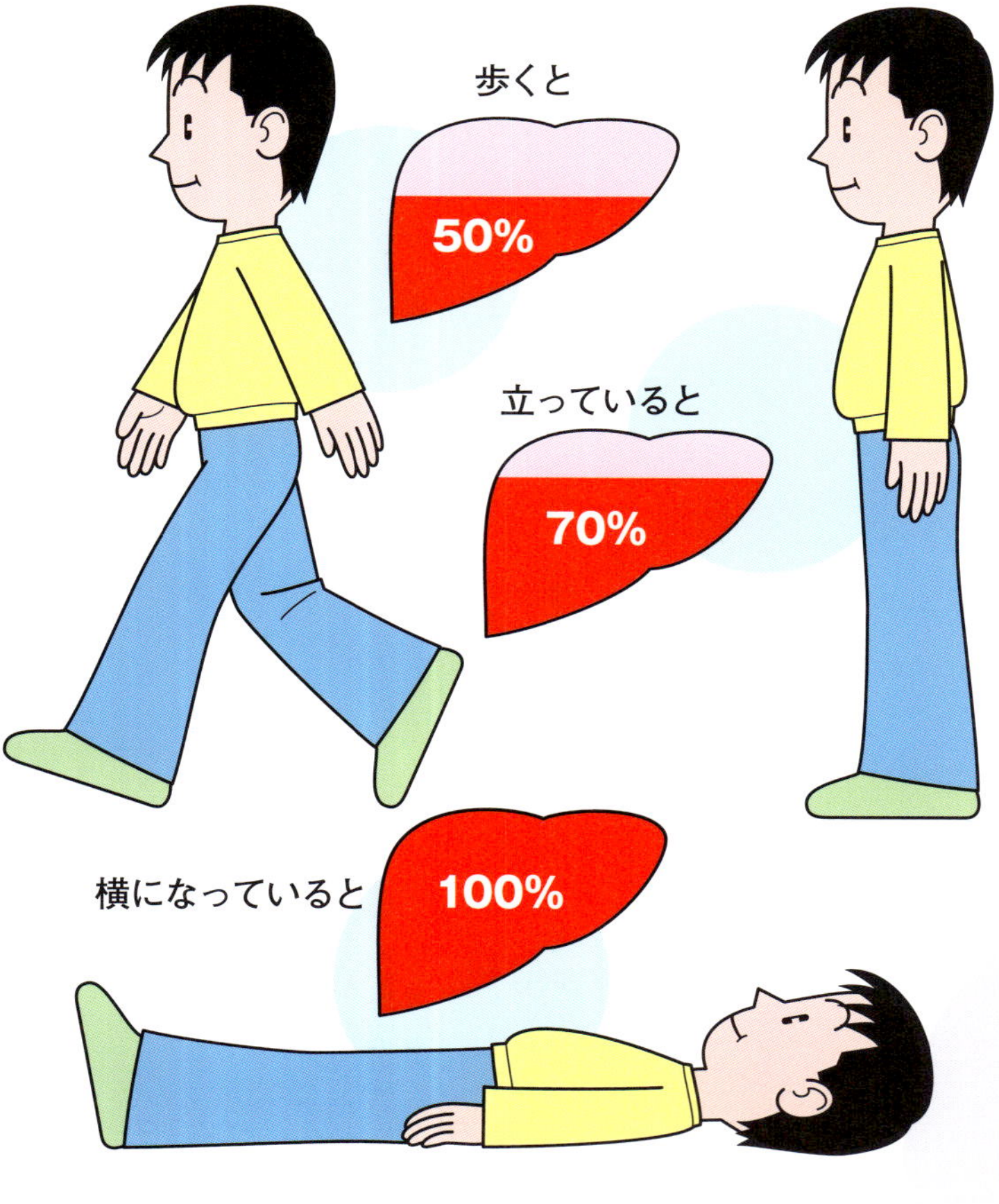

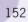

◆その気になればだれでも実行できる食後30分のごろ寝で、日ごろから強肝をはかり、病気をはね返しましょう

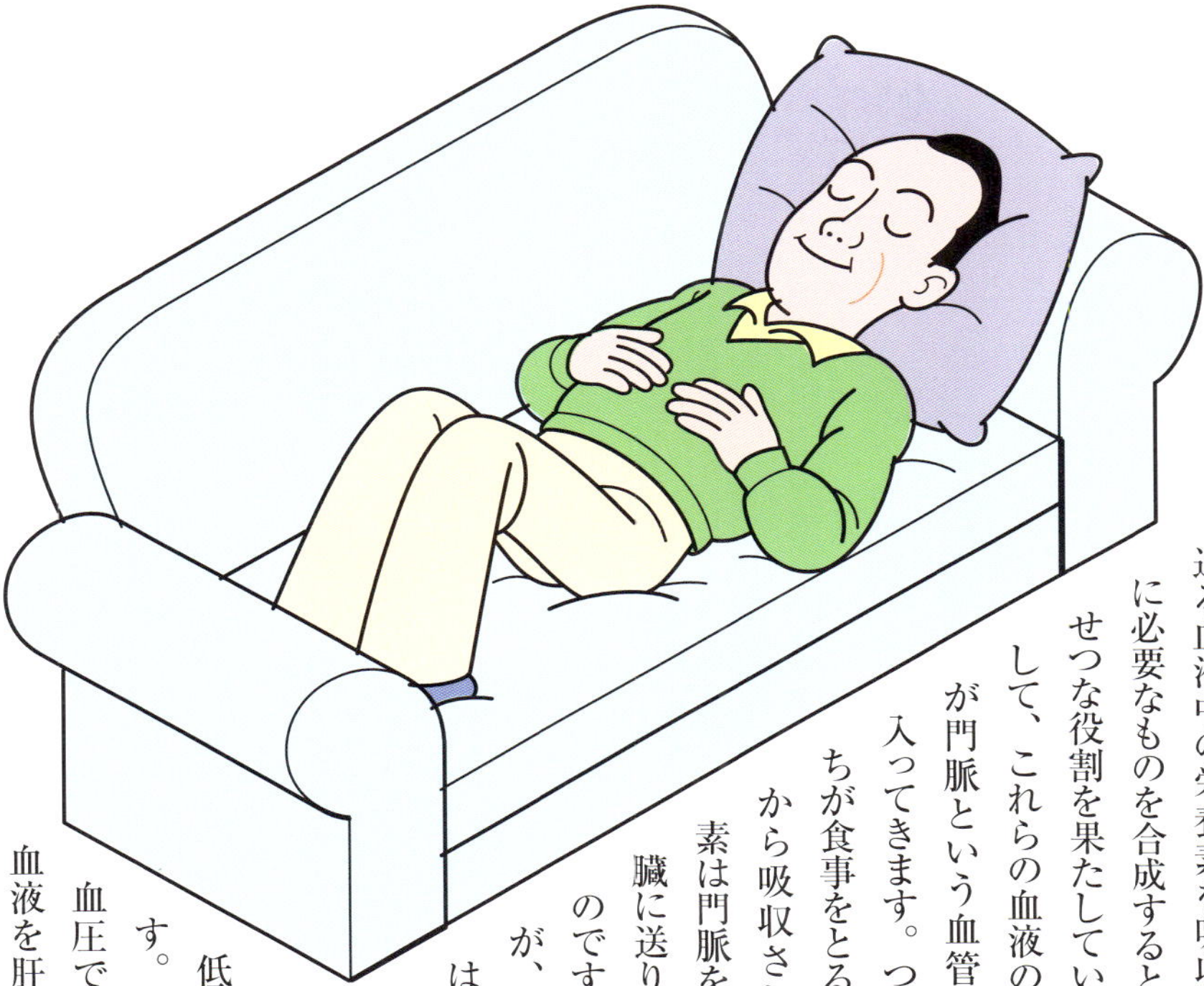

りと張りめぐらされていて、そこを通る血液中の栄養素を吸収して、体に必要なものを合成するというたいせつな役割を果たしています。そして、これらの血液のほとんどが門脈という血管を通って入ってきます。つまり私たちが食事をとると、小腸から吸収された栄養素は門脈を通って肝臓に送り込まれるのです。ところが、この門脈は静脈で、動脈よりはるかに血圧が低いのです。この低い血圧で、大量の血液を肝臓に送り込むためには、重力の影響が最も少なくなるよう、体を水平にしておくこと、すなわちごろ寝がいちばん効率がよいというわけです。

ちなみに、肝臓を流れる血液の量は、横になったときを100%とすると、寝ている姿勢から立ち上がっただけで70%に減少し、歩くなど立った姿勢で運動を行うと50%にまで減ってしまうことが知られています。

特に、食事のあとは、胃腸の消化作用に血液が回されて肝臓の血液が減るので、ごろ寝することでそのマイナス分をカバーする必要があるのです。そこで、**できれば食後最低30分間は、あおむけに寝る**ことをおすすめします。その際、腹式呼吸を行って腹部の内圧を変動させると、静脈の流れがスムーズになり、さらに効果的です。

足を上げた状態での10分の昼寝で肝機能が活性化し、肝臓病を予防できます

前項で紹介した食後30分のごろ寝は、肝臓病の予防法として、職場やオフィスでも、昼休みに仮眠室や応接室のソファなどを借りて、ぜひ行っていただきたいものです。それが無理なら、**足上げ昼寝**の習慣をとり入れることをおすすめします。

やり方はいたって簡単です。いすと、足をのせることのできる台（高さ20～30㎝）を用意し、いすにゆったりと腰をかけて台に両足をのせます。あるいは、いす2脚を間隔をあけて向かい合わせに置き、その一方のいすにすわり、両足を前のいすにのせるのでもかまいません（ただし、キャスターつきのいすは避けてください）。あとは、目を閉じて全身の力を抜きます。1

◆目を閉じて全身の力を抜けば、完全に眠らなくても効果があります

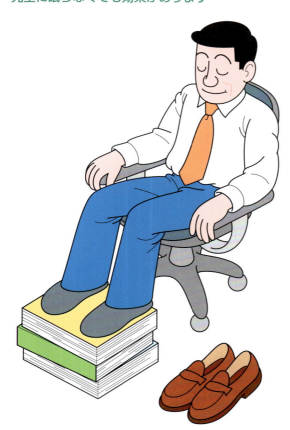

◆いすを2つ向かい合わせにして、両足を上げてすわるだけでも効果的。
いすはすべると危険なので、キャスターつきのものは避けること

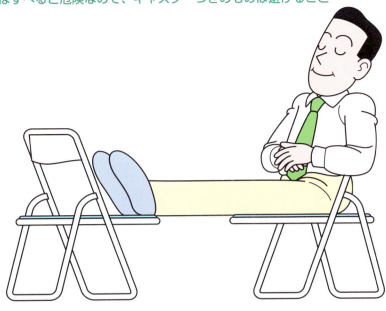

回10分、1日に何度でも、暇を見つけて行うとよいでしょう。

このように足を上げた姿勢でリラックスすると、下半身の血行がよくなり、肝臓に血液が流れ込みます。肝臓への血流が多くなると、肝臓の働きが活性化されます。

たいていの臓器には、心臓から送り出される血液が流れ込むのですが、肝臓には、全身をめぐった血液が心臓に戻る前に流れてきます。いったん足の先に送られた血液が、肝臓に入るまでには、どうしても時間がかかります。特に足は、肝臓よりかなり低い位置にあるので、血液は重力に逆らって上がってこなければなりません。

ですから、昼間、足を高くしてやることは、立っていたり単にいすにすわっていたりとくらべて、肝臓にたくさんの血液を流し込む効果があるのです。

また、昼寝で全身をリラックスさせれば、脳やそのほかの臓器からも血液が戻ってきますし、たとえ浅い眠りでも筋肉がゆるみ、肝臓に血液が戻りやすくなります。そのうえ、交感神経が副交感神経に切りかわって心身の緊張をやわらげ、ストレスから解放されます。日々の生活のなかに足上げ昼寝をとり入れ、肝臓をねぎらってあげましょう。

ストレスを解消し肝臓の健康を保つために、適度な運動を行うことも必要です

肝臓病を予防するには**ストレス**を少なくすることがたいせつです。ストレスが増すと、肝臓へ流れる血液の量が減少します。そのため肝臓に負担がかかり、それがつづくと肝臓の働きが低下することにつながるからです。そのうえ、ストレスは活性酸素をつくり、肝臓を傷つけ、免疫を低下させるため、ウイルスをふえやすくします。

そうした**ストレス解消のためにも**、また、**脂肪肝の改善のためにも、適度な運動は大いに役立ちます**。最近では、急性肝炎や慢性肝炎の患者さんに対して、検査結果を見ながら、そのつど適当な強度の運動を指示する治療法が主流になりつつあります。

適度な運動として最もおすすめな

◆たいせつなのは無理なく実行することです

●一度に多く歩こうと思わないで、楽しい気分で歩きましょう

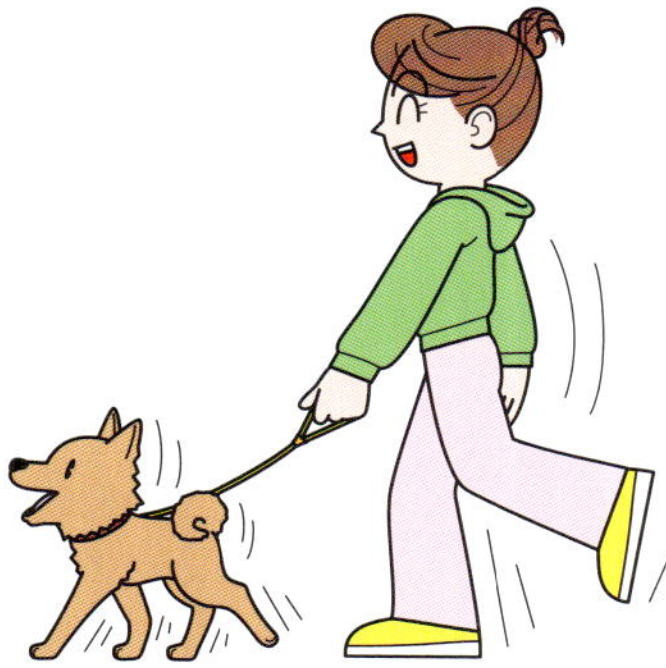

●鼻歌が途切れないくらいのペースで歩きましょう

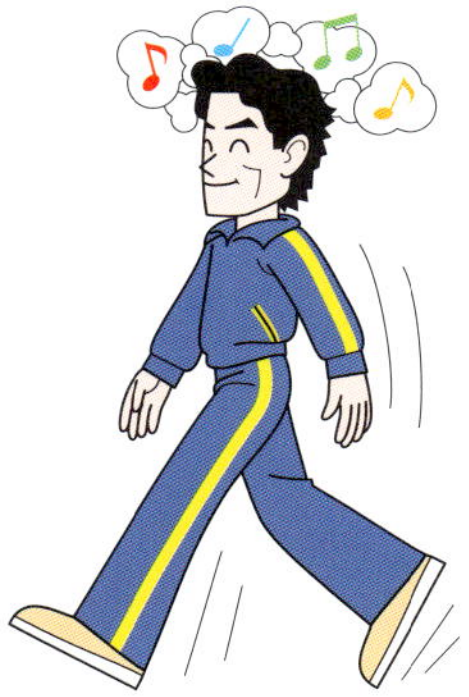

◆通勤途中や職場などでは、このように実行します

●通勤には車を使わず、会社の行きか帰りに、一駅手前で降りて歩くようにします

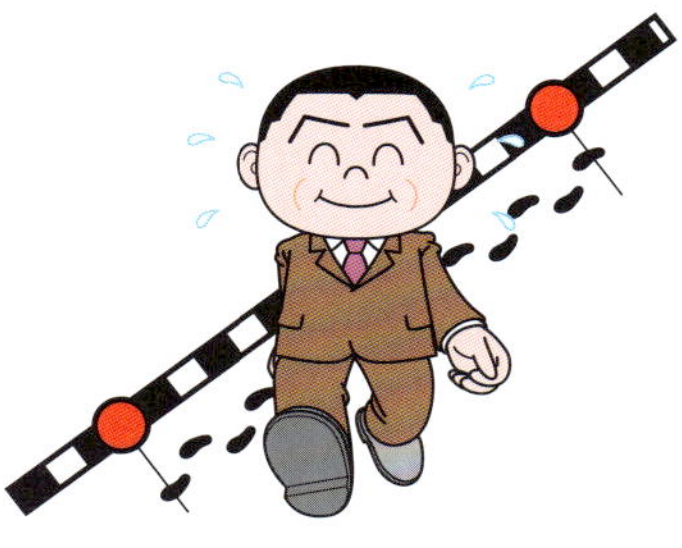

●いつも同じ道を歩くのではなく、ときにはわざと別の道を遠回りしてみます

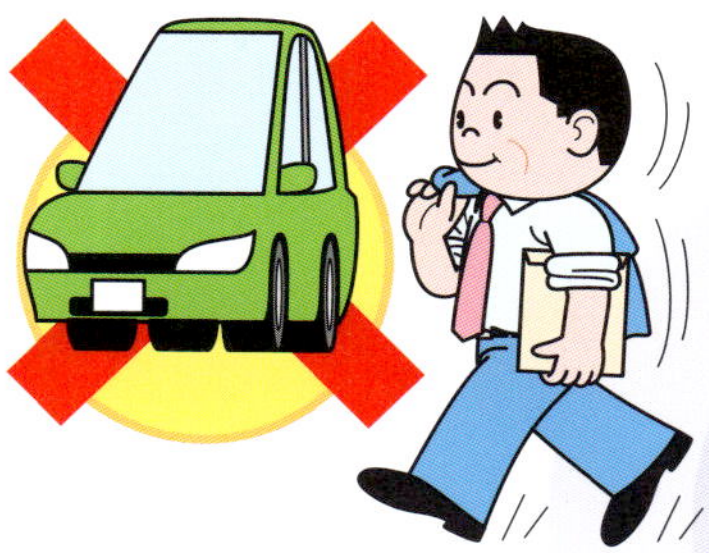

のは、**歩くこと（ウォーキング）**です。

ウォーキングは、有酸素運動の代表です。有酸素運動とは、たくさんの酸素を体内にとり込みながら、全身の大きな筋肉を比較的ゆっくりとリズミカルに動かして行う、長時間つづけられる運動のこと。

息を切らさずにしっかり呼吸しながらできるウォーキングは、心臓や肺の働きをよくし、全身の血液循環をよくします。また、インスリン抵抗性（144ページ参照）の改善にも役立ちます。筋肉や脂肪組織をインスリンに反応しやすくしてくれるのです。

できれば週3～4回、ふだんどおりの生活に加えて、ウォーキングをするための時間を30分ほどとって行うとよいでしょう。

ただし、ウォーキングを含め、食後すぐに運動を行うのは避けます。

食後すぐに運動をすると、肝臓への血流量が低下します。ただでさえ胃腸の消化作用のために血液がとられ、その分、肝臓への血流量が減るうえ、さらに運動によって肝臓にいくべき血流は犠牲にされ、血液はほかの臓器のほうに流れてしまうのです。このため、肝臓の栄養処理能力も低下し、負担がかかります。

朝の起床直後の運動も血管や心臓に負担がかかるので避けましょう。

なお、肝臓病の人は、先ほどふれたように、医師と相談しながら運動量を決めていくことがたいせつです。

◆正しいウォーキング姿勢

正しい姿勢でウォーキングをすると、運動効果を上げながら、体に不必要な負担をかけずにすみます

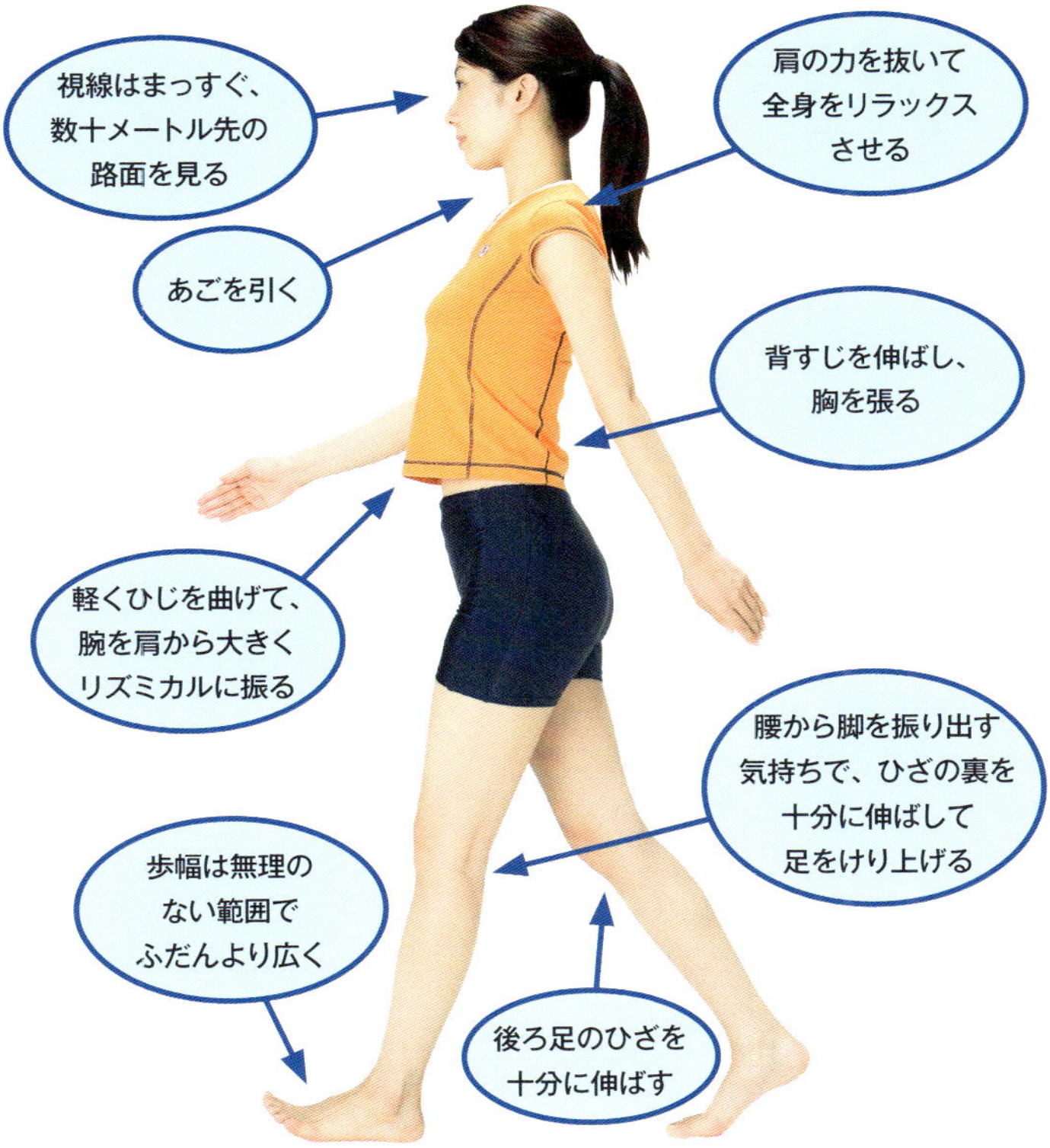
視線はまっすぐ、数十メートル先の路面を見る
肩の力を抜いて全身をリラックスさせる
あごを引く
背すじを伸ばし、胸を張る
軽くひじを曲げて、腕を肩から大きくリズミカルに振る
腰から脚を振り出す気持ちで、ひざの裏を十分に伸ばして足をけり上げる
歩幅は無理のない範囲でふだんより広く
後ろ足のひざを十分に伸ばす

脂肪肝を改善したい人は、半身浴で新陳代謝を活発にして、肝臓の脂肪を燃えやすくしましょう

脂肪肝のせいで肝臓についた脂肪を落とすには、食生活の見直しと運動が欠かせません。ところが、運動にも問題があります。

脂肪肝やその予備群の人は、血中LDLコレステロール値や中性脂肪値が高いことが多く、動脈硬化や高血圧を合併していることがあるのです。このため、慣れない運動を急に始めると一気に血圧が上がったり、あるいはドロドロの血液で血栓ができたりすることもまれではなく、十分な注意が必要になります。

そこで、そのような人に、より安全で、運動に負けない効果がある生活習慣としておすすめなのが**半身浴**です。

半身浴とは、心臓から下の下半身だけ、お湯の温度が**40度前後**（少しぬるいと感じる程度）の湯ぶねにつかる入浴法です。心臓の位置まで体をお湯につけないことがポイントです。

半身浴をすると全身の毛穴から大量の汗がふき出し、体のすみずみから老廃物などの毒素が出てきます。するとと、血行がよくなって、新陳代謝が高まり、肝臓にこびりついていた脂肪が、血流に乗って脂肪を燃やす部位である筋肉にスムーズに運ばれやすくなるのです。

半身浴を安全に効果的に行うポイントがあります。

まず、**お風呂に入る前にコップ1杯の水を飲みましょう**。なぜなら、発汗して血液中の水分が少なくなると、血液がドロドロの状態になり、心筋梗塞や狭心症を招くこともあるからです。

ずっと湯ぶねにつかりつづけるより効果をあげるには、まず5分間湯ぶねにつかってから上がり、頭を洗い、また5分間湯ぶねにつかります。次に体を洗い、最後に5～10分湯ぶねにつかるのです。お湯につかっている時間は合計で30分以内にしましょう。

途中、のどが渇いたと思ったら水分補給をお忘れなく。

なお、半身浴を行っても汗をかきにくい人は、発汗を促進する入浴剤がいろいろ出回っているので、利用することをおすすめします。

半身浴のやり方

1 入浴前、コップ1杯の水を飲む

血がドロドロになり、心筋梗塞や狭心症を招くおそれを減らすため

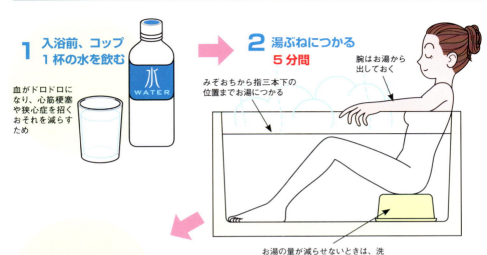

WATER

2 湯ぶねにつかる
5分間

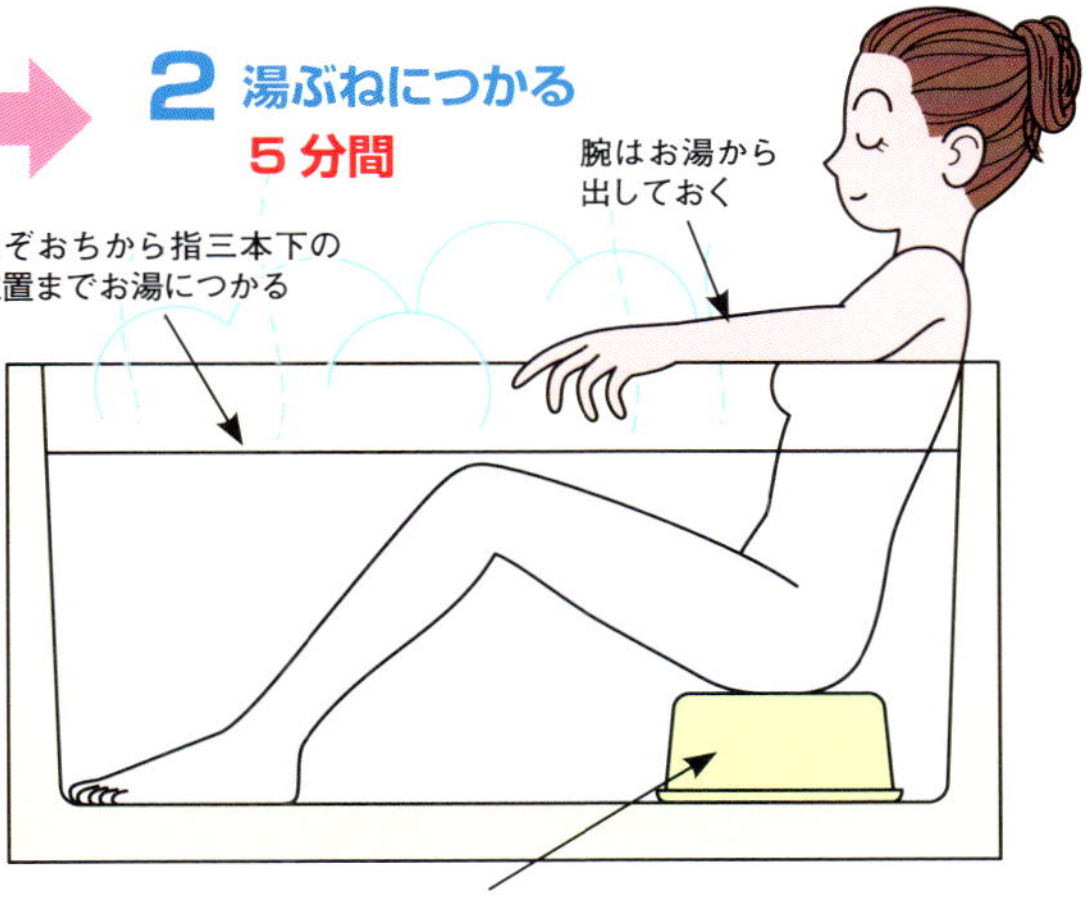

腕はお湯から出しておく
みぞおちから指三本下の位置までお湯につかる
お湯の量が減らせないときは、洗面器やいすをバスタブに入れる

3 湯ぶねから上がり、頭（体）を洗う

4 湯ぶねにつかる
5分間

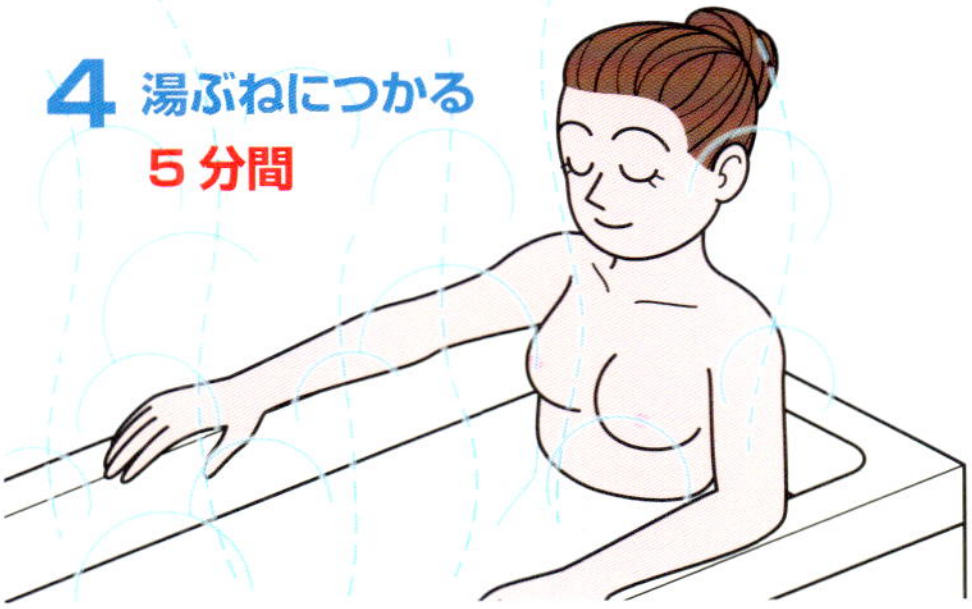

5 湯ぶねから上がり、体（頭）を洗う

6 湯ぶねにつかる
5～10分間

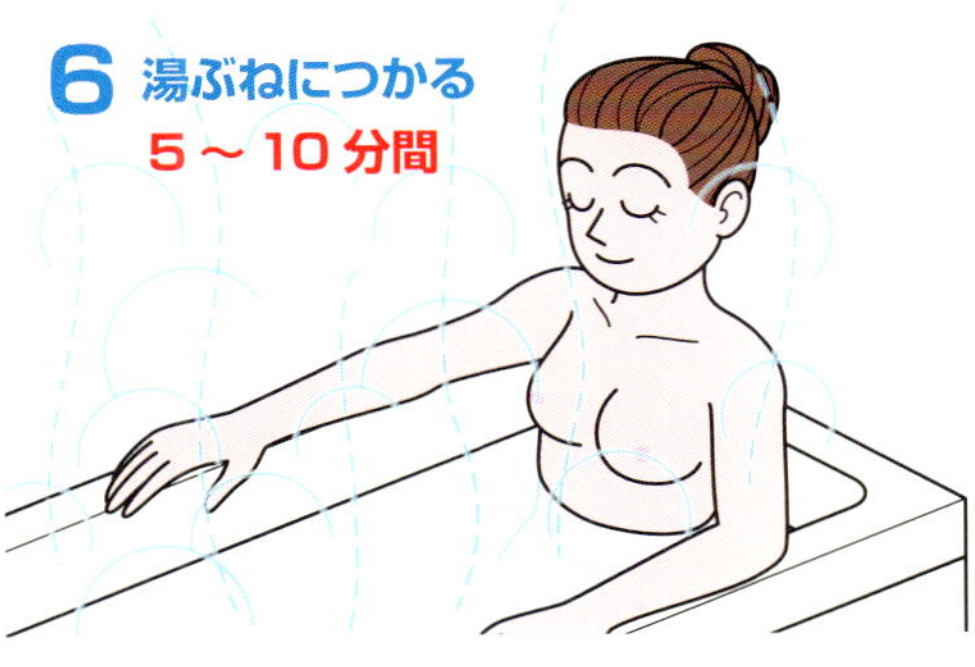

ポイント

途中、のどが渇いたら水分を補給すること

■監修者紹介
野村喜重郎（のむら きじゅうろう）
神奈川県横浜市生まれ。1965年、信州大学医学部卒業後、東京大学医学部第２内科へ入局。茅ヶ崎市立病院消化器科部長、東海大学医学部講師をへて、2000年、神奈川県茅ヶ崎市に野村消化器内科を開業し、現在に至る。専門分野は肝臓疾患、胃腸疾患、生活習慣病予防。

肝臓《かんぞう》を食《た》べ物《もの》、食《た》べ方《かた》、生活法《せいかつほう》で強《つよ》くする本《ほん》

2018年 1 月10日　第1刷発行
2018年11月10日　第4刷発行

編　者　主婦の友社
発行者　矢﨑謙三
発行所　株式会社主婦の友社
郵便番号 101－8911　東京都千代田区神田駿河台2－9
電話（編集）03－5280－7537
（販売）03－5280－7551
印刷所　大日本印刷株式会社

■本書の内容に関するお問い合わせ、また、印刷・製本など製造上の不良がございましたら、主婦の友社（電話03-5280-7537）にご連絡ください。
■主婦の友社が発行する書籍・ムックのご注文は、お近くの書店か主婦の友社コールセンター（電話0120-916-892）まで。
＊お問い合わせ受付時間　月～金（祝日を除く）9:30～17:30
■主婦の友社ホームページ　http://www.shufunotomo.co.jp/

ISBN978-4-07-428330-9